Franziska Orthey

Zyklus in Balance

Bibliografische Information der Deutschen Nationalbibliothek
Die Deutsche Nationalbibliothek verzeichnet diese Publikation in der Deutschen Nationalbibliografie. Detaillierte bibliografische Daten sind im Internet über https://dnb.de abrufbar.

Für Fragen und Anregungen
info@m-vg.de

Wichtiger Hinweis
Dieses Buch ist für Lernzwecke gedacht. Es stellt keinen Ersatz für eine individuelle medizinische Beratung dar und sollte auch nicht als solcher benutzt werden. Wenn du medizinischen Rat einholen willst, konsultiere bitte einen qualifizierten Arzt. Der Verlag und die Autorin haften für keine nachteiligen Auswirkungen, die in einem direkten oder indirekten Zusammenhang mit den Informationen stehen, die in diesem Buch enthalten sind.

Ausschließlich zum Zweck der besseren Lesbarkeit wurde auf eine genderspezifische Schreibweise sowie eine Mehrfachbezeichnung verzichtet. Alle personenbezogenen Bezeichnungen sind somit geschlechtsneutral zu verstehen.

Originalausgabe
1. Auflage 2025

Türkenstraße 89
80799 München
Tel.: 089 651285-0

Redaktion: Dr. Diane Zilliges
Rezepttexte: Julia Enderle
Umschlaggestaltung: Isabella Dorsch
Umschlagabbildung: privat
Bilder im Innenteil: Übungsbilder: Nils Schwarz; Rezeptbilder: Uwe Mangold und Julia Enderle; Adobestock: /(JLco) Julia Amaral 10; /VectorMine 33; /Dee-sign 43; /Velista production 58; / tasty_cat 62, 92 ff.; / j-mel 92ff.; /Carlos David 128; /Kirill 200; Grafiken: Manuela Amode 12, 34, 69, 92 ff.
Grafiken: Manuela Amode
Layout: Katja Muggli
Satz: inpunkt[w]o, Wilnsdorf (www.inpunktwo.de)
Druck: Florjancic Tisk d.o.o., Slowenien
Printed in the EU

ISBN Print 978-3-7423-2758-1
ISBN E-Book (EPUB, Mobi) 978-3-7453-2529-4

Weitere Informationen zum Verlag finden Sie unter
www.rivaverlag.de
Beachten Sie auch unsere weiteren Verlage unter www.m-vg.de

Franziska Orthey

Zyklus in Balance

Dein Yogaprogramm für einen ausgeglichenen Hormonhaushalt

riva

Inhalt

3 Yoga im Zyklus – Movement ist Medizin und kein »Muss« 129

4 Die einzelnen Asanas für deine Zyklusbalance 201

Meine Geschichte

Na, wie steht es um deinen Zyklus? Die meisten verbinden ihn »nur« mit der Periode, die oft als unangenehm wahrgenommen wird. Doch der Zyklus ist mehr als das. Ich habe ihn lieben und schätzen gelernt. Auf einem Weg, der auch unangenehm war. Ich litt jahrelang an Amenorrhö. Es gibt viele Frauen, die daran leiden – und ich schreibe bewusst »leiden«. Es ist nicht schön, seine Tage NICHT zu haben, nicht zu bluten, nichts von seinem Zyklus mitzubekommen.

Meine eigene Geschichte soll hier nur ein Beispiel dafür sein, wie wenig Achtsamkeit und Wert wir meist auf das legen, was wir selbst für uns tun können und wie sehr wir selbst sogar dagegen arbeiten. Bei mir jedenfalls war das so. Meine Geschichte beginnt mit meinem 16-jährigen Ich, das täglich heftigen Selbstzweifeln und einer unerbittlichen Kritikerin ausgesetzt war: nämlich mir. Meine Menstruation habe ich lieber versteckt und irgendwie habe ich sie mir weggewünscht. Doch dann kam sie plötzlich nicht mehr. Warum? Weil ich aufhörte zu essen. Viele junge Mädchen kämpfen vor allem im Zeitraum der Pubertät mit der Veränderung des Körpers und dem Beginn der Menstruation. Daraus können sich Essstörungen oder zumindest ein gestörtes Verhältnis zum Essen und zum Körper entwickeln. Wie gesagt: kann, muss nicht. Es ist normal, Zweifel zu haben und sich nicht jeden Tag wohlzufühlen. Es ist normal, dass es Zeit braucht, den eigenen Körper kennenzulernen, vor allem, wenn er sich verändert. Aber wie sollen wir uns und unsere Bedürfnisse kennenlernen, wenn wir es nirgendwo lernen?

Ich habe es spät gelernt und hätte mir im Nachhinein jemanden gewünscht, der mir all das erzählt, was ich hier in diesem Buch nun dir erzähle. Das mit dem Essen habe ich irgendwie wieder hinbekommen. Meine Hilfe: Sport. Ich liebe Sport. Zu Beginn war es eher mein Kompensationsmittel, dann eine Art, meinen Körper zu formen, und heute kann ich sagen, dass es meiner Seele guttut. Was mir lange gefehlt hat, war die Reflexion. Einen weiblichen Zyklus gab es bei meiner Sportroutine nicht.

Das Training zog ich durch, egal, wie ich mich fühlte. Kein Wunder, dass sich mein Zyklus in meiner Sporthochphase erneut verabschiedete. Hättest du mich damals gefragt, wie ich mich fühle, hätte ich gesagt: Mega gut. Heute kann ich sagen: Das hat sich nicht gut angefühlt. Ich habe gefühlt, dass das Training in dieser Form meinem Körper nicht jeden Tag guttut. Denn Bedürfnisse ändern sich. Täglich. Was mir grundlegend geholfen hat, alles zu verstehen und zu verinnerlichen, war Yoga. Während meine Menstruation kam und ging, wurde diese Praxis ein immer größerer Teil meines Lebens. Es war die Art der Bewegung, die mich faszinierte und die trotz der Anstrengung so viel Leichtigkeit mit sich brachte und mich gleichzeitig geistig ausgeglichener machte. Yoga gab mir einen neuen Zugang zu meinem Körper, sodass ich ihn mit einem neuen Blick zu sehen begann. Ich fing an, bewusster wahrzunehmen, wie sich mein Körper Woche für Woche veränderte, und stellte Zusammenhänge fest, die ich mit meinem mehr oder weniger vorhandenen Zyklus assoziierte. Irgendwann hatte ich einen Aha-Moment. Während ich meditierte, kam dieses Warum in meinen Kopf. Warum mache ich all das? Warum treibe ich welchen Sport? Warum esse ich das, was ich esse? Warum arbeite ich so oft gegen meinen Körper und gegen meinen natürlichen Instinkt? Warum sind mir externe Einflüsse so viel wichtiger als mein innerer Kompass, der doch da ist? Ja, WARUM eigentlich? Warum höre ich nicht auf meinen inneren Rhythmus und beginne ihn für mich zu nutzen? Das muss doch funktionieren, um alles in Balance zu bringen.

Aus diesen Fragen entstand die Idee zu diesem Buch. Die Antworten, meine Erkenntnisse, Erfahrungen, das Wissen, das ich mir über meinen Zyklus angeeignet habe, und vor allem eine Strategie, die mir geholfen hat, meinen Zyklus in Balance zu bringen, findest du auf jeder Seite. Mein Ziel ist es, über den weiblichen Zyklus aufzuklären und dir zu zeigen, wie toll er ist, wenn wir anfangen, ihn als Teil von uns zu respektieren und zu nutzen. Für mich ist genau das heute eine Herzensangelegenheit und ich wünsche mir, vielen Frauen damit zu mehr Verständnis, Mitgefühl und Wohlbefinden zu verhelfen. Ich freue mich, dich mit auf diese Reise zu nehmen.

Deine Franzi

Die Bedeutung des weiblichen Zyklus für dein Wohlbefinden

Um zu verstehen, warum es sich lohnt, dieses Buch vom Anfang bis zum Ende zu lesen, stelle ich dir eine erste Frage: Warum ist unser Zyklus wichtig? Warum ist es so wichtig, dass wir eine Menstruation haben?

Ich möchte dir keine vorschnelle Antwort liefern, aber eine Erkenntnis mit dir teilen, von der ich überzeugt bin: Unser Körper ist extrem clever. Er will überleben und tut alles dafür. Er ist darauf ausgelegt, das Überleben zu sichern. Hinter allen Vorgängen und Prozessen steckt deshalb immer ein guter Grund. Daran habe ich keinen Zweifel. Natürliche Prozesse sollten wir nicht unterdrücken oder unterbinden – selbst wenn wir sie nicht immer verstehen und so wie beim monatlichen Bluten denken, wir könnten ohne. Akzeptanz ist ein wichtiger, aber auch großer Schritt und er fällt uns leichter, wenn wir den Körper nicht nur als cleveren Überlebenskämpfer verstehen, sondern die Fakten und Vorgänge genauer kennen. Deshalb möchte ich dir hier ein paar davon liefern:

- **Wir bluten als Zeichen der Fruchtbarkeit.** Die Menstruation ist Zeichen der weiblichen Fruchtbarkeit. Evolutionär gesehen ist es die Aufgabe der Frau, für Nachkommen zu sorgen. Das funktioniert nur mit einem Zyklus, inklusive Eisprung und eben auch der monatlichen Blutung.
- **Die Menstruation ist Zeichen einer guten Gesundheit.** Nicht jede Frau hat eine monatliche Blutung. Und vielleicht kennst auch du zeitliche Verzögerungen, vorzeitiges Bluten oder sogar längeres Ausbleiben. So wie die Menstruation Zeichen eines funktionierenden Zyklus ist, sind ausbleibende Menstruation, Zyklusbeschwerden oder -unregelmäßigkeiten ein Signal, dass irgendetwas nicht stimmt. Das muss nichts Schlimmes sein, du solltest es aber nicht ignorieren.

- **Du profitierst von deinem Zyklus.** Meist beschränken wir uns auf die »negativen« Aspekte des Zyklus. Das möchte ich ändern und dir zeigen, wie viel Potenzial in ihm steckt.

Egal ob du eine Menstruation hast oder nicht, ob du an Zyklus- oder Menstruationsbeschwerden leidest ... Egal ob du dich, deinen Körper oder deine Weiblichkeit (besser) kennenlernen möchtest ... Egal ob du schon jetzt für deinen Körper einstehst und kämpfst oder dir das Selbstbewusstsein, die Akzeptanz und das Vertrauen erst erarbeiten möchtest ... In diesem Buch findet all das Platz. Lass uns den Weg gemeinsam gehen.

DIE ERSTE LEKTION

Deine Menstruation ist wichtig. Dein Zyklus bedeutet Gesundheit. Und Gesundheit bedeutet Wohlbefinden und Glück. Wie du beides stärken kannst, liest du in allem, was auf den folgenden Seiten kommt.

KAPITEL 1

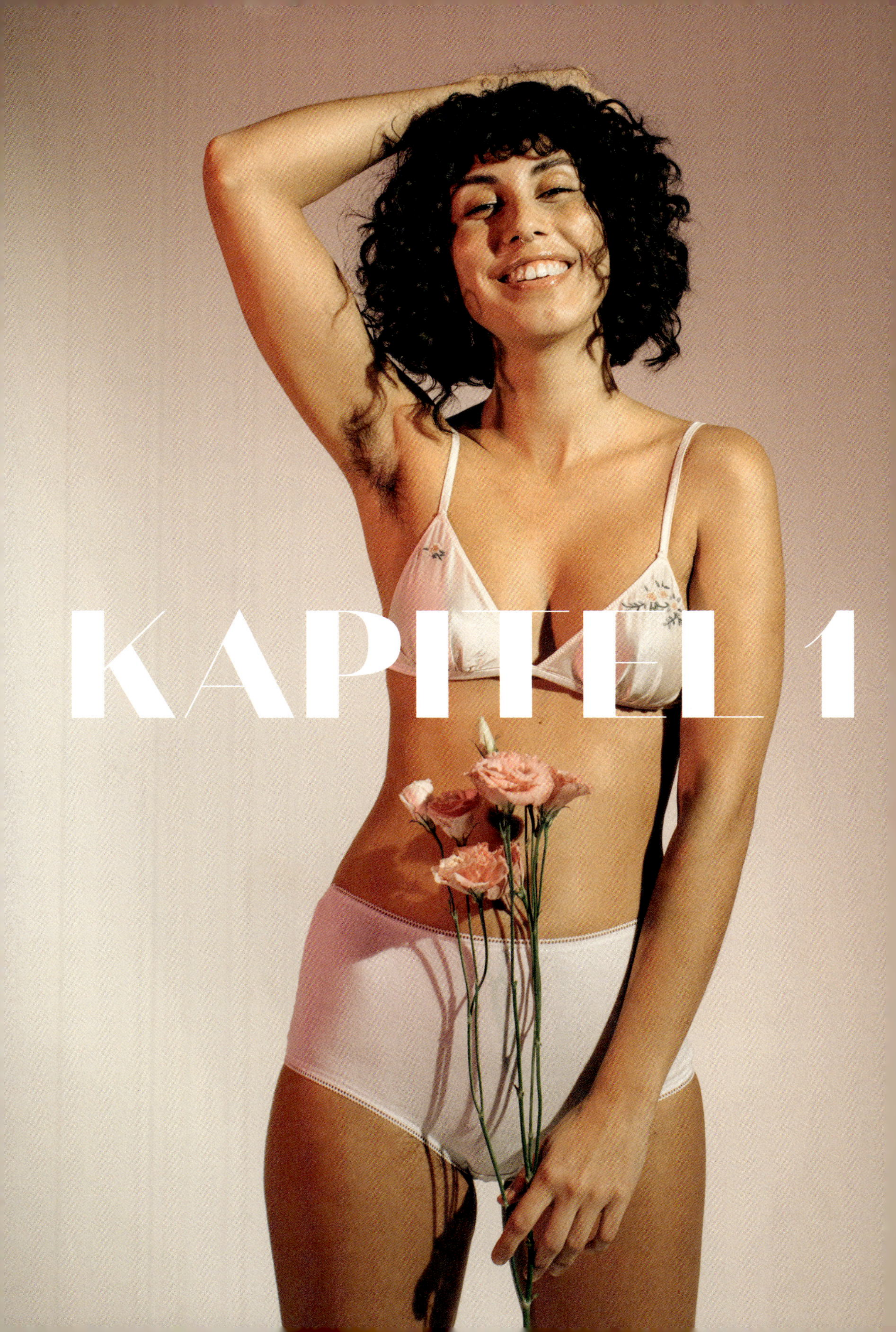

Der weibliche Zyklus: was in deinem Körper wirklich passiert

Das Wichtigste vorneweg: Dein Zyklus ist weder eine Strafe noch etwas »Böses«. Vielmehr ist er ein Geschenk. »Ein Geschenk?!«, denkst du? Ja. Zumindest, wenn wir anfangen, ihn zu nutzen und mit ihm zu leben, statt dagegen anzukämpfen. Damit das klappt, brauchen wir das nötige Know-how. Und genau damit statte ich dich in diesem ersten Kapitel aus.

Vier Wochen im Schnelldurchlauf: die Phasen des Zyklus

Der Zyklus ist Frauen von Natur aus gegeben und sollte damit das Normalste der Welt sein. Dafür, dass der weibliche Körper mit Beginn der Pubertät diesem Rhythmus Monat für Monat folgt, wissen viele Frauen ziemlich wenig über ihn. Falls es dir genauso geht, kann ich dich beruhigen: Mir ging es sehr lange ganz genauso.

Gesteuert wird der Zyklus von den Hormonen. Welche das sind und was sie machen, dazu später mehr. Aus ihrem komplexen Zusammenspiel entsteht der Zyklus, den man in vier verschiedene Phasen teilt. Sie sind das Resultat der hormonellen Veränderungen und sowohl in körperlichen als auch emotionalen Symptomen und Anzeichen wahrnehmbar. Um zu wissen, in welcher Phase du dich gerade befindest, musst du nicht unbedingt den genauen Tag deines Zyklus kennen (was trotzdem hilfreich und zumindest grob sinnvoll ist), sondern kannst lernen, es an dir selbst wahrzunehmen.

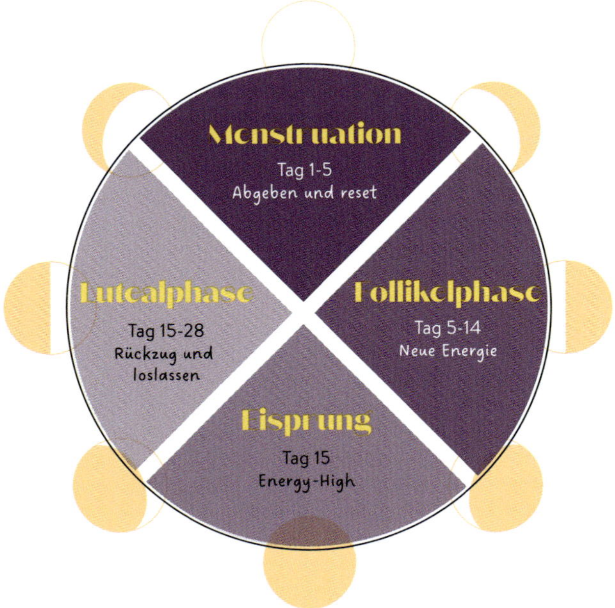

Die vier Phasen des weiblichen Zyklus.

In der Regel dauert der Zyklus 25 bis 35 Tage. Die Wechsel zwischen den vier Phasen gehen dementsprechend ruckzuck. An einem Tag fühlen wir uns noch richtig gut, am nächsten steht plötzlich alles auf dem Kopf. Ein Stück weit ist das normal. Aber eben nur, solange die Beschwerden nicht überhandnehmen – dazu später mehr. Um diese Achterbahnfahrt nicht als Höllenritt, sondern als aufregendes Auf und Ab zu erleben, hilft es, mit dem Zyklus zu leben und nicht gegen ihn.

Um dir die Zyklusphasen anschaulicher zu erklären, nutze ich den Vergleich mit den Mondphasen. Du wirst sehen, am Ende ergeben sie ein ausbalanciertes Ganzes.

NEUMOND: MENSTRUATIONSPHASE (TAG 1 BIS 4)

Der Zyklus beginnt mit dem, was sich für viele Frauen wie das Ende anfühlt: die Menstruation. Tag eins deiner Blutung ist auch Tag eins deines Zyklus. Im Durchschnitt dauert sie drei bis sieben Tage. In dieser Zeit wird die Gebärmutterschleimhaut abgestoßen, die sich für die potenzielle Einnistung einer Eizelle aufgebaut hat. Ohne Befruchtung wird das »Alte und Verbrauchte« losgelassen, um Platz für Neues zu schaffen – und damit einen neuen Zyklus und einen neue Chance auf eine Schwangerschaft einzuläuten.

Der Neumond versinnbildlicht das. In dieser Zeit ist der Nachthimmel dunkel. Alles, was war, verschwindet in der Dunkelheit, löst sich gewissermaßen auf und macht Platz für Neues – das erscheint, wenn der Mond langsam wieder sichtbar wird. Die positive Energie des Neumondes lädt uns ein, zu reflektieren, uns zurückzuziehen und uns neue Intentionen und Ziele zu setzen. Es ist emotional eine Zeit des Umbruchs, die Energie und Motivation freisetzt – genauso wie deine Menstruation.

DIE MENSTRUATION KANN DEINE WEIBLICHE ENERGIE UNTERSTÜTZEN

Vielen Frauen ist nicht bewusst, dass die Menstruation die Zeit ist, in der wir am meisten mit unserer weiblichen Energie verbunden sind. Die Menstruation steht nämlich genauso wie der Neumond für die weibliche Yin-Energie. Diese Qualität wird mit Ruhe, Dunkelheit, Emotionen, Genuss, Intuition, Vertrauen, Träumen und Kreativität assoziiert. All das kann deine weibliche Energie in dieser Phase unterstützen, sodass du die Essenz deines Frau-Seins noch bewusster erlebst. Wenn wir ihr keinen Raum oder (zu) wenig Verständnis schenken, unterdrücken wir auch einen Teil unserer Weiblichkeit. Genau die kann jedoch zu unserer größten Stärke werden.

UNÜBERSEHBARER ANFANG DES ZYKLUS

Was sich anfühlen kann wie das Ende (denn nicht alle Frauen erleben jetzt Energie und Motivation), kann zu etwas Befreiendem werden. Endlich blutet es. Endlich kann das Alte raus. Spannungen, die sich in der Zeit vor der Menstruation aufbauen, können sich genauso in Luft auflösen wie PMS-Beschwerden. Es ist ein Neubeginn, der offensichtlich und präsent ist. Es ist ein guter Anfang, ein unübersehbarerer und wichtiger Anfang, aus dem die Magie des Zyklus potenziell neues Leben erschaffen kann. Alle Hormone befinden sich am niedrigsten Punkt. Von da an geht es (fast) nur bergauf.

Die Menstruation ist übrigens auch der erste Teil der Follikelphase. Denn schon während der Blutung gibt es eine Kommunikationskette der Hormone, die damit endet, dass sich neue Follikel bereit machen zu reifen. In diesen Follikeln befinden sich Eizellen, die während des Eisprungs dann ihren großen Auftritt haben werden.

DEIN KÖRPER ARBEITET: WENN DIE MENSTRUATION VON SCHMERZEN BEGLEITET WIRD

Der Körper ist ein Wunder. Das, was er während der Menstruation leistet, ist definitiv nicht zu unterschätzen. Das gilt nicht nur fürs Abbluten, sondern für den gesamten Zyklus. Ich meine, wie verrückt ist das eigentlich, dass sich dein Körper alle vier Wochen neu darauf vorbereitet, ein neues Lebewesen in die Welt zu setzen und einem natürlichen Rhythmus folgt, der als Ganzes fein ausbalanciert ist?

Was aber führt uns Frauen eigentlich dazu, dass wir unseren Zyklus nicht feiern, sondern manchmal regelrecht verteufeln. Naja, die Blutung kann sehr schmerzhaft sein, körperlich und seelisch. Bei vielen anderen Schmerzen machen wir uns Sorgen, gehen zum Arzt oder werfen eine Schmerztablette ein. Zyklusbedingte Schmerzen hingegen werden meist toleriert. Obwohl sie groß sind, sehr groß. Bei manchen Frauen sogar so groß, dass sie tagelang nicht arbeiten können. Woher diese Schmerzen kommen, was »normal« ist und was du dagegen tun kannst, liest du im Kapitel »Regelschmerzen« Seite 49.

ABSCHIEDSSCHMERZ WÄHREND DER MENSTRUATION

Das Gefühlschaos setzt meist schon vor der Menstruation ein. Bei manchen bleibt es ganz aus, bei anderen ist es dafür umso intensiver. Wie ich schon beschrieben habe: Manche Frauen erleben die Menstruation als etwas Schmerzhaftes, andere als etwas Erleichterndes. Aus meiner Erfahrung ist sie für uns Frauen jedoch immer sehr präsent. Nur ihre Bedeutung und unser Umgang damit scheinen uns nicht immer klar.

Mögliche Beschwerden während der Menstruation

- Müdigkeit und Energielosigkeit
- Unterleibsschmerzen
- Magen-Darm-Probleme
- Kopfschmerzen und Benommenheit
- Konzentrationsprobleme

Die Menstruation ist die Zeit des Loslassens und Abgebens. Damit verbunden ist oft eine Art Abschiedsschmerz, der nicht negativ ist, sondern Ausdruck einer besonderen Zeit, einer intensiven Erfahrung. Er ist ein Zeichen eines Endes, von dem aus wir neu beginnen. Es ist der Abschied einer Eizelle, von denen jeden Monat eine neue heranreift – aus unserem Körper heraus. So ein Ende darf – vielleicht sollte – bewusst verarbeitet werden.

Irgendwo fühlen wir das doch auch, oder? Manche Frauen sind traurig, manchen fehlt es an Energie, andere sind müde oder es kommt alles zusammen. Keines der damit zusammenhängenden Gefühle ist schlecht! Vielmehr ist es die Bewertung, die solche Gefühle in ein negatives Licht rückt. Trauer, Müdigkeit oder Rückzug können das Loslassen unterstützen und beim Neubeginn helfen. Deshalb: Weg mit den Bewertungen. Statt uns zu schämen und aufkommende Gefühle zu überspielen und zu verstecken, sollten wir liebevoller sein und offen darüber sprechen.

ZEIT FÜR REFLEXION

Wie das mit Abschieden so ist, braucht es Zeit, sie zu verarbeiten, Chancen darin zu sehen und wahrzunehmen, wie gut es sich am Ende anfühlt. So ist die Menstruation ein guter Zeitpunkt, um bewusst an deinem Mindset zu arbeiten.

DU BIST NICHT, WAS DU FÜHLST. UND AUCH NICHT, WAS DU DENKST

Gefühle sind emotions, oder anders gesagt: *»energy in motion«*. Sie bewegen dich oder etwas in dir. Sie sind aber »nur« Momentaufnahmen. Gefühle – genauso wie Gedanken – sind vergänglich und nicht Teil dessen, was du wirklich bist. Sie sind da, verschwinden wieder und im nächsten Moment können schon wieder ganz andere auftauchen. Das zu verstehen und zu verinnerlichen, hat mir sehr geholfen, mit all meinen Gefühlen und manchmal sehr wilden und harten Gedanken umzugehen.

Gedanken und Gefühle kannst du ändern – egal welche es sind. Und vielleicht verändern sie sich von ganz allein, sobald sich die Menstruation dem Ende neigt.

MEINE TIPPS GEGEN MIESE STIMMUNG, NEGATIVE GEDANKEN UND UNSICHERHEIT WÄHREND DER MENSTRUATION:

- **Bewege dich:** Unsere Körperhaltung wirkt sich auf unsere innere Haltung aus. Sanfte und liebevolle Bewegungen helfen, dunkle Gedanken verschwinden zu lassen.
- **Atme:** tief ein und lange aus. Spüre langsam, wie du im Hier und Jetzt ankommst.
- **Gib dir selbst ein High Five:** Zähle fünf Dinge auf, für die du dankbar bist und die heute gut gelaufen sind. Darauf ein High Five. Eine wunderschöne Routine für jeden Tag.
- **Reflektiere deine Gefühle:** Woher kommen Trauer, Wut oder Angst? Wie kannst du sie gehen lassen? Wie kannst du sie sogar ersetzen?
- **Setze dir eine Intention für den Monat:** Worauf freust du dich? Was wirst du in diesem Monat erreichen? Setze dir Prioritäten: Leg fest, was dir wichtig ist und worauf du dich fokussieren möchtest.

WAS DU WÄHREND DER MENSTRUATION TUN KANNST: RUHE, RÜCKZUG, REST

Auch der Neumond scheint dunkel und voller Schatten. Was aber eigentlich passiert – und das finde ich einen ziemlich schönen Gedanken –, ist, dass es dunkler wird, damit du bewusster wahrnehmen kannst, was in dir vor sich geht. Genau daraus erwachsen die tollsten Gedanken, Ideen und Handlungen, die dich heller strahlen lassen als vielleicht je zuvor.

Bleibt die Frage: Was kannst du tun, um die Menstruation Monat für Monat zu nutzen? Ladies, ich weiß, es ist hart. Ich kämpfe auch jeden Monat. Aber eben nicht mehr dagegen. Vielmehr – und dazu ist dieses Buch ja da – habe ich gelernt, den Zyklus, und zwar jede Phase, auch die Menstruation, für mich zu nutzen.

Die Menstruation kostet unseren Körper einiges an Kraft und Energie. Also sollten wir alles dafür tun, ihm neue Energie zur Verfügung zu stellen und vor allem nicht unnötigerweise Energie rauszuhauen. Das bedeutet: Nimm dir Zeit für Pausen und fahre das Tempo bei allem etwas herunter. Ich weiß, dass das nicht immer geht, dass Termine da sind, berufliche und private Verpflichtungen und und und. Nimm dir trotzdem – so gut es geht – Zeit für Ruhe, Rückzug und bewusste Pausen. Dafür musst du nicht alles lahmlegen, das funktioniert in keinem Leben. Aber, und das funktioniert in jedem Leben, entwickele Methoden und Praktiken, die für mehr Ruhe sorgen. Was das bei dir ist, kann ich dir nicht sagen. Ich kann dir aber Ideen geben, die du für dich ausprobieren kannst.

- Nimm dir täglich 15 Minuten Zeit für Yoga.
- Spaziere zu deiner Arbeit, um einige Minuten für dich zu haben. Ich mache das meistens mit Kopfhörern, um weniger Lärm abzubekommen.
- Kaufe dir ein schönes Öl, mit dem du deinen Bauch massierst.
- Lerne Atemübungen oder teste eine geführte Meditation.
- Führe ein Tagebuch und schreibe deine Gedanken auf.
- Beantworte für dich folgende Fragen (gern auch schriftlich): Was möchtest du loslassen? Was möchtest du neu beginnen? Was fühlst du?

ZUNEHMENDER MOND: DIE FOLLIKELPHASE (TAG 5 BIS 14)

Nach Ruhe, Rückzug und Rest steht die Follikelphase im Zeichen des zunehmenden Mondes. Alles wird plötzlich leichter – und zwar nicht nur, weil du dir keine Sorgen mehr um das Blut und wie du es am besten auffängst, machen musst. Die Energie kommt zurück, du beginnst, wieder Licht zu sehen, und besser noch: Du selbst fängst an zu strahlen.

Der zunehmende Mond steht für …

- die Klarheit, die zurückkommt, wenn es heller wird
- die Leichtigkeit, die entsteht, wenn du alles auf Reset gesetzt hast
- Zuversicht und Motivation, Neues anzupacken und Ideen in Taten umzusetzen.

Hormonell geht es nun in jeglicher Hinsicht bergauf. Vor allem der Anstieg des Hormons Östrogen unterstützt das Gefühl des Neubeginns. Eigentlich ist es ziemlich einfach: Das, was sich in Uterus und Eierstöcken abspielt, lässt sich auf fast alles übertragen, was du in den einzelnen Zyklusphasen fühlst. In der Follikelphase heißt es: *Go, feel and follow.*

DEIN KÖRPER KOMMT IN FAHRT

Streng genommen beginnt die Follikelphase noch während der Menstruationsphase, nämlich dann, wenn eine kleine Menge an Follikeln durch die Hormonkette zwischen Gehirn und Eierstöcken stimuliert wird. Ab diesem Zeitpunkt steigen sämtliche Hormonspiegel an. Die Mengen an Östrogenen, genauer gesagt Östradiol (das wichtigste Östrogen), steigt, während gleichzeitig das Luteinisierende Hormon, kurz LH, zunimmt und auch Androgene, also männliche Sexualhormone, ausgeschüttet werden.

Dieses große hormonelle Tamtam dient der größeren Sache im Zyklus: dem Eisprung – dazu später mehr. Damit eine Schwangerschaft möglich werden kann, müssen zudem Uterus und Gebärmutterschleimhaut vorbereitet werden. Um der Eizelle ein gemütliches Nest zu bieten, verdickt sich die Gebärmutterschleimhaut. Dazu kommt, nicht zu vergessen, der Zervixschleim – oder wie viele ihn kennen: der Ausfluss. Er verändert sich, ist nach der Menstruation kaum vorhanden und wird im Laufe der Follikelphase mehr und mehr, weißlich und cremig. Warum, erzähle ich dir später. All das sind Anzeichen dafür, dass dein Zyklus funktioniert.

KREATIVITÄT UND POSITIVES MINDSET

Auch wenn sich manche von uns während der Menstruation fühlen, als wären sie in einem dunklen Loch gefangen, lösen sich die grauen Wolken in der Follikelphase fast von selbst auf. In Stimmung und Mindset macht sich Optimismus breit – alles wegen der Hormone. Genauer gesagt aufgrund des Östrogenanstiegs, der sich laut Studien positiv auf die Teile des Gehirns auswirkt, die für emotionale Stabilität zuständig sind.

Das Energy-Comeback lässt auch deine Kreativität wachsen. Oder anders gesagt: Jetzt ist die beste Zeit, dich kreativ auszutoben. Egal ob malen, musizieren, töpfern, schreiben oder kochen, deiner Kreativität sind nun keine Grenzen gesetzt.

DEIN ZYKLUS LÄSST DICH STRAHLEN

In der Follikelphase darfst du besonders die positiven Seiten deines Zyklus erleben und feiern. Dein Zyklus ist vielleicht manchmal eine Achterbahnfahrt, aber lässt dich auch jeden Monat aufs Neue strahlen. Statt grauer Regenwolken ist der Himmel dann eher blau, das Glas halb voll und »Probleme« sind plötzlich nur noch Herausforderungen, die dich wachsen lassen. Manchmal scheint es verrückt, wie sehr wir von unseren Hormonen bestimmt werden.

In der Follikelphase gilt ganz besonders: Träume groß, glaube an dich und arbeite an Zielen, die du erreichen möchtest. Du schaffst das!

Genauso gut kannst du sie für neue Ideen – berufliche und private – nutzen. Vielleicht kommt sogar der Wunsch nach etwas auf, das du schon immer mal machen wolltest, oder du weißt plötzlich, welches Abenteuer du als Nächstes erleben willst. Es ist der optimale Zeitpunkt, solche Dinge zu planen.

Gleiches gilt für deine Produktivität. Nutze die Follikelphase, um Dinge anzupacken, die schon lange herumliegen, für die es mehr Überwindung braucht, oder um fokussiert alles abzuarbeiten, was du die letzten Tage nicht geschafft hast.

YOU GLOW GIRL!

Nicht nur dein Mindset lässt dich strahlen – auch wenn es vielleicht der wichtigste Faktor ist! Geh in dieser Phase mal zum Spiegel und schau dich an. Was du da siehst, ist nicht die Good-Energy-Brille, die du trägst, sondern ein Resultat deines Zyklus. Du darfst (und solltest das nicht nur in dieser Phase!) ruhig denken: »Wow, sehe ich gut aus!«, »Girl, deine Haut strahlt gerade so richtig« oder »Mit dieser Ausstrahlung schaffe ich alles«. Ich kann dir sagen: *Girl, you glow.* Und das ist erst der Anfang.

Wer hätte es gedacht? Natürlich hängt auch das mit deinen Hormonen zusammen, genauer gesagt mit Östrogen, das aus gutem Grund als »Glow-Hormon« bezeichnet wird. Es regt die Produktion an Kollagen an, das für Spannkraft und Elastizität der Haut sorgt und außerdem die Flüssigkeitsaufnahme verbessert, sodass deine Haut eine natürliche Aufpolsterung bekommt. Das funktioniert besonders gut, wenn du auf eine ausreichende Flüssigkeitszufuhr, am besten natürlich Wasser, achtest. Dieses Perfect Match macht deine Haut prall, rein und lässt dich strahlen.

GROUND, GLOW UND READY TO GROW

Nach dem Loslassen ist nun die Zeit des Erdens, Wachsens und Strahlens. Die Follikelphase bietet die besten Voraussetzungen, um dich auf das zu besinnen, was dir wichtig ist und worauf du vertrauen kannst. Fragen, die dir in dieser Zeit helfen können, sind zum Beispiel:

- Wer oder was schenkt dir ein Gefühl von Sicherheit?
- Was treibt dich an?
- Was möchtest du erreichen? Wie könnte ein guter Plan dafür aussehen?

Für mehr Balance in der Follikelphase

- Suche dir gute Routinen, die dir das Gefühl von Erdung geben, zum Beispiel morgens zehn Minuten Zeit für Meditation, einen Spaziergang, Yoga oder andere Bewegung, abends eine Dankbarkeitsroutine.
- Schreibe dir deine Ziele auf: Was möchtest du bis zum Ende deines Zyklus erreichen, was in sechs Monaten, was in einem Jahr?
- Reflektiere, wie weit du mit deinen Zielen des letzten Monats gekommen bist, und passe sie gegebenenfalls an.
- Schreibe dir auf, was du erreicht hast.
- Mache mindestens eine Sache, die du die ganze Zeit schon machen wolltest.

Machst du dir all das bewusst, wird der Weg zu deinem Ziel noch klarer. Was dir außerdem zugutekommt: Du bist jetzt besonders geduldig, strahlst Gelassenheit aus und lässt dich nicht so leicht aus der Ruhe bringen. Glaube mir, ich komme jeden Monat an diesen Punkt, an dem ich plötzlich ganz genau weiß, wo ich hin will, und den Plan vor mir sehe, den ich verfolgen möchte. Der kann sich zwar jeden Monat etwas ändern, das Fundament bleibt jedoch das Gleiche und sorgt für eine gewisse Stabilität im täglichen Chaos. Genau diese Balance aus Stabilität und Leichtigkeit ist es, die wir in der Follikelphase so gut nutzen können.

VOLLMOND: OVULATIONSPHASE (ETWA AB TAG 14)

Vorhang auf für den Star des Zyklus: die Ovulation oder den Eisprung. Er ist der Grund, warum es überhaupt einen Zyklus gibt. Trotzdem bekommt dieser ganz besondere Moment viel weniger Aufmerksamkeit als beispielsweise die Menstruation. Außer: Du möchtest unbedingt schwanger werden – oder du möchtest eine ungewollte Schwangerschaft vermeiden, ohne chemisch zu verhüten. Da wahrscheinlich eines dieser zwei Szenarien nicht ganz irrelevant ist, dürfte die Ovulation für dich von höchstem Interesse sein. Daher: Mädels, lasst uns über eine Zeit sprechen, die voller Lust und Liebe ist und richtig viel Spaß macht.

Der Vollmond symbolisiert Strahlen, Erleuchtung und Fülle. Er steht für den Höhepunkt des Mondzyklus, an dem besonders viel Energie freigesetzt wird. Das kann zu intensiven Gefühlen und Emotionen führen, die einerseits unglaublich belebend sein, andererseits Überforderung auslösen können. Ähnlich wie der Eisprung eben.

HI(GH) HÖHEPUNKT

Auslöser dieses Höhepunkts – der zwar nichts mit Sex zu tun hat, aber hoffentlich mit der Lust, die du darauf hast – sind Hormone oder besser gesagt ein allgemeines Hormon-High. Kurz vor deinem Eisprung erreicht Östrogen den Peak im gesamten Zyklus. Das ist das Signal für deine Schaltzentrale im Gehirn, das Luteinisierende Hormon, kurz LH, auszuschütten. Es ist das Hormon, das den Eisprung auslöst. Dazu im Kapitel über Hormone noch mehr.

Der sogenannte Eisprung ist übrigens das Aufplatzen des Follikels, bei dem die Eizelle freigegeben wird, die dann durch den Eileiter Richtung Gebärmutter wandert. Auf diesem Weg kann das Ei von einem Spermium befruchtet werden. An sich ist der Eisprung ein ziemlich kurzer Vorgang. Befruchtet werden kann das Ei zwischen 12 und 24 Stunden, nachdem es die Wanderung begonnen hat. Es ist also wirklich keine besonders lange Phase deines Zyklus, nichtsdestotrotz eine sehr wichtige, da der ganze Zyklus quasi nur aus diesem Grund existiert.

DIE PARTY IM ZYKLUS

Mit dem Aufplatzen des Follikels beginnt die Party deines Zyklus. Es ist der Moment, auf den alles ausgelegt ist. Die Hormonparty beglückt dich mit einem High an positiven Gefühlen und Emotionen. Die Party steigt also nicht nur in deinem Unterleib. Auch deine Stimmung schreit nach Unterhaltung, Aktivitäten im Außen und Zeit mit anderen Menschen. Und sie hat noch viel schönere Folgen ... dazu später mehr.

Vielleicht ist es das Gefühl, vielleicht sind es die Hormone, fest steht: Der Eisprung lässt, fast noch mehr als die Follikelphase, die meisten Frauen strahlen. Du willst dich zeigen, du willst gesehen werden, du hast Energie und Lust – auf allen Ebenen –, Neues zu entdecken. Was soll ich sagen? Lass dich nicht abhalten. Feiere diese Party. Das meine ich wörtlich genauso wie sinnbildlich. Deine Energie strahlt nach außen: Du lässt dich leichter begeistern, es fällt dir aber auch leichter, andere zu begeistern und mitzureißen. Nutze dieses Geschenk der Natur privat, beruflich oder wo auch immer es dir noch von Vorteil sein kann.

(MITTEL-)SCHMERZ STATT ENERGIE

Das Einzige, das diese Party trüben kann, ist der sogenannte Mittelschmerz. Er hat nichts mit der Periode zu tun, kann sich aber trotzdem ein bisschen danach anfühlen. Spürst du so etwas, lass dich davon nicht verunsichern. Es ist ein gutes Zeichen, auch wenn Glow und Glamour des Eisprungs kurz zu Ruhe und Rückzug werden können.

Was es damit auf sich hat und was dir helfen kann, liest du im Abschnitt »Mittel- oder Eisprungschmerz« Seite 53.

LUST, (SELBST-)LIEBE UND LEICHTIGKEIT

Dein Körper ist clever und wickelt dich mit seinem Hormonspektakel gekonnt und berechnend um den Finger. Immerhin will er, dass du dich fortpflanzt, und dafür braucht es ein Spermium. Die Lust auf Sex kommt also aus gutem Grund. Genauso wie das Gefühl, attraktiv und sexy zu sein. Sei stolz darauf und genieße es. Es kann sehr heilsam und hilfreich sein, es zu zelebrieren und nach außen zu tragen. Es ist ein Verbinden und Verkörperlichen von dem, was du fühlst, was dir dein Zyklus schenkt, und ein Gefühl des Frauseins. Fühle es, lebe es und liebe es.

Das mit dem Lieben ist der vielleicht härteste Teil. Ich bin mir sicher, jede Frau kennt Zweifel und weiß, wie schwer es ist, sich und den eigenen Körper zu lieben. Ist das Energielevel hoch und das Mindset gut, so wie während der Ovulation, fällt es jedoch etwas leichter. Falls du also mit Zweifeln und Unsicherheiten zu kämpfen hast, kümmere dich genau jetzt um dein Selbstbewusstsein.

Selbstliebe und Selbstbewusstsein

Selbst-Bewusstsein bedeutet, dir bewusst zu sein, was du bist, was dich ausmacht und wie liebenswert du bist. Für mich ist es der erste Schritt in Richtung Selbstliebe. In dieser Hinsicht bedeutet lieben auch, dich zu akzeptieren und deinen Körper und sein tägliches Funktionieren zu respektieren. Es ist okay, dass es Tage gibt, an denen dir das schwerer fällt. Umso wertvoller sind die Tage, an denen es dir leichter fällt. Und das ist bei den meisten Frauen eben rund um den Eisprung der Fall. Lebe und erlebe dein Selbstbewusstsein, indem du zum Beispiel:

- dir selbst Komplimente machst.
- etwas tust, das du dich bisher nicht getraut hast.
- Freunde und Familie fragst, was sie an dir schätzen und besonders beeindruckend finden.
- dir Zeit für dich nimmst (zum Beispiel bei einer Yogaeinheit).
- an deiner Körperhaltung arbeitest (auch da helfen die Yogaeinheiten).
- auf andere Menschen zugehst.

DAS KANN DIR RUND UM DEN EISPRUNG GUTTUN

- Alles, wofür es mehr Selbstbewusstsein braucht, ist jetzt genau richtig.
- Schreibe dir selbst einen Liebesbrief und erzähle dir, was du besonders an dir magst.
- Power dich aus, wenn du viel Energie hast.
- Sprich Dinge an, die dir auf dem Herzen liegen.
- Knüpfe soziale Kontakte.

FALLS DAS ALLES NICHT SO KLAPPT …

Der Zyklus ist genauso individuell wie jede von uns. Es kann also durchaus sein, dass du dich trotz Eisprung (auch ohne Mittelschmerz) nicht wohlfühlst. Egal was dahintersteckt – und dafür gibt es bestimmt viele mögliche Gründe –, ich möchte dir eines mit auf den Weg geben: Es muss sich nicht immer leicht anfühlen. Vor allem nicht, wenn dir jemand anderes sagt – in diesem Fall ich –, dass es so sein soll. Mit Druck und Erwartungen klappt es nie. Wir sind gut darin, es uns selbst schwerzumachen. Genauso dürfen wir es uns selbst wieder leichter machen. Schreib deine Sorgen und Unsicherheiten auf, erzähle jemand Vertrautem davon, tanze, geh spazieren oder such dir einen anderen Weg, dich davon freizumachen. Ich weiß, das ist leichter gesagt als getan. *Give it a try* und folge deiner weiblichen Intuition.

ABNEHMENDER MOND: DIE LUTEALPHASE (TAG 15 BIS 28)

Nach dem Eisprung gibt es zwei Möglichkeiten:

1. Die Eizelle wurde befruchtet.
2. Die Eizelle wurde nicht befruchtet.

Egal ob Option eins oder zwei: Aus dem Vollmond wird ein abnehmender Mond, bei dem nur noch die linke Seite sichtbar bleibt. Links steht für Weiblichkeit und die Yin-Energie, die jetzt mit jedem Tag mehr in den Fokus rückt. Es ist ein Zurückziehen, das dir helfen kann, dich auf dich und deine Bedürfnisse zu besinnen. Egal ob du dich auf das Loslassen der Menstruation oder eine mögliche Schwangerschaft vorbereitest, unterstützt dich die aufkommende Yin-Energie dabei, Ruhe und Ausgeglichenheit einzuladen.

WURDE DIE EIZELLE BEFRUCHTET?

Diese Frage stellt sich dein Körper auch. Direkt nach dem Eisprung ist das noch gar nicht so offensichtlich. Deshalb ist der Ablauf erst einmal der Gleiche. FSH und LH, also die Hormone, die den Eisprung ausgelöst haben, nehmen ab – wobei FSH später im Zyklus noch einmal kurz ansteigt. Der Follikel, der die Eizelle beim Eisprung abgegeben hat, wird zum Gelbkörper, der die nächsten Schritte maßgeblich steuert. Er bildet das Hormon Progesteron, das die Gebärmutterschleimhaut für eine mögliche Schwangerschaft vorbereitet. Nun trennen sich die Wege:

Die Eizelle wurde befruchtet: Dann wandert sie durch den Eileiter zum Uterus, um sich dort einzunisten. Progesteron hat zum Glück vorgesorgt und die Gebärmutterschleimhaut zu einem kuscheligen Plätzchen gemacht. Gleichzeitig schüttet die Eizelle das hCG-Hormon aus, das dem Gelbkörper signalisiert, seiner Aufgabe weiter nachzugehen.

Die Eizelle wurde nicht befruchtet: Ohne Befruchtung wird der Gelbkörper nicht mehr gebraucht und bildet sich zurück. Das bedeutet auch, dass Progesteron wieder sinkt. Östrogen kann in dieser Zeit noch einmal einen kurzen Peak erreichen, um dem Körper ein Signal zu geben, für eine Schwangerschaft durchaus gewappnet zu sein. Ansonsten heißt es: Bereitmachen zum Loslassen.

Das Ganze dauert bei den meisten Frauen zwischen 12 und 24 Tagen. Wie lange genau, ist vor allem davon abhängig, wie lange der Gelbkörper seine Aktivität hält. Sobald er sich zurückbildet, wird die Menstruation eingeleitet.

EIN STURM ZIEHT AUF: BEREITMACHEN ZUM RÜCKZUG

Während zu Beginn der Lutealphase noch keinerlei Veränderungen wahrzunehmen sind, kippt das in der zweiten Hälfte. Das liegt nicht am Progesteron oder Östrogen an sich, sondern an der Balance beziehungsweise der aufkommenden Disbalance. Vier bis fünf Tage nach dem Eisprung fängt der Gelbkörper an, Progesteron zu produzieren und sorgt so für Entspannung und Ausgeglichenheit. Mit dem Abbau des Gelbkörpers sinkt der Progesteronspiegel und beeinflusst Laune, Energie und Co.

Östrogen hält zu diesem Zeitpunkt weiterhin seine (normalen) niedrigen Werte. Im Zusammenspiel bringt es die beiden Hormone, die eigentlich Hand in Hand arbeiten, (kurzzeitig) in einen Zustand der Disbalance. Genau das spürst du, wenn du unter PMS leidest. Die Entspanntheit der Anfangszeit der Lutealphase kann von Stimmungsschwankungen, Traurigkeit, Ängsten und Wut abgelöst werden.

WIE EINE DICKE WOLKENDECKE

Manche von uns zieht die prämenstruelle Phase in ein tiefes dunkles Loch. Manchmal ist das Loch nur hellgrau, manchmal dunkelgrau, manchmal ist es tiefschwarz. Manchmal ist es nur ein wolkenbedeckter Himmel, manchmal regnet es in Strömen, manchmal kommt ein heftiges Gewitter auf. Ein Gefühl, nichts tun zu können oder zu wollen. Ein Gefühl, jeden Moment ausbrechen zu wollen. Ein Gefühl von Überforderung.

So oder so ähnlich kann es sich anfühlen. Traurigkeit. Schwere. Antriebslosigkeit. Angst. Wut. Manchmal kommen Tränen. Manchmal kommt nichts. Manche würden gern schreien. Manche wollen sich einfach nur einigeln.

FÜHLE MIT DIR

Egal wie intensiv du die Lutealphase erlebst, besonders jetzt kann es hilfreich sein, dich um dich selbst zu kümmern. Was tut dir gut? Was gibt dir ein gutes Gefühl? Vielleicht ist es eine sanfte Yogaeinheit, ein heißes Bad, ein Spaziergang in der Natur, vielleicht willst du ein Buch lesen oder dich mit einer heißen Tasse Tee aufs Sofa kuscheln. Such dir etwas, mit dem du dir etwas Gutes tun kannst. Etwas, das den liebevollen Umgang mit dir selbst in den Vordergrund rückt. Denn genau das brauchst du jetzt. Mitgefühl und Akzeptanz als ersten Schritt, um Stimmungsschwankungen und die Gefühlsachterbahn, die eventuell auf dich wartet, auszuhalten. Für mich ist in diesen Momenten Yoga, wie ich es dir hier zeigen werde, eine besonders heilsame Art, um an grauen Tagen für ein Licht und Zuversicht zu sorgen.

Es sind Gefühle, mit denen du nicht allein bist. Oft tut es gut, die Gefühle einfach nur zu fühlen und existieren zu lassen – auch wenn ich weiß, dass das nicht immer einfach ist. Sie zu ignorieren, hilft aber meist noch viel weniger. Denk daran, es ist die Vorbereitung auf die Menstruation und ein bewusstes Loslassen. Das macht die Lutealphase zu einem guten Moment, bewusst zu reflektieren, ob es noch mehr in deinem Leben gibt, das zu einem Ende kommt und von dem du dich verabschieden solltest oder möchtest. So nutzt du diese dunklere, schwerfälligere Zeit, um etwas mehr zu dir zu finden.

KÖRPERLICHE SYMPTOME ALS VORBOTEN DEINER MENSTRUATION

An Stimmungsschwankungen erkennen viele Frauen als Erstes, dass die Menstruation nicht weit sein kann. Auch der Körper verändert sich – natürlich den ganzen Zyklus über, in der prämenstruellen Phase aber vielleicht am offensichtlichsten. Vielleicht fällt es uns deshalb so bewusst auf, weil es meist keine angenehmen Symptome sind, mit denen sich die Menstruation ankündigt. Die meisten Frauen bekommen es in irgendeiner Form mit. Bei manchen ist es nur ein leichtes Ziehen im Bauch, andere sind reizbarer oder es treten folgende Vorboten der Menstruation auf:

- geschlossener Muttermund, den du mit den Fingern ertasten kannst
- zähflüssiger Zervixschleim
- größeres Hungergefühl aufgrund des erhöhten Energiebedarfs
- Reizbarkeit und Stimmungsschwankungen
- Energieverlust

Starke und regelmäßige Beschwerden ordnet man dem Prämenstruellen Syndrom, kurz PMS zu, das ich im Kapitel »Das Prämenstruelle Syndrom (PMS)« auf Seite 48 ausführlicher erkläre.

STEIGENDE BASALTEMPERATUR UND DER SCHREI NACH ENERGIE

Die Basaltemperatur zu messen, kann helfen, um ein besseres Gefühl für den Zyklus zu bekommen. Gleichzeitig ist es auch in Sachen Verhütung von Interesse. An der Basaltemperatur kannst du ablesen, ob du einen Eisprung hattest. Progesteron, das durch den Gelbkörper ansteigt, ist ein sogenanntes thermogenes Hormon, das Wärme produziert und die Basaltemperatur so während der gesamten Lutealphase ansteigen lässt. Ist kein Anstieg zu beobachten, gab es wahrscheinlich keinen Eisprung. Dann bleibt auch die Menstruation aus. Mehr dazu liest du im Kapitel »Amenorrhö«.

WIE VIEL SCHMERZ IST »NORMAL«?

Einzuordnen, was »normal« ist und was nicht, ist der vielleicht schwerste Teil. Den meisten Frauen wird – genau wie bei Menstruationsschmerzen – das ganze Leben lang klar gemacht, dass PMS »normal« sei und dazugehört. Meine Meinung: Unser Körper ist darauf ausgelegt, diesen Zyklus zu leben. Es ist okay, dass man ihn spürt und wahrnimmt – das ist sogar gut und kann durchaus von Vorteil sein. Es ist aber nicht okay und nicht »normal«, wenn alles andere nicht mehr möglich ist. Die eine Frage, die zählt, ist: Leidest du darunter?

Wenn ja, ist es höchste Zeit, dich damit auseinanderzusetzen und mögliche Auslöser oder Verstärker der Beschwerden zu identifizieren.

Neben der Basaltemperatur steigt auch dein Energiebedarf. Es sind also nicht nur Gelüste, wenn du plötzlich mehr Appetit verspürst, es ist ein gesundes Signal deines Körpers. In Zahlen und Fakten bedeutet dieser Anstieg an Energie ungefähr 200 bis 250 Kilokalorien pro Tag. Die werden gebraucht, um die Gebärmutterschleimhaut aufzubauen und eine mögliche Schwangerschaft vorzubereiten. Ausreichend Nährstoffe sind dafür essenziell.

Bitte tue mir und dir deshalb einen Gefallen: Lasse das zu und iss, bis du satt bist. Auch wenn es mehr ist als sonst. Dein Körper verlangt nach dem, was er braucht, und das ist während der Lutealphase eben mehr. Am liebsten hat er komplexe Kohlenhydrate, die bedeuten nämlich schnelle Energie. Auf welche du setzen solltest, erkläre ich dir im zweiten großen Buchteil zur Ernährung.

Der Grund, warum du fühlst, was du fühlst – Hormone des Zyklus

Hormone haben keinen besonders guten Ruf. Oft sind sie Ausrede, Begründung oder Übeltäter, wenn irgendetwas nicht so läuft, wie es soll oder wir uns nicht gut fühlen. Dieser Teil soll mit diesem Vorurteil aufräumen und dir Grundlagenwissen über dein Hormonsystem an die Hand geben. Hormone sind toll, unglaublich spannend und vor allem kleine Alleskönner, die ermöglichen, dass wir uns weiblich fühlen und weiblich aussehen.

SO ARBEITET UNSER HORMONSYSTEM

Unser Hormonsystem ist extrem komplex. Was wir abtun als »Das sind halt die Hormone«, ist ein Zusammenspiel vieler aufeinander abgestimmter Vorgänge. Hormone sind chemische Botenstoffe, die für fast alles in unserem Organismus benötigt werden. Einen Hinweis darauf gibt die Wortbedeutung: »Hormon« kommt aus dem Griechischen und wird mit »antreiben« übersetzt. Egal ob es um Hunger, Stoffwechsel, Lust und Libido, Fortpflanzung, Konzentration, Verdauung, Energielevel, Emotionen, Wärme- und Kälteempfinden, Schlaf oder Stress geht: Sie steuern ALLES.

WIE IST DAS HORMONSYSTEM AUFGEBAUT?

Produziert werden Hormone in sogenannten endokrinen Drüsen: Hypothalamus, Hypophyse (die zwei vielleicht wichtigsten) und Zirbeldrüse im Gehirn, die Schilddrüse, Nebennieren, Bauchspeicheldrüse, Eierstöcke bei Frauen und Hoden bei Männern.

Hormone sind Teamplayer: Jedes von ihnen löst bestimmte Reaktionen aus, die andere Hormone beeinflussen. Gleichzeitig haben sie passende Match-Partner, mit denen sie sich ausbalancieren oder zusammen agieren. Du siehst schon, es ist komplex.

Um Chaos zu vermeiden, herrscht im Hormonsystem eine strenge Hierarchie. Den Überblick behalten Hypothalamus und Hypophyse im Gehirn. Hier werden Vorgänge überwacht, es wird permanent kommuniziert und gecheckt, was gebraucht wird. Der Hypothalamus ist der Teil, der Anweisungen gibt, welche Hormone und wie viel ausgeschüttet werden. Da er das nicht selbst kann, übernimmt die Hypophyse die Ausschüttung. Einerseits werden Hormone bereitgestellt, die direkt auf Organe wirken, andererseits Hormone, die wiederum in anderen Hormondrüsen die Ausschüttung von Hormonen stimulieren.

Das Hormonsystem

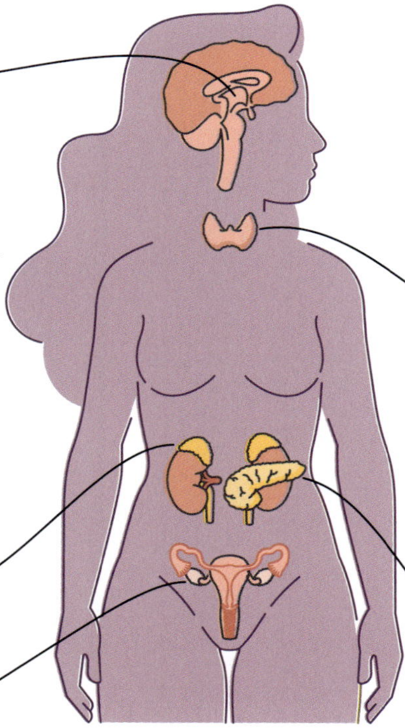

Das Hormonsystem im weiblichen Körper

> Deine Hormone sind in einem hierarchischen Regelkreislauf aufgebaut. Sie funktionieren nur zusammen und beeinflussen sich gegenseitig.

WIE HÄNGEN HORMONE ZUSAMMEN?

Die Hierarchie im Hormonsystem ist nach einem Prinzip aufgebaut, das ich schon einmal erwähnt habe: Dein Körper tut alles, um zu überleben. An oberster Stelle stehen Cortisol und Insulin. Cortisol als Überlebensstresshormon, das den Körper in Nullkommanichts in den Kampfmodus bringt, und Insulin, um den Blutzucker zu regulieren und so ausreichend Energie zur Verfügung zu stellen. Warum wir das an dieser Stelle besprechen: Auf der obersten Hierarchieebene beeinflussen die beiden alle Hormone, die darunter stehen.

Deine Sexualhormone und die Hormone, die deinen Zyklus steuern, stehen auf der untersten Ebene. Das zu verstehen ist grundlegend. Mit diesem Wissen sollte dir nämlich klar werden, dass hormonelle Unregelmäßigkeiten und Disbalancen deines Zyklus nicht immer etwas mit deinen Sexualhormonen zu tun haben müssen. Das Durcheinander kann auf einer ganz anderen Ebene ausgelöst werden. Cortisol und Insulin sind als Hierarchie-Anführer prädestiniert, um Chaos zu veranstalten, vor allem, weil äußere Faktoren wie Stress und Ernährung entscheidende Einflussfaktoren sind.

Was du also mitnehmen solltest: Disbalancen oder Unregelmäßigkeiten deines Zyklus hängen nicht immer mit den Sexualhormonen zusammen. Die Ursache kann an ganz anderer Stelle der Hormonhierarchie liegen.

Die Hierarchie der Hormone

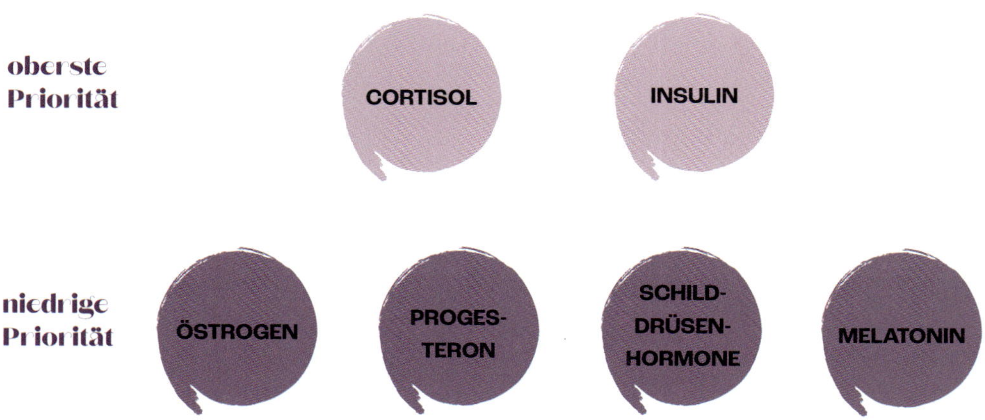

Der hierarchisierte Zusammenhang der Hormone

WAS KANN DIE HORMONE DURCHEINANDERBRINGEN?

Das Hormonsystem ist extrem sensibel. Es hängt mit dem Nervensystem zusammen und reagiert schnell auf äußere Faktoren, Handlungen, Routinen und unseren Lifestyle. Eigentlich eine gute Sache: So reguliert und passt es alles an, ohne dass wir uns darum kümmern müssen. Was eigentlich toll ist, hat jedoch auch eine Schattenseite: Die Sensibilität des Hormonsystems macht es angreifbar. Es gibt viele Auslöser, darunter einige Faktoren, bei denen schon lange bekannt ist, dass sie hormonelle Disbalancen begünstigen. Dazu gehören:

- **Dauerstress:** Dauerstress ist Hormonkiller Nummer eins. Das daraus folgende hormonelle Chaos können übrigens nicht nur Frauen, sondern auch Männer spüren. Stress kann nämlich nicht nur deinen Zyklus unregelmäßig werden lassen, sondern wirkt auf den gesamten Organismus, wie zum Beispiel auf Schlaf, Hunger- und Sättigung oder Energielevel. Genauer schauen wir uns das im Kapitel zum Cortisol an.
- **Hunger- oder lange Fastenphasen:** Vergiss bitte den ganzen Diätwahnsinn, der uns – leider – manchmal immer noch vorgelebt wird. Ein gesundes Essverhalten danken dir deine Figur und deine Hormone. Oder anders gesagt: Sind deine Hormone in Balance, wirkt sich das positiv auf Figur, Gewicht, Essverhalten und Wohlbefinden aus. Lange Hunger- oder Fastenphasen bedeuten Stress für deinen Körper – mit verheerenden Folgen für deinen Zyklus.
- **Nährstoffmangel:** Nicht nur Hungern ist ein echtes No-Go für deine Hormone. Was du isst, spielt eine entscheidende Rolle. Durch eine einseitige oder mangelhafte Ernährung kann es sein, dass Nährstoffe, also Vitamine, Mineralstoffe, aber auch Proteine und Fette nicht ausreichend vorhanden sind, damit der Körper alle Hormone bilden kann.
- **Essen im Kaloriendefizit:** Dein Körper braucht Energie, also Kalorien, die er verbrennen kann. Die zieht er vor allem aus den Makronährstoffen. Fehlt es an Kalorien, weil du zum Beispiel in einem großen Kaloriendefizit isst, fehlt es ihm an Energie, um alle Funktionen am Laufen zu halten. Dein Zyklus steht auf der Liste der Einsparungen ganz weit oben.

- **Zu wenig oder zu viel Bewegung:** Dauersitzen macht krank. Genauso wie zu viel Sport. Wie so oft geht es um die Balance. Bewegung kann optimal sein, um Stress abzubauen (und deine Hormone in Balance zu halten). Zu viel Sport ist jedoch genauso schlimm wie zu wenig. Ist die Belastung dauerhaft zu groß und dein Körper hat keine Zeit zum Regenerieren, wird Sport zum Stressfaktor. Hormonchaos und Zyklusstörungen sind vorprogrammiert.
- **(Chronische) Entzündungen:** Bei Entzündungen fängt glücklicherweise dein Immunsystem an zu arbeiten. Akut ist das Gold wert. Chronische Entzündungen, also Entzündungen, die still und ohne Symptome über längere Zeit ablaufen, können ein weiterer Grund sein, warum dein Zyklus Unregelmäßigkeiten aufweist. Übrigens ist das nicht einmal in einem Hormonspiegel zu erkennen, da die Hormone hier meist im Normbereich sind.
- **Hormonelle Verhütungsmittel:** Hormonelle Verhütungsmittel wie die Pille greifen in den natürlich(st)en und äußerst sensiblen Rhythmus deines Körpers ein und führen ihm etwas zu, das er eigentlich allein bilden sollte. Das läuft meist nicht ohne Nebenwirkungen ab. Die Folgen merken viele Frauen erst beim Absetzen solcher Mittel. Manchmal dauert es Monate, manchmal sogar ein bis zwei Jahre, bis sich das Durcheinander wieder reguliert hat.
- **Andere Medikamente:** Auch andere Medikamente können das Hormongeschehen beeinflussen. Alles, was du von außen zu dir nimmst, muss in deinem Körper verarbeitet werden. So können auch Medikamente, wie Schmerzmittel, der Grund sein, dass sich deine Periode verzögert, ausbleibt oder mit stärkeren Schmerzen kommt. Hinweise darauf geben mittlerweile auch einige Studien.

Das ist nur ein Auszug potenzieller Ursachen einer hormonellen Disbalance. Genauso individuell wie jeder Körper kann auch der Grund für Störungen deines Zyklus sehr individuell sein. Vielleicht ist es ein Zusammenspiel mehrerer Faktoren, vielleicht ist es etwas ganz anderes. Du wirst im Laufe des Buches sehen, dass es trotz vieler unterschiedlicher Ursachen grundsätzliche Dinge gibt, die deine Hormonbalance, deinen Zyklus und dein Wohlbefinden unterstützen.

Östrogen: das Weiblichkeitshormon

Ort der Produktion: Hauptsächlich in den Eierstöcken
Wichtigste Aufgabe: Ausbildung weiblicher Geschlechtsmerkmale
Bedeutung für den Zyklus: Reifung der Eizelle und Wachstum der Gebärmutterschleimhaut. An seinem Höhepunkt führt es zur Ausschüttung des luteinisierenden Hormons, das wiederum den Eisprung auslöst
Höhepunkt im Zyklus: Erste Zyklushälfte, kurz vor dem Eisprung

Östrogen bezeichnet eine ganze Gruppe an Hormonen, die für die typischerweise mit Weiblichkeit verbundenen körperlichen Ausprägungen sorgt. Sie sind essenziell für das Heranwachsen der weiblichen Geschlechtsorgane und das Funktionieren des Zyklus.
Drei Östrogene sind dabei von besonderer Bedeutung: Östron, Östradiol und Östriol. Neben ihnen gibt es schätzungsweise noch etwas mehr als 15 Stück, alle mit unterschiedlichen Aufgaben und Funktionen. Hauptsächlich werden sie in den Eierstöcken gebildet, in kleineren Mengen auch in Nebennieren, Fettzellen und Gehirn. Übrigens, auch Männer haben und bilden Östrogen. Bei ihnen fällt der Zyklus als Aufgabenbereich natürlich weg, für uns Frauen ist er umso wichtiger.

Östrogen im Verlauf des Zyklus

- Östradiol dominiert in der ersten Zyklushälfte.
- Nach der Menstruation steigt es stetig: In dieser Zeit reifen und wachsen die Eizellen.
- Peak ist kurz vor dem Eisprung, danach fällt die Östrogenkonzentration erst einmal ab.
- Kurz vor dem Einsetzen der Menstruation kann der Östrogenspiegel noch einmal kurzfristig ansteigen. Das ist wie ein letztes Zeichen deines Körpers, dass er bereit für eine Schwangerschaft wäre. Dann macht die Monatsblutung dem ein Ende und alles geht wieder von vorn los.

Wirkung auf den Körper

Nimmt man es ganz genau, hat jedes einzelne Östrogen eine spezifische Aufgabe. Um es zu vereinfachen, bleiben wir allgemeiner und sprechen deshalb bei der Wirkung auch von den Östrogenen als Gruppe. Neben der Regulierung des Menstruationszyklus tut es noch viel mehr:

- wichtig für die Ausprägung der weiblichen Geschlechtsmerkmale
- beeinflusst Knochengesundheit, hemmt Knochenabbau und unterstützt die Knochenfestigkeit
- wirkt auf Gehirnfunktionen wie Gedächtnis oder Konzentrationsfähigkeit
- reguliert Stimmung und Emotionen
- kann die Schmerzwahrnehmung beeinflussen
- trägt zur Gesundheit von Herz-Kreislauf-System, Magen-Darm-Trakt und Immunsystem bei

Das ist nur ein kleiner Ausschnitt aus der Palette, wie Östrogen wirkt. Rezeptoren sitzen nämlich im ganzen Körper und wirken deshalb auch auf den ganzen Körper.

Östrogene und das Zusammenspiel mit anderen Hormonen

Östrogen wirkt mit allen Hormonen zusammen, daher können Hormone nie im Einzelnen betrachtet werden, sondern immer als großes Ganzes. Die wichtigsten Verbindungen sind:

Östrogen und Progesteron: Sie sind wie zwei Gegenspieler. Zusammen halten sie den Zyklus in Balance. Eine Disbalance des einen wirkt immer auch auf das andere.

Östrogen und LH: Der Anstieg an Östrogen führt zur Ausschüttung von LH und damit zum Eisprung.

Östrogen und FSH: FSH stimuliert den Follikel und regt die Produktion von Östrogen in den Eierstöcken an.

Östrogen und Cortsiol: Zu viel Stress, zu viel Cortisol. Da es in der Hierarchie ganz oben steht, leidet Östrogen darunter.

Östrogen im Ungleichgewicht

Kommt Östrogen in eine Disbalance, bringt das den ganzen Zyklus durcheinander. Man unterscheidet Östrogenmangel und -dominanz, wobei einige Symptome bei beiden gleichermaßen auftreten können.

Östrogendominanz	Östrogenmangel
Zu viel Östrogen. Entsteht meist durch ein zu wenig an Progesteron	Es fehlt an Östrogen
Symptome	
Starke Regelblutung	Ausbleibende Menstruation
Zwischen- und Schmierblutungen	Unregelmäßige Zyklen
Gewichtsschwankungen	Gewichtszunahme, besonders am Bauch
Hormonelle Akne	Osteoporose
Beeinträchtigung der Schilddrüsenfunktion	Stimmungsschwankungen
Schlafprobleme	Schlafprobleme
Haarausfall	Haarausfall
Verminderte Libido	Verminderte Libido

Progesteron: der starke Gegenspieler des Östrogen

Progesteron und Östrogen sind beste Freundinnen. Sie kümmern sich umeinander, arbeiten zusammen und sorgen gemeinsam für einen »normalen«, ausbalancierten Zyklus.

Ort der Produktion: Gelbkörper
Bedeutung für den Zyklus: Aufbau der Gebärmutterschleimhaut zur Vorbereitung einer möglichen Einnistung einer Eizelle. Beruhigt das Nervensystem und fährt den Organismus herunter
Weitere Aufgaben: Trägt dazu bei, eine Schwangerschaft aufrechtzuerhalten, indem es den Embryo in den ersten drei Monaten ernährt. Bereitet die Brüste auf das Stillen vor
Höhepunkt im Zyklus: Zweite Zyklushälfte
Verlauf im Zyklus: Steigt nach dem Eisprung an, fällt kurz vor der Menstruation ab

Wirkung auf den Körper
Das meiste, was du in der zweiten Zyklushälfte beziehungsweise in der Lutealphase wahrnehmen kannst, ist auf den Anstieg von Progesteron zurückzuführen:

- sorgt für Entspannung
- hat eine eher dämpfende Wirkung und kann so Angstzustände oder Stress hemmen
- fördert einen gesunden Schlaf
- schützt das Nervensystem

Progesteron und Östrogen: Zusammenhang und Disbalancen

Egal ob Progesteron- oder Östrogenmangel oder -dominanz: Sie stehen immer in einer Wechselwirkung und funktionieren immer, immer, immer zusammen. Das bedeutet auch: Wenn der Östrogenwert beispielsweise im Normbereich ist, es aber an Progesteron fehlt, zeigen sich Symptome einer Östrogendominanz. Diese Hormone lassen sich also gar nicht einzeln betrachten. Vielmehr geht es um die das richtige Verhältnis zwischen ihnen. Zwar haben beide ihre eigenen Aufgaben, funktionieren tun sie trotzdem nur miteinander.

FSH, LH und GnRH: vom Gehirn zu den Eierstöcken

Ort der Produktion: FSH und LH in der Hypophyse, GnRH im Hypothalamus. Alle drei also im Gehirn

Wichtigste Aufgaben:

- FSH: regt das Wachstum des Follikels an
- LH: sorgt für den Eisprung
- GnRH: stimuliert die Hypophyse, FSH und LH auszuschütten

Bedeutung für den Zyklus: Das Gonadotropin-Releasing-Hormon (GnRH) ist wie eine Zwischenzentrale, die den Überblick behält, welches Hormon gerade mehr und welches weniger gebraucht wird. Es wird in regelmäßigen Abständen freigesetzt, misst die Werte von Östrogen, Progesteron und Testosteron und sorgt für die Ausschüttung des Follikelstimulierenden Hormons (FSH) zu Beginn des Zyklus und des Luteinisierenden Hormons (LH) bei hohen Östrogenwerten kurz vor dem Eisprung. GnRH hat sowohl ein positives als auch ein negatives Feedbacksystem mit Östrogen, Progesteron und Testosteron. Das bedeutet, dass es sowohl angeregt als auch gehemmt werden kann.

Ihr Verlauf im Zyklus
Zu Beginn des Zyklus: Freisetzung von GnRH, wodurch auch FSH und LH ansteigen

Kurz vor dem Eisprung: Starker Anstieg von LH – der Eisprung wird ausgelöst – danach Absinken

Nach dem Eisprung: Progesteron hemmt die Ausschüttung von GnRH, sodass auch FSH und LH abnehmen, ein weiterer Eisprung wird unterdrückt. Durch das Absinken von Progesteron und Östrogen am Ende des Zyklus wird GnRH wieder stimuliert und alles beginnt von vorn.

Wirkung auf den Körper

Diese drei Hormone sind hauptsächlich für die Fortpflanzungsfunktionen zuständig. Bei Frauen und Männern sorgen sie für die Entwicklung und Reifung von Geschlechtszellen und die Produktion von Geschlechtshormonen.

Menstruationszyklus

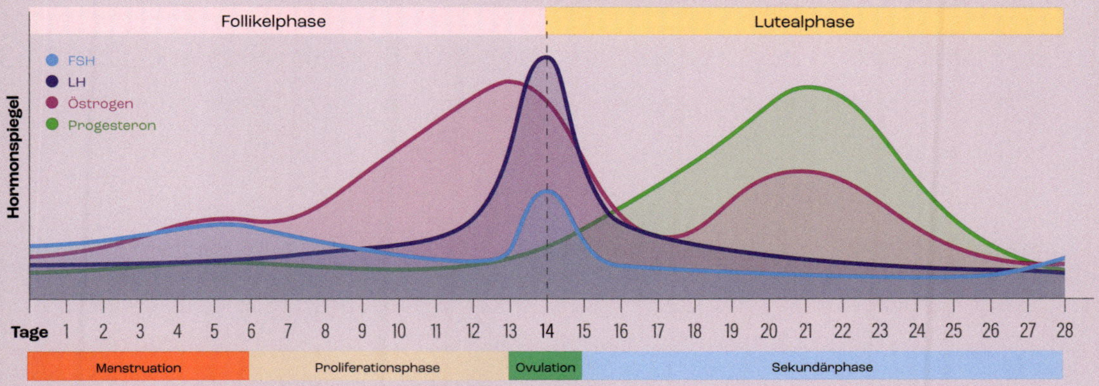

Der Hormonspiegel im Menstruationszyklus

Cortisol: das Stresshormon

Ort der Produktion: Nebennierenrinde
Wichtigste Aufgabe: Überleben sichern. Unter Stress mobilisiert es Energiereserven, sorgt für wichtige körperliche Anpassung, um in Stresssituationen zu agieren, und reguliert so den Stoffwechsel. Weckt uns morgens.

Übeltäter Dauerstress: Auswirkungen auf den Zyklus
Cortisol ist kein Feind. Was sich negativ auf dein Wohlbefinden, deine Hormone und eben auch auf deinen Zyklus auswirkt, ist ein dauerhaft erhöhter Cortisolspiegel. Bleibt der Organismus dauerhaft im Fight-or-Flight-Modus, muss er früher oder später Energie einsparen. Das macht er als Erstes bei deinem Zyklus, den er irgendwann aussetzt, wenn es ihm zu viel wird.

Stress lass nach: Wie kannst du deinen Cortisolspiegel beeinflussen?
Stress wird immer irgendwie da sein. Du kannst aber lernen, damit umzugehen und ihn zu regulieren. Atemübungen, Yoga und Meditation aktivieren dein parasympathisches Nervensystem, also den Teil des Nervensystems, der für Entspannung sorgt (mehr dazu im Kapitel »Yoga: Verbindung schaffen« auf Seite 131).

Stressfaktoren, die du mindern kannst, sind:

- zu viel Sport
- zu viel Koffein
- langes Fasten oder Auslassen von Mahlzeiten
- zu wenig Schlaf
- fehlende Nährstoffe

Insulin: das Blutzuckerhormon

Ort der Produktion: Bauchspeicheldrüse (Pankreas)

Wichtigste Aufgabe: Regulierung des Blutzuckerspiegels im Körper. Insulin wird ausgeschüttet, um den Blutzuckerspiegel zu senken, indem es die Glukose aus dem Blut in die Zellen transportiert, wo sie als Energiequelle genutzt wird. Insulin spielt eine entscheidende Rolle im Stoffwechsel und sorgt dafür, dass der Körper ausreichend Energie erhält.

Bedeutung für den Zyklus: Das, was dein Zyklus nicht mag, sind große Blutzuckerschwankungen. In deinen Eierstöcken sitzen nämlich Insulinrezeptoren. Zu hohe Insulinwerte sorgen für eine Kettenreaktion, bei der die Eierstöcke am Ende mehr Androgene und weniger Östrogene ausschütten. Ziel ist es, den Insulinspiegel möglich konstant zu halten.

Die Folge von zu viel Insulin

- Deine Hormone kommen durcheinander und der Eisprung kann verhindert werden.
- Insulin fördert (chronische) Entzündungen, die dein Zyklus nicht mag.
- Mehr Androgene (durch hohe Insulinwerte) können PCOS-Symptome verschlimmern, also das Polyzystische Ovarialsyndrom verstärken.
- Fett wird schneller eingelagert und das kann zu Übergewicht führen, was wiederum hohe Östrogenwerte begünstigt, sodass es zu einer Östrogendominanz kommen kann.

Blutzucker im Gleichgewicht: Das kannst du tun

Genauer erkläre ich dir das im Kapitel über Kohlenhydrate. Hier schon ein paar Tipps, wie du deinen Blutzucker konstant halten kannst:

- regelmäßige körperliche Aktivität
- ausgewogene Ernährung mit wenig verarbeiteten Kohlenhydraten und Zucker
- ausreichend Schlaf
- Stressreduktion

Schilddrüsenhormone: die Regulatoren des Stoffwechsels

Ort der Produktion: Schilddrüse

Wichtigste Aufgaben: Regulierung von Stoffwechsel, Energieproduktion und Körpertemperatur. Schilddrüsenhormone wie Thyroxin (T4) und Trijodthyronin (T3) spielen eine entscheidende Rolle bei der Steuerung des Stoffwechsels im Körper, da sie den Energieverbrauch und die Aktivität der Zellen beeinflussen.

Bedeutung für den Zyklus: Die Schilddrüse steht mit jeder Körperzelle in Austausch. Ihre Hormone, nämlich T3 und T4, sind unter anderem relevant, um der Hypophyse zu signalisieren, die für den Zyklus relevanten Hormone auszuschütten. Außerdem sorgt sie für Energie und Stoffwechselaktivität, ohne die der Zyklus genauso wenig funktioniert.

Wenn die Schilddrüse nicht richtig funktioniert, ...

... äußert sich das im gesamten Organismus. Je nachdem, ob sie zu stark oder zu wenig arbeitet, kann sich das in Hitze oder Kälte, starker Körperbehaarung oder Haarausfall, Gewichtszu- oder -abnahme und vielen weiteren Symptomen zeigen. Für deinen Zyklus kann eine Schilddrüsenfehlfunktion folgende Auswirkungen haben:

- sehr starke oder sehr schwache oder ausbleibende Menstruation
- unregelmäßige Zyklen
- Einfluss auf die Fruchtbarkeit

Das kannst du tun, um deine Schilddrüse zu unterstützen

Schilddrüsenhormone benötigen Jod. Eine ausreichende Zufuhr an Jod ist also essenziell. Überhaupt spielt die Ernährung eine große Rolle. Außerdem reagiert die Schilddrüse auf äußere Faktoren sehr sensibel. Das kannst du tun, um sie zu unterstützen:

- Achte auf: Jod, Zink, Selen, Eisen, Vitamin A.
- Gehe regelmäßig in die Sonne, um deine Vitamin-D-Produktion anzukurbeln.
- Schütze dich vor Strahlung: Schalte dein Handy möglichst oft in den Flugmodus und lege es beim Schlafen in einen anderen Raum.
- Achte bei Nahrung, Kosmetik und Haarprodukten auf natürliche Inhaltsstoffe, um Umweltgiften aus dem Weg zu gehen.

Der Grund, warum du deinen Zyklus verteufelst – Zyklusbeschwerden und -störungen

Wie stehst du zu deinem Zyklus? Allein, dass wir kaum darüber reden, spricht Bände, oder? Und wenn wir darüber sprechen, dann über die Menstruation, über die selten nette Worte fallen. Oftmals werden sogar Frauen, die ihre Periode verlieren, insgeheim neidisch angeschaut. Mädels, das ist kompletter Wahnsinn! Ja, die Menstruation und ihre Vorboten sind nicht immer angenehm. Aber: Gegen die meisten dieser Beschwerden lässt sich etwas tun. Hier findest du Erklärungen und Ansätze, was hinter Zyklusbeschwerden stecken kann und wie du sie lindern kannst.

DAS PRÄMENSTRUELLE SYNDROM (PMS)

PMS, das Prämenstruelle Syndrom, tritt in der zweiten Hälfte der Lutealphase, bis zu zehn Tage vor der Menstruation, auf und kommt mit einer Bandbreite an physischen und psychischen Symptomen daher – jeden Zyklus aufs Neue. Neben PMS gibt es außerdem PMDS, die Prämenstruelle Dysphorische Störung, bei der extreme emotionale und psychische Verstimmungen auftreten.

DU BIST NICHT ALLEIN! ZAHLEN UND FAKTEN

Schätzungsweise leiden 75 Prozent aller Menstruierenden an PMS. Bei ungefähr 20 Prozent handelt es sich um starke Symptome, die ihren Alltag extrem einschränken können. Egal wie stark, es gilt als Krankheitsbild und ist definitiv keine »normale« Begleiterscheinung des Zyklus.

PMS kann sich in einer Vielzahl von Symptomen äußern. Die häufigsten sind:

- Schmerzen in Unterleib und Rücken
- Krämpfe
- depressive Verstimmungen
- Stimmungsschwankungen
- Wassereinlagerungen
- Kopfschmerzen
- Schlafstörungen
- Energieverlust, Niedergeschlagenheit
- Vergesslichkeit und Probleme, sich zu fokussieren
- Bauchschmerzen und Verdauungsprobleme
- Hautprobleme, Akne

Leider lässt sich oft schwer sagen, was PMS schlussendlich verursacht. Man ist sich sicher, dass neben der Genetik vor allem Stress, die Ernährung, Alkohol, Nikotin sowie Bewegungsmangel die Symptome verstärken kann.

DAS KANNST DU GEGEN PMS TUN

Es scheint, als wären sowohl die Ursachen als auch die Symptome ziemlich unspezifisch. Worüber jedoch Einstimmigkeit herrscht: Lebensstilfaktoren haben einen großen Einfluss. Das bedeutet, dass du durch eine gesunde Ernährung, ausreichend Bewegung, Stressabbau und genügend Schlaf PMS-Beschwerden lindern kannst. In diesem Buch findest du all das, um PMS langfristig loszuwerden.

REGELSCHMERZEN

Regelschmerzen, Menstruationsschmerzen oder – wie man es im Fachjargon nennt – Dysmenorrhö ist das, was als »normale Begleiterscheinung der Periode« abgestempelt wird. Doch egal ob normal oder nicht, was ich wirklich problematisch finde, ist, dass wir diese Schmerzen hinnehmen, weiter performen und denken, es sei kein hinreichender Grund, uns auszuruhen.

Ich weiß, Schmerzen sind subjektiv und deshalb schwer einzuordnen. Noch schwerer ist, zu beurteilen, ab wann der Schmerz während der Menstruation nicht »normal« ist. Meine Meinung: Wenn du es subjektiv als starken Schmerz empfindest, reicht das aus. Schmerzen sind nie gut und sollten nicht als »normal« toleriert werden.

ZEITPUNKTE UND URSACHEN

Bei Regel-, Menstruations- oder Periodenschmerzen ist der Name Programm. Sie begleiten uns Frauen, während wir bluten. Bei manchen halten die Schmerzen nur einen Tag, bei anderen eine ganze Woche. Manche spüren es nur leicht, andere können sich kaum noch bewegen.

Meist handelt es sich bei den Schmerzen um Krämpfe, durch die die Gebärmutterschleimhaut abgestoßen wird. Ein bisschen sind sie also doch »normal«.

Starke Schmerzen und Krämpfe können jedoch andere Ursachen haben: Hauptgrund sind sogenannte Prostaglandinen, Gewebshormone, die sich während der Menstruation natürlicherweise bilden. In erster Linie sind sie hilfreich, da sie dafür sorgen, dass die Gebärmutterschleimhaut gelöst wird. Durch »falsche« Ernährung, vor allem die Aufnahme von zu viel Omega-6-Fettsäuren, kann sich jedoch eine Fettsäure, die sogenannte Arachidonsäure, bilden, die diese Gewebshormone in eine Form umwandelt, die starke Schmerzen verursacht.

Eine sekundäre Dysmenorrhö kann eine weitere Ursachen für starke Schmerzen sein. Davon spricht man, wenn andere Ursachen, wie zum Beispiel Endometriose, Zysten, Myome oder andere Entzündungen, hinter den Schmerzen stecken. Das sollte ärztlich untersucht werden. Wichtig ist, die Ursache zu finden, um nicht nur Symptome zu bekämpfen. Sonst rutscht man in einen Kreislauf, ohne diese Schmerzen jemals loszuwerden.

STIMMUNGSSCHWANKUNGEN

In einem Moment genervt und wütend, im nächsten glücklich und im übernächsten sitze ich heulend auf dem Boden und weiß nicht mehr weiter. Willkommen in meinem Leben, das in der Zeit vor meiner Blutung regelmäßig so oder so ähnlich aussah und manchmal auch heute noch aussieht. Schmunzelst du gerade, weil du das kennst? Ich wusste, dass ich damit nicht allein bin. Und du übrigens auch nicht.

WANN KÖNNEN STIMMUNGSSCHWANKUNGEN AUFTRETEN?

Typischerweise treten solche Stimmungsschwankungen in der zweiten Hälfte der Lutealphase, also ungefähr eine Woche vor deiner Menstruation, auf. Auch wenn wir in gewisser Weise mit ihnen rechnen, scheint es so, als wären wir nie wirklich darauf vorbereitet. Klingen die Beschwerden kurz nach der Periode wieder ab, können sie ein Symptom des Prämenstruellen Syndroms sein. Treten sie häufiger und kontinuierlich auf, können sie hingegen ein Hinweis auf andere hormonelle Disbalancen sein.

URSACHEN

Wieder einmal geht es um das sehr sensible Ausbalancieren und Zusammenspielen verschiedener Hormone. Schon kleinste Auf und Abs können bei einigen Frauen auf die Stimmung schlagen. Eigentlich soll Progesteron in der zweiten Zyklushälfte beruhigend wirken. Kommt es zu einem zu hohen Progesteronspiegel, scheint es jedoch bei manchen Frauen Angstzustände und depressive Verstimmungen hervorzurufen. Auch der »normale« Abfall von Östrogen kann das Stimmungs-Auf-und-Ab begünstigen, da es dann fehlt, um das Glückshormon Serotonin zu stimulieren.

Das Chaos wird perfekt, wenn die Hormone zum Beispiel durch Stress oder emotionale Belastungen durcheinanderkommen.

TYPISCHE SYMPTOME

Ich weiß, dass man in solchen Situationen stark an sich selbst zweifelt und hinterfragt, ob das noch »normal« oder vielleicht eine ernste Depression ist. Versteh mich nicht falsch – auch wenn du »nur« an depressiven Phasen leidest, die an deinen Zyklus gebunden sind, kann das sehr belastend sein. Der Unterschied ist jedoch, dass solche Stimmungsschwankungen Phasen sind, die kommen und gehen. Eine Depression geht nicht einfach weg, wenn deine Periode einsetzt. Trotzdem solltest du das ernst nehmen, wenn es immer und immer wieder kommt. Vor allem, wenn du jeden Monat in ein tiefes schwarzes Loch fällst, kann das ein Hinweis auf mehr als zyklusbedingte Stimmungsschwankungen sein. Lass deine Hormone checken, vielleicht findest du dort Antworten.

WAS KANNST DU GEGEN STIMMUNGSSCHWANKUNGEN TUN?

Sei nicht so hart zu dir selbst. Akzeptanz ist der erste Schritt, um diese Gefühle als Teil von dir zu sehen, ohne dich mit ihnen zu identifizieren. Nimm dir bewusster Zeit für dich, schreibe Tagebuch, gehe spazieren, übe Yoga und wenn dir danach ist, sprich mit Menschen, die dir nahe stehen. Du musst dich nicht erklären, manchmal reicht es schon zu kommunizieren, dass es dir nicht gut geht. So können diese Menschen für dich da sein, dich in den Arm nehmen und ihr könnt – wie es mir eine sehr gute Freundin beigebracht hat – einfach nur koexistieren.

HEISSHUNGER

Über Heißhunger werden wir uns im Kapitel zur Ernährung ausführlicher unterhalten. Ich kann dich aber schon jetzt beruhigen: Es gibt einen Grund für fiese Heißhungerattacken. Und natürlich kannst du etwas dagegen tun.

ZEITPUNKTE UND URSACHEN

Typischerweise kommt Heißhunger – natürlich – vor unserer Periode. Wenn unser Körper jetzt durchdreht, dann so richtig. Heißhunger kann dich aber genauso zu jeder anderen Zeit in deinem Zyklus überraschen. Dann liegt es nicht unbedingt an deinem Zyklus, sondern vielleicht an Stress oder einem kleinen »Ernährungsfehler«.

Spätestens, wenn wir uns mit der Tafel Schokolade auf dem Sofa wiederfinden, nachdem wir einen Berg Nudeln oder eine Pizza verdrückt haben, wissen wir: Zyklus-Heißhunger kickt. Ein Blick in den Kalender zeigt mir sofort, dass meine Periode nicht mehr weit sein kann. In der zweiten Hälfte der Lutealphase verbrennt der weibliche Körper 300 Kilokalorien mehr pro Tag, was das erhöhte Hungergefühl erklärt. Das ist nicht unendlich viel, aber eben so viel, dass dein Körper dir das signalisiert. Hinzu kommt: Heißhunger auf Schokolade kann auch ein Verlangen nach Nährstoffen sein. Kakao ist reich an Magnesium, das Krämpfe lindert. Ja genau, die Krämpfe, die dich vor und während deiner Menstruation so plagen können.

Verfolgt dich der Heißhunger auch sonst, lies unbedingt im Kapitel zur Ernährung nach, wie das mit den Carbs funktioniert und wie sich Stress darauf auswirkt.

WAS KANN MAN DAGEGEN TUN?

Das Erste, was du tun kannst, ist genug essen. Das meine ich genauso, wie ich es schreibe. Zu wenig essen ist einfach nicht gut, schon gar nicht für unseren Zyklus. Iss genug und dein Körper wird weniger verlangen. Damit meine ich genug von allem: Kohlenhydrate, Fette und Proteine. Was du zusätzlich tun kannst: Iss langsam und regelmäßig, kaue oft genug, trinke tagsüber ausreichend, achte auf Ballaststoffe, gehe spazieren oder mache vor dem Essen Atemübungen. Probiere diese Dinge aus, das hilft wirklich.

MITTEL- ODER EISPRUNGSCHMERZ

Rund um den Eisprung spüren manche Frauen den sogenannten Mittelschmerz. Manche erleben ihn als leichtes Ziehen, andere haben starke Schmerzen oder Krämpfe. Auch die Länge kann stark variieren. Manche nehmen ihn nur einige

Minuten lang wahr, andere haben einige Tage damit zu kämpfen. Meist ist er einer Seite zuzuordnen, nämlich der Seite, auf der der Eierstock gerade aktiv ist.

WOHER KOMMT DIESER SCHMERZ?

Beim Eisprung wird das Ei aus dem Follikel freigesetzt. Es durchstößt den Follikel. Ein kleiner Vorgang mit großer Bedeutung für deinen Zyklus. Da der Follikel unter Druck steht, vermutet man, dass das Platzen den Schmerz verursacht. Neuere Untersuchungen halten es für wahrscheinlich, dass die Prostaglandinen, von denen ich dir schon erzählt habe, die Ursache sein könnten. Leidest du unter so starken Schmerzen, dass du in dieser Zeit wie ausgeknockt bist, solltest du unbedingt einen Arzt aufsuchen, der einen Ultraschall macht.

WAS KANN MAN DAGEGEN TUN?

Sei nicht so hart zu dir selbst. Das ist der vielleicht wichtigste Tipp, den ich dir geben kann. Mittelschmerzen sind unangenehm und etwas, auf das du mit Sicherheit verzichtet könntest. Wenn keine Zyste oder Ähnliches dahintersteckt, scheint dein Körper einfach Ruhe zu brauchen. Gib sie ihm, stress dich nicht und kümmere dich ähnlich wie vor oder während der Menstruation besonders liebevoll um dich.

PCOS: DAS POLYZYSTISCHE OVARIALSYNDROM

PCOS ist eine hormonelle Störung bei Frauen im gebärfähigen Alter. Diese drei Kriterien, von denen mindestens zwei vorliegen müssen, sollen die Diagnose erleichtern: unregelmäßiger oder gar kein Eisprung, erhöhte Androgenwerte (männliche Hormone) und vergrößerte Eierstöcke. Nichtsdestotrotz ist die Diagnose äußert schwer, sodass regelmäßig Fehleinschätzungen auftreten, genauso wie PCOS »übersehen« wird. Die Medizin geht davon aus, dass die Genetik eine entscheidende Rolle spielt. Viel naheliegender ist die Vermutung, dass PCOS durch Lebensstilfaktoren wie die Ernährung, vor allem durch einen hohen Zuckerkonsum, begünstigt wird.

SYMPTOME

Das »Problem« der Diagnose hängt auch mit den extrem vielfältigen Symptomen zusammen. Dazu gehören:

- unregelmäßige Menstruationszyklen
- starke Körperbehaarung oder Haarausfall
- zu viele männliche Hormone
- Akne und fettige Haut
- Insulinresistenz
- Gewichtszunahme und Übergewicht

WAS KANN MAN DAGEGEN TUN?

Der Ansatz der Schulmedizin versucht meist »nur«, die Symptome zu bekämpfen: Hormonpräparate wie die Pille oder Medikamente, die den Insulinspiegel optimieren. Ich möchte hier nicht behaupten, dass das in jedem Fall falsch ist. Es gibt jedoch (bessere) Alternativen: Ernährung und Bewegung sind die wichtigsten Ansätze. Sie können helfen, Gewicht zu reduzieren, den Blutzucker zu senken, wirken damit positiv auf den Insulinspiegel und die Hormone. Auch das scheint erst einmal wie eine einfache Symptombekämpfung. Man weiß jedoch, dass Insulin und Androgene in Zusammenhang stehen und zu viel Insulin eventuell schuld an den erhöhten Androgenwerten ist.

AMENORRHÖ

So viele Frauen denken, es sei gut, keine Periode zu haben – bis sie sie verloren haben. Ich kann dir sagen: Es ist kein gutes Gefühl – zumindest, wenn es kein Zeichen einer Schwangerschaft ist. Die Menstruation zeigt an, dass wir gebärfähig sind, was evolutionär einfach für immer die Aufgabe von Frauen sein wird. Verliert man sie, merkt man schnell, wie groß dieser Verlust ist, zumal der Körper sie nicht so leicht einstellt, sondern dafür schon ziemlich in Bedrängnis geraten sein muss.

Das Ausbleiben der Periode wird medizinisch Amenorrhö genannt. Man unterscheidet zwischen primärer Amenorrhö, wenn eine Frau bis zu ihrem 16. Lebensjahr keine Menstruation hat, und sekundärer Amenorrhö, wenn eine Frau regelmäßig ihre Menstruation hatte und sie dann drei Zyklen hintereinander nicht mehr hat. Keine Menstruation bedeutet auch: kein Eisprung.

MÖGLICHE URSACHEN

Unser Zyklus und unsere Hormone sind extrem sensibel. Sie drängen sich nicht auf, aber schreien nach Aufmerksamkeit, wenn wir sie vernachlässigen. Bleibt die Menstruation aus, ist das ein extrem lauter Aufschrei, den du bitte nicht überhören solltest. Es gibt eine Vielzahl an Ursachen, unter anderem diese hier:

- **Stress:** Stress und Hormone vertragen sich einfach nicht gut. Ist dein Cortisolspiegel dauerhaft erhöht, werden andere Hormone unterdrückt beziehungsweise vernachlässigt.
- **Absetzen der Pille oder anderer hormoneller Verhütungsmittel:** Je nachdem, wie lange du die Pille oder Ähnliches genutzt hast, braucht dein Körper Zeit, wieder zu lernen, wie und welche Hormone er selbst bilden muss.
- **Exzessiver Sport:** Das ist nichts anderes als extremer physischer Stress. In Kombination mit zu wenig Pausen und einer zu geringeren Kalorienzufuhr ist er eine häufige Ursache für Amenorrhö.
- **Essstörungen oder zu wenig Nahrung:** Egal ob du »nur« zu wenig isst oder an einer Essstörung leidest, bekommt dein Körper zu wenig Nährstoffe und Energie, lässt er irgendwann die Periode ausfallen, um Energie zu sparen.

Neben diesen gängigen Ursachen können auch Medikamente bei schweren Erkrankungen, Autoimmunerkrankungen, Schilddrüsenfehlfunktion oder PCOS dahinterstecken – und natürlich die Menopause.

WAS TUN, WENN DIE MENSTRUATION AUSBLEIBT?

Beobachte, ob eine der genannten potenziellen Ursachen auf dich zutrifft. Meistens wird dir schnell klar, was es ist. Das beste Gegenmittel: weniger Stress – sowohl physisch als auch psychisch. Das bedeutet: Setze auf Low-Impact-Training, mach Pausen. Und ganz wichtig: Iss genug. Um deinen Körper aus diesem Überlebensmodus herauszubekommen, in dem er auf eine gewisse Art steckt, hilft es, eine Zeit lang etwa 200 bis 300 Kalorien täglich mehr zu essen. Ich weiß, das bedeutet eventuell auch zuzunehmen, aber es ist essenziell, um deinem Körper zu vermitteln, dass er genug Energie bekommt. Stellt sich deine Periode ein, pendelt sich auch dein Gewicht ein. Denk dran, es ist nur eine Zahl auf der Waage. Falls du merkst, dass dir das extrem schwerfällt, solltest du dein Essverhalten beobachten. Ist es zwanghaft, suche dir professionelle Hilfe.

STARKE REGELBLUTUNGEN

Keine Blutung zu haben, fühlt sich nicht gut an, genauso wenig, wie wenn die Blutung überhandnimmt und du jeden Zyklus Angst hast, plötzlich mit Blutflecken auf der Hose dazustehen. Extrem starke Blutung ist auch nicht normal. Es gibt sogar einen Fachbegriff dafür: Menorrhagie. Davon spricht man, wenn Frauen mehr als 80 Milliliter Blut pro Zyklus verlieren. Das ist meist der Fall, wenn deine Periode länger als sieben Tage dauert und du nachts aufstehen musst, um Binde, Tampon, Menstruationstasse oder Periodenunterwäsche zu wechseln, oder du tagsüber alles davon brauchst, um dich einigermaßen sicher zu fühlen.

Natürlich sind die Hormone mitbeteiligt. Meist hängen erhöhte Östrogenwerte mit starken Regelblutungen zusammen. Das kann auch der Fall sein, wenn die Progesteronwerte zu niedrig sind, was unter anderem durch eine Fehlfunktion der Schilddrüse verursacht werden kann. Andere Ursachen hängen mit der Gebärmutter zusammen, was du bei deinem Frauenarzt oder deiner Frauenärztin abklären lassen solltest.

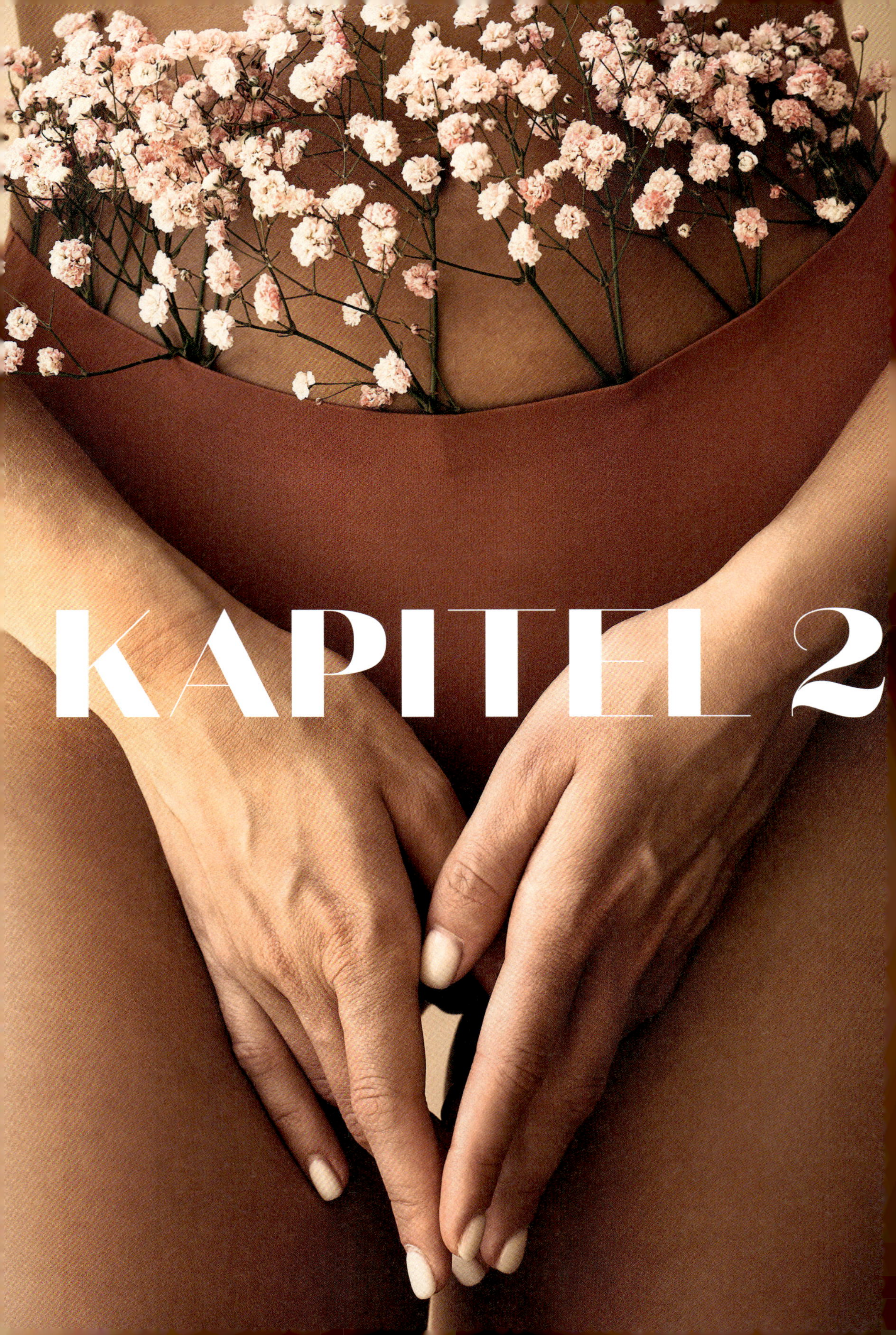

KAPITEL 2

Nahrung im Zyklus – mehr als nur Essen

Wie du dich ernährst, ist entscheidend für dein Wohlbefinden – und auch für deinen Zyklus. In diesem Kapitel erfährst du alles, was dazu ganz praktisch wichtig ist. Die Infos hier basieren auf ernährungswissenschaftlichen Grundlagen. Trotzdem gibt es kein Richtig oder Falsch. Ich möchte dich darin bestärken, wahrzunehmen, was dein Körper wirklich braucht. Frage dich, wie du dich nach einer Mahlzeit fühlst. Nimm dir Zeit zu beobachten, wie dein Körper auf Nahrungsmittel reagiert, und werde so immer feinfühliger. Dann kannst du dein Essen immer besser so gestalten, dass es deinen Zyklus harmonisiert.

Nährstoffe: alles, was dein Körper braucht

Wir können essen und wir können uns ernähren. Was der Unterschied ist? Nahrung (er)nährt den Körper. Das tut nicht jedes Essen. Relevant sind nämlich die Nährstoffe, also das, was unserem Körper das liefert, was er zum Funktionieren und Leben braucht. Nahrung ist dabei aber mehr als nur Essen. Es ist das, was uns dieses gute Gefühl gibt – nicht nur körperlich, indem es Hunger stillt, sondern auch, indem es Seele und Herz in ein wohliges Gefühl von Zufriedenheit hüllt.

Auch für deinen Zyklus sind die Nährstoffe entscheidend:

1. **Deine Hormone brauchen Nährstoffe.** Oder besser gesagt: Dein Körper braucht Nährstoffe, um Hormone zu bilden.

2. **Mit den Zyklusphasen variieren deine (Nährstoff-)Bedürfnisse.** Natürlich geht es um eine ganzheitlich ausgewogene Ernährung. Mit einigen Nährstoffen kannst du deinen Körper jedoch in den verschiedenen Phasen ausgewählt unterstützen.

Wichtig für deinen Zyklus sind Nährstoffe, die gute Energie liefern. Gute Energie? Ja, das meine ich so, und zwar nicht in irgendeinem spirituellen Sinn. Es gibt Unterschiede, wie gut dein Körper Lebensmittel als Energielieferanten nutzen kann und welche Wertigkeit sie haben. Setzen solltest du auf Qualität, die richtige Quantität und vor allem Bewusstsein.

Ernährung passiert nicht einfach. Es ist etwas, um das du dich kümmerst. Am Ende ist es sehr simpel. Das wussten schon die alten yogischen Schriften, in denen es wortwörtlich heißt: »Du bist, was du isst.« Das bedeutet: Dein Körper und wie er funktioniert, formt sich aus dem, was du ihm zuführst, und kann nur so gut sein, wie das, was du ihm lieferst. Zu wenig zugeführte Energie macht dich energielos und müde. »Schlechte« Energielieferanten sorgen für Heißhunger, können unreine Haut begünstigen und dein Gewicht nach oben treiben. Fehlen dir Nährstoffe, können Nägel brüchig, Haare stumpf, deine Haut fahl, die Verdauung träge werden und schlimmstenfalls bleibt deine Periode aus.

Deshalb schenke ich in diesem Kapitel der Ernährung diese Aufmerksamkeit, die sie meiner Meinung nach nicht nur in Bezug auf deinen Zyklus und die Hormone bekommen sollte. Falls du dich fragst, warum, obwohl es doch ein Buch über Yoga ist, lautet die Antwort: Yoga umfasst auch Ernährung. Yoga ist natürlich mehr als Ernährung, aber sie ist eben ein Teil davon. Yoga, das sind nicht nur bestimmte Bewegungsabläufe, es ist eine komplette Praxis der Lebensführung.

DEIN KÖRPER BRAUCHT ENERGIE: DIE WICHTIGSTEN ENERGIELIEFERANTEN

Wir haben drei große Energielieferanten, die sogenannten Makronährstoffe, wobei sich das »Makro« nicht nur auf ihre große Aufgabe der Energiebereitstellung bezieht, sondern auch darauf, dass wir sie in großen Mengen benötigen: Kohlenhydrate, Proteine und Fette. Wenn du dir eine gesunde und hormonfreundliche Mahlzeit zusammenstellen willst, geht es erstens um ein gutes Gleichgewicht zwischen den drei Makronährstoffen und zweitens um ihre Qualität.

Ich habe noch einen vierten Bestandteil hinzugenommen, da er für mich eine durchaus wichtige Rolle in Bezug auf die Hormonbalance einnimmt: Ballaststoffe. Sie gehören zwar zu den Kohlenhydraten, bekommen hier jedoch einen eigenen Abschnitt.

Aus diesen vier Nahrungsmittelgruppen kannst du dir ganz leicht eine hormonfreundliche Mahlzeit kreieren. Achte dabei auf Folgendes:

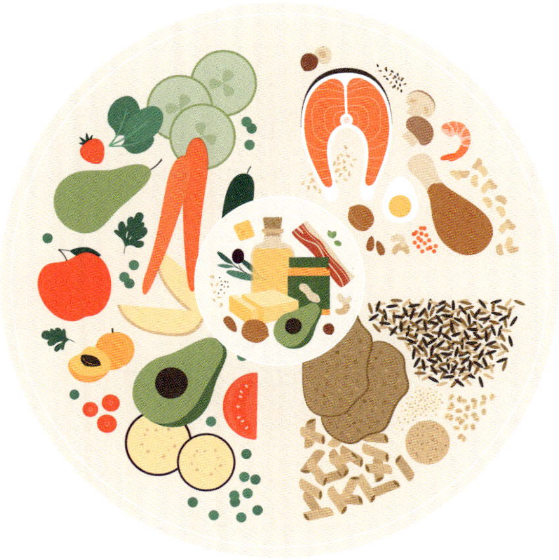

Eine ausgewogene Mahlzeit besteht aus:

- *½ Teller stärkearmem Gemüse*
- *¼ Teller Eiweiß*
- *¼ Teller stärkehaltigem Gemüse beziehungsweise komplexen Kohlenhydraten*
- *1 Handvoll gesunder Fette*

GUTE VERSUS SCHLECHTE KOHLENHYDRATE

Kohlenhydrate stehen auf Platz eins der Energielieferanten, sind aber auch der Makronährstoff, um den es wahrscheinlich die meisten Diskussionen und Mythen gibt. Kohlenhydrate machen dick, sind ungesund, bitte nicht nach 18 Uhr und und und. Ja, ich kenne all diese Aussagen, möchte aber hier ganz eindeutig sagen: Kohlenhydrate sind grundsätzlich NICHT der Feind von dir, deinem Gewicht oder deinen Hormonen. Die Qualität ist entscheidend.

Sie hängt von der Länge der Zuckermoleküle ab, aus denen sich die Kohlenhydrate zusammensetzen. Zucker ist das, was dein Körper verwerten kann. Dafür spaltet er die Kohlenhydratketten auf. Kurze Ketten schneller, lange langsamer. Dementsprechend landet bei kurzkettigen Kohlenhydraten viel Zucker, also Glukose, auf einmal im Blut. Insulin sorgt für den Weitertransport, weshalb auch dieses Hormon schnell ansteigt. Ist alles verarbeitet, sinken Blutzucker- und Insulinspiegel wieder ab, was für deinen Körper so aussieht, als würde es ihm an Energie fehlen. Er schickt ein Hungersignal. Das Fiese: Dein Körper braucht diese Energie gar nicht und lagert sie, wenn du auf das Signal hörst, ein.

TAUSCHE SCHLECHT GEGEN GUT

Kurzkettige Kohlenhydrate sind meistens süß. Außerdem zählen Weißmehlprodukte dazu. Tausche also Zucker, Schokolade, Honig, Limonade, Kekse, alle Weißmehlprodukte wie Nudeln, Reis oder Brot gegen die guten Kohlenhydratquellen: Vollkornmehl, -nudeln, -reis, Hülsenfrüchte, Haferflocken oder Pseudogetreide wie Quinoa oder Hirse.

Gute Kohlenhydratquellen sind also:

- Gemüse in jeder Form
- stärkehaltiges Gemüse wie Süßkartoffeln, Kürbis, Rote Bete, Karotten oder Kartoffeln
- Hülsenfrüchte: Bohnen, Erbsen, Kichererbsen, Linsen
- Vollkornreis
- Amaranth
- Quinoa
- Hirse
- Buchweizen
- Haferflocken

Brich aus der Blutzucker-Achterbahn aus

Nicht alle Kohlenhydrate führen zu diesem Blutzucker-Tohuwabohu. Die »guten«, langkettigen Kohlenhydrate, zu denen zum Beispiel auch Stärke und Ballaststoffe gehören, werden langsamer aufgespalten und lassen deshalb Blutzucker- und damit auch Insulinspiegel weniger stark ansteigen. So hat dein Körper viel länger das Gefühl, über Energie zu verfügen. Das Resultat ist ein längeres Sättigungsgefühl und weniger Heißhungerattacken. Außerdem enthalten komplexe Kohlenhydrate wie Vollkorn mehr Nährstoffe, sie sind also Energie mit Mehrwert.

Was ist mit Obst?

Fruchtzucker ist auch Zucker. Aber: Im Unterschied zu Glukose wird Fruktose über die Leber verstoffwechselt und benötigt kein Insulin für den Transport in der Blutbahn. Außerdem ist Obst reich an Nährstoffen und Vitaminen. Meine Empfehlung: Obst darf und sollte Teil deiner hormonfreundlichen Ernährung sein. Um Fruchtzucker zu reduzieren und in Maßen zu halten, empfehle ich zuckerarme Obstsorten wie Beeren, Pfirsiche, Nektarinen, Melonen, Grapefruits und Orangen. Und wenn Obst, dann bitte im Ganzen. Säfte sind reine Zuckerbomben und tun deinen Hormonen nichts Gutes.

GUTE FETTE: DARUM SIND SIE SO WICHTIG

Ich schreibe bewusst »gute« Fette. Denn, liebe Frauen, die Wahrheit über Fette ist: Wir brauchen sie. Unsere Hormone brauchen sie. Fett zu essen ist genauso wichtig wie ein bisschen Fett am Bauch, um unsere dort liegenden Fortpflanzungsorgane zu schützen und uns für unsere evolutionär wichtigste Aufgabe zu befähigen: Kinder zu bekommen. Nicht alle Frauen gebären Kinder oder können Kinder kriegen. Das möchte ich weder bewerten noch diskutieren. Einen Hormonzyklus haben auch Frauen, die keine Mütter sind oder werden, und damit der harmonisch ist, braucht es eine gute Ernährung mit guten Fetten.

Die Natur hat uns Frauen dafür ausgewählt, Kinder zu bekommen. Damit es einen Zyklus mit Eisprung gibt, braucht unser Körper die Sicherheit, dass wir eine Schwangerschaft meistern könnten und genug Energie bereit steht. Wichtig dafür ist auch ein kleiner Fettspeicher. Fette sind außerdem essenziell für die Hormonbildung und damit ebenfalls für den Zyklus. In der Leber wird aus Fettsäuren Cholesterin hergestellt, das der Grundbaustein von Östrogen, Progesteron und Testosteron ist. Ohne Fette gibt es also keine Hormone. Frauen, die lange Zeit fettarm gelebt und Fett auf ein Minimum reduziert haben, können noch Jahre später an Zyklusproblemen leiden.

Fette machen noch viel mehr als »nur« Hormone herstellen – wobei das schon reichen würde, um sie endlich lieben zu lernen. Die fettlöslichen Vitamine A, D, E und K beispielsweise können nur in Verbindung mit Fetten aufgenommen werden. Welche Rolle sie für deinen Zyklus spielen, klären wir später.

Halten wir fest: Fette sind lebenswichtig und unentbehrlich für deine Zyklusbalance.

Warum Fette trotz allem einen so schlechten Ruf haben? Weil es unter ihnen einige gibt, die Übergewicht begünstigen, Ursache vieler Zivilisationskrankheiten sind und natürlich auch deine Hormone negativ beeinflussen. Diese Fette gibt es:

Mehrfach ungesättigte Fettsäuren: Deine Hormone lieben sie. Die wichtigsten sind Omega-3-Fettsäuren, also Alpha-Linolensäure (ALA), Eicosapentaensäure (EPA) und Docosahexaensäure (DHA). Sie stecken in Fisch, Kernen und Nüssen wie Leinsamen oder Walnüssen. Die zweite Gruppe sind Omega-6-Fettsäuren, von denen wir jedoch auch ohne einen bewussten Verzehr genug zu uns nehmen. Was es genau damit auf sich hat, liest du auf den nächsten Seiten.

Einfach ungesättigte Fettsäuren: Auch gut für deine Hormone. Du lieferst sie ihnen, wenn du Nüsse, Avocados oder Olivenöl isst.

Gesättigte Fettsäuren: Sie stecken vor allem in tierischen Produkten wie Fleisch, Wurst und Milchprodukten, aber auch in anderen verarbeiteten Lebensmitteln wie Kuchen, Gebäck und Fertiggerichten, Chips, Süßigkeiten oder Frittiertem. Pauschal sind sie nicht schlecht. Bei ihnen ist die Qualität entscheidend. In Maßen können gesättigte Fettsäuren, zum Beispiel aus Biofleisch, durchaus sinnvoll sein.

Transfette: Industriell gehärtete Transfette sind einfach nichts. Sie können Entzündungen fördern und sogar die Fruchtbarkeit negativ beeinflussen. Deshalb: Hände weg. Sie stecken in Frittiertem, Chips, Margarine, aber auch in industriell hergestellten Backwaren.

Anti-Stress-Fett: Omega-3

Unter den Fetten nehmen Omega-3-Fettsäuren einen besonderen Platz ein. Der Körper kann sie selbst nicht herstellen, sie sind jedoch lebenswichtig – nicht nur für deine Hormone.

Die Membran deines Gehirns besteht zum Großteil aus Omega-3, sie tragen dazu bei, besser mit Stress umzugehen und sollen sogar chronischen Stress reduzieren. Das alles klappt jedoch nur, wenn die Balance der Omega-Fettsäuren, also Omega-3 und Omega-6, stimmt. Auch wenn einige Omega-6-Fettsäuren genauso gute gesundheitsfördernde Eigenschaften haben, verstecken sich unter ihnen ein paar schwarze Schafe, die das hormonelle Gleichgewicht durcheinanderbringen können und den entzündungshemmenden Eigenschaften von Omega-3 entgegenarbeiten. Diese Omega-6-Fettsäuren kommen in raffinierten Pflanzenölen wie Mais-, Erdnuss-, Soja- oder Sonnenblumenöl vor. Was uns, unserer Gesundheit und unseren Hormonen zu schaffen macht, ist, dass wir immer mehr Omega-6 zu uns nehmen, gleichzeitig tendenziell weniger Omega-3. Erstrebenswert wäre ein Verhältnis von eins zu eins, vier Omega-6 zu ein Omega-3 wäre auch noch okay, aber durch viele versteckte Omega-6-Quellen sind wir eher bei einem Verhältnis von 20 zu 1.

Um deine Hormone zu unterstützen, konzentriere dich auf Omega-3-Fettsäuren. Studien belegen, dass sich ein Mangel negativ auf den Zyklus auswirkt. Was sie auch zeigen, ist, dass es unglaublich schwierig ist, mit einer vegetarischen oder veganen Ernährung die drei Omega-Fettsäuen ALA, EPA und DHA in ausreichender Menge zuzuführen. Obwohl ALA in pflanzlichen Lebensmitteln wie Chiasamen, Leinsamen und Walnüssen vorkommt, ist die körpereigene Umwandlung nicht so effizient, dass der Bedarf gedeckt werden kann. EPA und DHA stecken in fettreichem Fisch wie Lachs, Makrele, Hering oder Forelle. Möchtest du dich rein pflanzlich ernähren, macht es deshalb Sinn, über Nahrungsergänzungsmittel nachzudenken.

Gute fettreiche Lebensmittel
- fettreicher Fisch wie Lachs, Makrele, Hering, Forelle
- Lein- und Chiasamen
- Leinöl, Olivenöl, Walnussöl
- Nüsse wie Walnüsse und Mandeln
- Kokosöl und Kokosnussmilch

Gute Fettquellen	
Omega-3	**Andere Fette**
1 TL Chiasamen	½ Avocado
1 EL Walnüsse	1 EL Olivenöl
1 EL Lein-, Walnuss- oder Hanföl	Nüsse und Samen
1 TL Hanfsamen	Kokosöl und Kokosnuss
Zu meidende Fette	
Transfette (Frittiertes, Margarine)	Soja-, Sonnenblumen- oder Maisöl

Hier ein paar Tipps für den Konsum von Fetten:

- Starte mit guten Fetten in den Tag, zum Beispiel mit einer Handvoll Nüsse
- Kombiniere hochwertige Öle zu Gemüse, um Vitamine aufzunehmen
- Toppe Salate, Joghurt und Co. mit einem Esslöffel Samen oder Nussmus

HI(GH) PROTEIN

Proteine sind der heimliche Star unter den Makros. Egal ob es um Muskelaufbau oder ums Abnehmen geht – die zwei großen Themen, die so viele beschäftigen –, Eiweiß ist immer gut. Und selbst wenn du weder Muskeln aufbauen noch abnehmen willst, freuen sich deine Hormone über eine ausreichende Zufuhr an Protein.

Eiweiß oder genauer gesagt dessen kleinste Bestandteile, die sogenannten Aminosäuren, werden für den Aufbau aller Körperzellen benötigt – natürlich auch für deine

Hormonen. Insulin, Melatonin, Serotonin und deine Schilddrüsenhormone, sie alle sind auf den Makronährstoff angewiesen. Was Protein noch macht: Es sorgt für ein gutes und lang anhaltendes Sättigungsgefühl. Das liegt einerseits an der Verstoffwechselung, andererseits daran, dass dein Körper so lange nach Protein verlangt, bis er seinen Bedarf gedeckt hat. Wer also kaum Eiweiß zu sich nimmt, kann einem dauerhaften Hungergefühl ausgesetzt sein. Und noch etwas: Kombinierst du Proteine geschickt mit Kohlenhydraten, beziehungsweise isst sie vor den Kohlenhydraten, hat das positive Effekte auf deinen Insulinspiegel. Um deinen Zyklus in Balance zu bringen, streben wir einen ausgeglichenen Blutzucker- und Insulinspiegel an. Isst du Eiweiß, wird deutlich weniger Insulin ausgeschüttet und die Verstoffwechselung von Kohlenhydraten verlangsamt. Beides Pluspunkte für deine Zyklusbalance.

Wie gut sind pflanzliche Eiweißquellen?

Immer mehr Menschen entscheiden sich, auf tierische Lebensmittel zu verzichten. Egal ob aus ethischen oder gesundheitlichen Gründen. Massentierhaltung und Co. machen Fleisch und Fisch immer unattraktiver und lassen Zweifel aufkommen, wie gesund sie wirklich sind. Nichtsdestotrotz ist eine eiweißarme Ernährung keine Lösung, doch bei vielen die Folge einer pflanzenbasierten Ernährung, da die fehlenden Eiweißquellen durch Kohlenhydrate ersetzt werden. Auch wenn es viele pflanzliche Eiweißquellen gibt, haben sie zwei Haken:

- Pflanzliches Eiweiß ist schwerer aufzuspalten, sodass weniger davon aufgenommen wird. Du musst also prinzipiell mehr davon essen.
- Die meisten pflanzlichen Proteinquellen liefern auch Kohlenhydrate und Fette und damit mehr Kalorien, was es schwerer macht, in ausreichender Menge Eiweiß zuzuführen.

Achte direkt am Morgen auf ausreichend Protein. Besonders am Morgen sorgt es dafür, dass dein Blutzucker- und Insulinspiegel reguliert wird, was sich positiv auf deine Hormonbalance auswirkt.

Was das bedeutet? Es kann funktionieren, wenn du Folgendes beachtest:

Vegan Protein Power

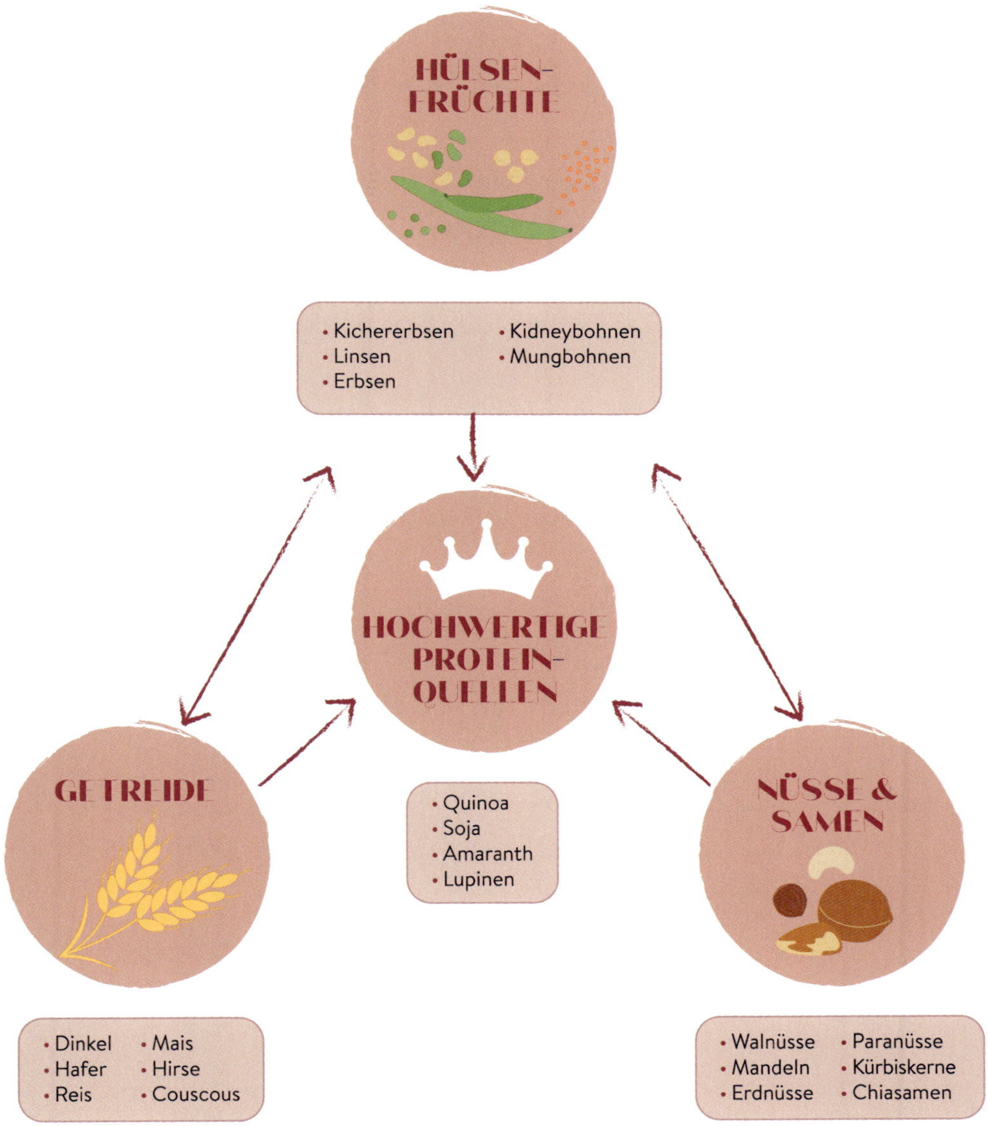

Pflanzliche Proteinquellen und wie du sie kombinierst

Was ist mit Milchprodukten?

Ist dir aufgefallen, dass ich noch nichts zu Milchprodukten gesagt habe? Studien zeigen, dass Kuhmilchprodukte keine Freunde deiner Hormone sind und Menstruationsbeschwerden verursachen und begünstigen können. Gleiches gilt für die Haut. Bei vielen Menschen – nicht nur Frauen – verschwinden Unreinheiten, sobald sie auf Milchprodukte verzichten. Das liegt an einem Milchweiß, das bei manchen Menschen Entzündungsreaktionen hervorruft. Dazu kommt, dass vor allem konventionell hergestellte Milchprodukte nicht selten Rückstände von Hormonen und Antibiotika enthalten. Selbst wenn der Verzicht hart scheint, lohnt es sich. Falls du gar nicht ohne auskommst, tausche Kuhmilchprodukte gegen Ziegen- oder Schafsmilchjoghurt oder -käse. Die meisten vertragen das deutlich besser.

Wie steht es mit Soja?

Was für Soja spricht, ist, dass es alle essenziellen Aminosäuren enthält. Das schafft von den pflanzlichen Eiweißquellen sonst kaum eine. Trotzdem steht Soja in der Kritik. Das erste Argument gegen Soja bezieht sich auf die darin enthaltene Phytinsäure. Sie soll die Aufnahme einer ganzen Reihe wichtiger Mikronährstoffe hemmen, die – egal wie viel du isst – nie in deinem Körper ankommen. Das zweite Argument hat mit den Phytoöstrogenen zu tun. Das sind natürliche Pflanzenstoffe, die dem körpereigenen Östrogen ähneln und damit auch dessen Wirkung beeinflussen können. Dies kann eine Östrogendominanz begünstigen und damit deinen Zyklus aus der Balance bringen. Frauen, denen Östrogen fehlt, könnten davon profitieren. Die Studienlage ist jedoch ungewiss.

Wie viel Protein täglich?

Ich bin kein Fan davon, Kalorien oder Nährstoffe zu tracken, sondern rege dazu an, bewusst zu essen. Bei Proteinen geht es darum, alle acht essenziellen Aminosäuren zu dir zu nehmen. Am leichtesten funktioniert das, indem du zu unterschiedlichen Proteinquellen greifst, indem du also tierische und pflanzliche oder verschiedene pflanzliche Eiweißquellen kombinierst.

MEHR ALS BALLAST: BALLASTSTOFFE

Schauen wir uns später die Besonderheiten deines Zyklus in Bezug auf die Ernährung an, wird ein Bestandteil immer wieder herausstechen: Ballaststoffe. Sie sind keinesfalls Ballast, sondern machen alles ein bisschen leichter. Sie regulieren die Verdauung, den Insulinspiegel, helfen, Abfallstoffe auszuscheiden, und verlängern das Sättigungsgefühl. Vor allem die ersten drei Punkte spielen deinen Hormonen in die Karten. Man unterscheidet zwischen wasserlöslichen und wasserunlöslichen Ballaststoffen:

- **Wasserlösliche Ballaststoffe** lösen sich in Wasser auf und bilden eine gelartige Substanz. Sie verlangsamen die Aufnahme von Zucker, was sich positiv auf Blutzucker- und Insulinspiegel auswirkt, und sorgen für ein längeres Sättigungsgefühl.
- **Unlösliche Ballaststoffe** werden unverdaut ausgeschieden, da sie nicht zersetzt werden können. So regen sie die Darmtätigkeit an, vergrößern das Stuhlvolumen und unterstützen die Gesundheit des Darmtrakts.

Lebensmittel, die viele Ballaststoffe enthalten:

- alle Gemüsesorten
- Obst, vor allem Äpfel, Birnen (beides mit Schale), Beeren, Kiwis, Feigen, Datteln
- Vollkornprodukte: Haferflocken, Vollkornbrot, -nudeln, -reis, Quinoa …
- Nüsse und Samen
- Hülsenfrüchte

Es gibt kaum einen Nahrungsbestandteil, der so wenig an handfesten Nährstoffen liefert und trotzdem eine so große Wirkung hat wie Ballaststoffe. Ihre Hauptaufgabe ist es, die Verdauung und den Darm zu unterstützen. Verdauung und Hormone? Ja, die haben mehr miteinander zu tun, als du vielleicht denkst:

- **Die Aufnahme von Nährstoffen:** Die Verdauung ist essenziell, damit Energie und Nährstoffe aus der Nahrung aufgenommen werden können. Eine gesunde Darmflora mit allen guten Bakterien ist Voraussetzung dafür, dass das funktioniert. Und nur, wenn alle Nährstoffe in den Körper gelangen, können alle nötigen Hormone gebildet werden.

- **Die Ausscheidung von Abfallprodukten:** Ballaststoffe binden auch Hormone, die ausgeschieden werden sollen. Beim Abbau von Östrogen in der Leber entstehen Stoffwechselprodukte. Ein Teil davon wird über Niere und Urin ausgeschieden, der Rest wandert in den Darm. Dort dienen Ballaststoffe als Helfer, um die Restbestandteile des Östrogens zu binden und abzutransportieren, ein entscheidender Prozess für die Hormonbalance.

Auch bei Heißhunger und fehlendem Hungergefühl sollten Ballaststoffe zu deinen Verbündeten werden:

- **Ballaststoffe eignen sich durch ihr großes Volumen wunderbar zum Sattwerden:** Ein großer Salat, eine Zucchini, die du in dein Porridge reibst, oder eine Bolognese aus allerlei Gemüse sind richtig tolle und vor allem extrem nährstoffreiche Sattmacher.
- **Ballaststoffe halten deinen Blutzuckerspiegel konstant:** Heißhunger hat viel mit dem Auf und Ab des Blutzucker- und Insulinspiegels zu tun. Integrierst du Ballaststoffe clever in deine Mahlzeiten, kannst du lästigen Heißhungerattacken endlich Lebewohl sagen.

TIPPS

Gemüse ist die beste Basis für eine ausgewogene und hormonfreundliche Mahlzeit. Nutze es als Grundlage und iss es zu Beginn, dann Proteine und Fett und zum Schluss Kohlenhydrate. Das wirkt sich positiv auf deinen Blutzuckerspiegel aus. Am leichtesten klappt das, indem du vor deiner Mahlzeit einen Salat mit einem leichten Dressing (Rezepte dazu findest du hinten im Buch) isst oder du snackst ein bisschen geschnittene Rohkost.

Nebenwirkungen: wenn Ballaststoffe doch zu Ballast werden

So toll Ballaststoffe sind, so fies ist es, wenn du es mit ihnen übertreibst oder deinen Darm mit ungewohnt großen Mengen überforderst. Die Überforderung merkst du an Blähungen, Bauchschmerzen und noch mal Blähungen. Fiesen Blähungen. Solchen, die du lieber nicht erleben möchtest. Um dieses Problem im wahrsten Sinne des Wortes in Luft aufzulösen, helfen diese Tipps:

- Steigere die Menge an Ballaststoffen langsam.
- Weiche Hülsenfrüchte und Getreide 12 bis 24 Stunden in lauwarmem Wasser ein (so, dass alles gut bedeckt ist). Schütte das Wasser dann ab und koche sie wie gewohnt.
- Kombiniere sie mit Gewürzen und Würzmitteln wie zum Beispiel Apfelessig, Ingwer oder Zimt, um sie verträglicher zu machen.
- Übertreibe es mit der Menge nicht. Die Hälfte deiner Gesamtportion ist schon groß genug.

KLEIN, ABER OHO: DIE WICHTIGSTEN MIKRONÄHRSTOFFE

An diesen mengenmäßig kleinen Nahrungsbestandteilen hängt Großes. Unter Mikronährstoffe fallen Vitamine, Mineralstoffe und Spurenelemente. Im Gegensatz zu den Makronährstoffen benötigst du sie nur in kleinen Mengen. Nichtsdestotrotz brauchst du sie ausreichend, um Hormone zu bilden und deinen Zyklus am Laufen zu halten. Nichts da mit klein und unscheinbar. Ohne sie läuft es nicht.

Im Gegensatz zu den Makronährstoffen, denen ganze Lebensmittelgruppen wie Getreide, Fleisch oder Öle klar zugeordnet werden können, ist es bei Mikronährstoffen etwas kniffliger. Wer sich ausgewogen ernährt, sollte jedoch ohne Probleme (fast) alle Mikronährstoffe aufnehmen können.

In Bezug auf Zyklus und Hormonbalance lohnt es sich trotzdem, auf eine bewusstere Zufuhr zu achten. Ein Mangel an gewissen Mikronährstoffen muss nämlich nicht immer einer Mangelernährung geschuldet sein. Ursachen können auch ein erhöhter Bedarf in bestimmten Zyklusphasen, bei Krankheit oder Stress sein, genauso wie Darmbeschwerden, ein Mangel an Verdauungsenzymen oder eine Fehlbesiedlung des Darms. Da ich kein Fan davon bin, wild irgendwelche Nahrungsergänzungsmittel zu supplementieren, möchte ich dich mit Wissen darüber ausstatten, welche Mikronährstoffe für dich, deine Hormone und deinen Zyklus von Bedeutung sind und wie du den Bedarf über die Ernährung decken kannst.

Um mögliche Mängel an Mikronährstoffen zu erkennen, lohnt es sich, einmal im **Jahr** ein Blutbild machen zu lassen.

Die vielen kleinen Helfer für deine Zyklusbalance

B-Vitamine

B-Vitamine sind eine ganze Gruppe. Acht Stück gibt es, jedes mit einer ganz spezifischen Funktion. Unter anderem sind sie für den Energiestoffwechsel, die Bildung von roten Blutkörperchen und die Funktion des Nervensystems essenziell. Für deinen Zyklus erfüllen sie diese Aufgaben:

B1, B2 und B3: verringern nachweislich PMS
B5: hilft bei der Stressbewältigung
B6: lindert Entzündungen, hilft gegen Progesteronmangel und unterstützt die Leber beim Abbau von Östrogen. Steht im Zusammenhang mit Hormonen, die für die Stimmung und die Regulation von Angst sind. B6 ist unglaublich wichtig, um eine schier endlose Reihe an Hormon- und Zyklusthemen zu regeln.
B7, Biotin: Das »Schönheitsvitamin« hat eine weniger direkte Wirkung auf deinen Zyklus, unterstützt dafür Haut, Haare und Nägel, die unter Zyklusbeschwerden leiden können.
B9, Folsäure: Mangel kann eine Östrogendominanz begünstigen. Es ist essenziell vor und während der Schwangerschaft, um den Fötus am Leben zu halten.
B12: Mangel kann PMS verstärken. B12 ist an der Verstoffwechselung von Östrogen beteiligt, daher ist es wichtig, dass es in Balance bleibt.

B-Vitamine
- rotes Fleisch und Innereien
- fettreicher Fisch
- Nüsse und Samen
- Hülsenfrüchte
- Vollkornprodukte
- Spinat
- Brokkoli

Vitamin C

Vitamin C ist das, was Obst und Gemüse so wichtig und uns gesund macht, da es essenziell für ein starkes Immunsystem ist. Und das hängt mehr mit deinem Zyklus zusammen, als du vielleicht vermutest:

- Bist du krank oder dein Immunsystem geschwächt, braucht dein Körper Energie für die Bekämpfung der Krankheitserreger und steht außerdem unter Stress. Beides kann deinen Zyklus beeinflussen.
- Ein Mangel an Vitamin C wirkt sich negativ auf die Funktion der Eierstöcke aus.
- Es ist an der Produktion von Östrogen und Progesteron beteiligt.
- Es hilft, dass Eisen besser aufgenommen wird, was für das Abbluten während der Menstruation wichtig ist.
- Es hat eine entzündungshemmende Eigenschaft, die uns auch bei Infekten und Krankheiten zugutekommt. Entzündungen jeglicher Art verstärken PMS und Menstruationsbeschwerden.

Vitamin C findest du in fast jedem Gemüse und den meisten Früchten. Besonders große Mengen liefern rote Paprika, Zitrusfrüchte, Brokkoli und Petersilie. Da Vitamin C hitzeempfindlich ist, empfiehlt es sich, diese Lebensmittel roh zu naschen oder das Gemüse nur schonend zu garen.

Vitamin C

- rote Paprika
- Zitrone
- Sanddorn
- Petersilie
- Brokkoli
- Apfel
- Johannisbeere
- Grünkohl

Zink

Zink ist ein essenzielles Spurenelement, also ein Nahrungsbestandteil, den wir nur in winzigen Spuren benötigen, das aber lebenswichtig ist. Es hat unglaublich viele Aufgaben, unter anderem ist es wie Vitamin C an der Immunreaktion des Körpers beteiligt. Neben dieser indirekten Wirkung hat es auch direkte Wirkung auf den Zyklus und deine Fruchtbarkeit:

- Es unterstützt die Eizellreifung, den Eisprung und die Befruchtung. Ohne Zink kann der Eisprung nicht ausgelöst werden, sodass unregelmäßige Zyklen die Folge sein können.
- Es ist an der Bildung von Östrogen und Progesteron beteiligt.
- Es hat eine entzündungshemmende Wirkung, was bei starken Blutungen und PMS helfen kann.

Zink
- Kürbiskerne
- Hanfsamen
- Cashewkerne
- Spinat
- Champignons
- Hülsenfrüchte

Eisen

Eisen ist wesentlich für die Blutbildung, da es Bestandteil des roten Blutfarbstoffs Hämoglobin ist, der Sauerstoff bindet und damit wichtig für die Energiegewinnung ist. Fehlt es an Eisen, können erstens keine roten Blutkörperchen gebildet und zweitens kein Sauerstoff transportiert werden. Was das mit dem Zyklus zu tun hat?

Eisen
- Hülsenfrüchte
- Soja und Tofu
- Nüsse und Samen
- Haferflocken
- Spinat
- Mangold
- Rucola
- Grünkohl
- rotes Fleisch

TIPPS

Achte vor allem vor und während deiner Menstruation auf eisenhaltige Lebensmittel wie Rote Bete, Hülsenfrüchte, Nüsse und Samen. Vitamin-C-haltige Lebensmittel wie Zitrusfrüchte können die Aufnahme verbessern, während Hemmstoffe wie Kalzium (in Milchprodukten), Koffein oder Teein die Aufnahme verschlechtern.

Mit der Menstruation verlieren wir Frauen jeden Monat 30 bis 40 Milliliter Blut, das neu gebildet werden muss. Genau das funktioniert nur mit ausreichend Eisen. Ansonsten kann es zu Symptomen eines Eisenmangels wie Müdigkeit, Energielosigkeit, aber auch extrem starken oder schwachen Monatsblutungen kommen.

Das Bilden und Heranwachsen des Eis, der Eisprung und die Menstruation bedeuten für den weiblichen Körper einiges an Energie, die bereitgestellt werden muss. Das funktioniert nur mit Sauerstoff, der wiederum an Eisen gekoppelt ist. Kein Sauerstoff bedeutet keine Energie und womöglich Zyklusunregelmäßigkeiten.

Magnesium

Magnesium ist der Mineralstoff für die Hormonbalance. Magnesium …

- … sorgt für eine gute Erholung, indem es das Nervensystem beruhigt.
- … hält den Cortisolspiegel in Balance.
- … entspannt die Muskeln.
- … verbessert den Schlaf.
- … reguliert den Blutzucker.
- … schwächt das Angstempfinden … und und und.

All diese Wirkungen unterstützen das Nervensystem und damit die Zyklusbalance. Als Schaltzentrale von allem (vor allem von deinen Hormonen) ist es essenziell, das Nervensystem immer wieder zu beruhigen und auszugleichen. Da wir sowieso meist im Dauer-Tun-Modus sind, ist es umso wichtiger, mit den richtigen Nährstoffen die Entspannung zu fördern. Seit immer mehr Menschen an den Folgen von chronischem Stress leiden, hat man erkannt, dass das Nervensystem der Schlüssel für mehr Wohlbefinden und Gesundheit ist. Das gilt auch für den Zyklus.

Unter Stress steigt der Bedarf an Magnesium und es kann sich lohnen, zu Supplements zu greifen. Achte dann bitte auf die Qualität:

- Magnesium-CITRAT: wird gut aufgenommen
- Magnesium-BISGLYCINAT: sehr gute Verfügbarkeit, optimal für Nerven und Schlaf
- Magnesium-OXID: nützt wenig, da es vom Körper nicht gut aufgenommen werden kann
- Magnesium-MALAT: eignet sich gut, um die Energieproduktion sowie Muskel- und Nervenfunktion zu unterstützen
- Magnesium-CHLORID: besser zur äußerlichen Anwendung für die Muskelentspannung

Natürlich klappt es auch über die Ernährung. Ich habe für meine Zyklusbalance trotzdem gute Erfahrungen damit gemacht, ein bisschen nachzuhelfen.

Magnesium
- Mandeln
- Erdnüsse
- Leinsamen
- Walnüsse
- Kürbiskerne
- Avocado
- Kakao
- Bananen
- Hülsenfrüchte

TIPPS

Kaffee und Alkohol hemmen die Aufnahme. Wegen der entspannenden Wirkung außerdem am besten abends einnehmen.

Kalzium

99 Prozent dieses Mineralstoffs, der im Körper vorhanden ist (das ist zwischen einem und anderthalb Kilo) findet man in Knochen und Zähnen. So sorgt er für eine gute Knochendichte, aber nur, wenn das Zusammenspiel der Hormone stimmt. Denn Östrogen unterstützt die Aufnahme von Kalzium. Sinkt der Östrogenspiegel, wird Kalzium weniger gut aufgenommen, sodass die Knochendichte abnehmen kann. Das ist für Frauen in den Wechseljahren ein Thema, aber auch für Frauen, die an einer ausbleibenden Menstruation aufgrund eines zu niedrigen Östrogenspiegels leiden.

Kalzium

- grünes Blattgemüse
- Tofu und Soja
- Mandeln
- Sesam
- Chia
- Hülsenfrüchte
- angereicherte Pflanzen-drinks

Kalzium kann außerdem ein Hilfsmittel bei PMS-Beschwerden sein, da es Symptome wie Angstzustände, Erschöpfung, Stimmungsschwankungen und Schmerzen reduzieren kann.

Selen

Neben Zellstoffwechsel, Nerven- und Immunsystem ist Selen besonders für die Funktion der Schilddrüse und damit für den Energiestoffwechsel von Bedeutung. Eine Fehlfunktion der Schilddrüse wirkt sich negativ auf die Funktion der Eierstöcke und damit die Östrogenfreisetzung aus. Außerdem ist Selen an der Regulation

Selen

- Paranüsse
- Chia- und Leinsamen
- Pilze
- Eier
- Haferflocken
- Fisch

von Östrogen und Progesteron beteiligt. Und es soll die Qualität von Eizellen und Spermien erhöhen. In Verbindung mit Folsäure – einem der B-Vitamine – kann es so besonders für Frauen, die einen Kinderwunsch haben, extrem wichtig werden.

Vitamin D

Vitamin D wird mithilfe der Sonne, genauer gesagt der »schädlichen« UV-Strahlen, in unserer Haut hergestellt. Es sind die Strahlen, vor denen wir uns bewusst schützen, da sie die Hautalterung fördern und sogar krebserregend sein sollen. Sonnencreme und UV-Licht-Filter sind wichtig, verhindern jedoch, dass Vitamin D hergestellt werden kann. Ohne so einen Schutz reichen schon 20 Minuten täglich aus, um den Vitamin-D-Bedarf zu decken. Im Sommer kein Problem, im Winter oder wenn wir uns nur im Schatten aufhalten, jedoch schon. Das ist der Grund, warum immer wieder und immer mehr darüber diskutiert wird, ob nicht jeder Vitamin D zu sich nehmen sollte. Für deinen Zyklus könnte das durchaus von Interesse sein:

- Es soll bei Stimmungsschwankungen und depressiven Verstimmungen helfen.
- Es hilft, die Balance zwischen Östrogen und Progesteron zu halten.

Vitamin D
- fettiger Fisch
- Eigelb
- Pilze
- Denke daran, die Hauptquelle ist Sonnenlicht!

Es trägt zur Aufrechterhaltung der Knochendichte bei. Frauen, denen es an Östrogen fehlt, zum Beispiel bei ausbleibender Menstruation oder ab den Wechseljahren, haben sowieso ein erhöhtes Risiko für Osteoporose. Kommt ein Vitamin-D-Mangel dazu, könnte das Chaos komplett werden.

Um Vitamin D zu bilden, verbringe jeden Tag etwas Zeit an der frischen Luft, am besten in der Sonne, oder denke über ein Nahrungsergänzungsmittel nach.

Vitamin E

Vitamin E
- Mandeln
- Haselnüsse
- Kürbiskerne
- Olivenöl
- grünes Blattgemüse
- Avocado

Vitamin E ist an der Regulation von Östrogen und Progesteron beteiligt und soll außerdem zur Gesundheit von Eizellen (und auch Spermien) beitragen. Als Antioxidans schützt es Zellen vor freien Radikalen, die für sogenannten oxidativen Stress sorgen. Da die Zellen deines Fortpflanzungssystems genauso betroffen sind, kann dieser Zellstress deinen Zyklus beeinflussen. Umso wertvoller sind daher Antioxidantien wie Vitamin E. Außerdem wirkt es stark entzündungshemmend und hat sich vor allem bei starken Menstruationsbeschwerden als hilfreich erwiesen.

Darauf solltest du bei deiner Ernährung im Zyklus achten

Die Ernährung an deinen Zyklus anzupassen, nennt man Cycle Syncing. In erster Linie geht es darum, den Zyklus zu verstehen und ihm in jeder Phase die richtigen Nährstoffe zu liefern. Nichtsdestotrotz wünsche ich mir, dass sich daraus eine intuitive Ernährung entwickelt, also eine Ernährung, die nicht auf Vorschriften oder Regeln basiert, sondern auf einem achtsamen Hinhören und Verstehen. Ziel ist es, mit dem Zyklus zu leben und ihn als etwas zu nutzen, das dich strahlen lässt.

Um dich intuitiv zu ernähren, helfen dir also Achtsamkeit und Bewusstsein, mit denen wir uns im Kapitel über Yoga intensiver beschäftigen werden, genauso wie Grundlagenwissen über Besonderheiten deines Zyklus, die mit Ernährung, Nährstoffbedarf, Verdauung und Co. zusammenhängen. Damit fangen wir direkt an.

ENERGIESCHWANKUNGEN UND NÄHRSTOFFE IM LAUFE DES ZYKLUS

Nachdem du im ersten Teil des Buches eine Vorstellung davon bekommen hast, was während deines Zyklus in deinem Körper passiert, verstehst du (hoffentlich) besser, warum du dich von Woche zu Woche teilweise so unterschiedlich fühlst. Schauen wir uns nun an, wie du deinen Körper während dieser Veränderungen bestens unterstützen kannst. Mit diesen Tipps klappt es in den einzelnen Zyklusphasen.

MENSTRUATION: HER MIT DEN MIKRONÄHRSTOFFEN

- Iss eisenhaltige Lebensmittel, um die Blutbildung zu unterstützen, und kombiniere sie mit Vitamin C, damit das Eisen besser aufgenommen wird.

- Bei starken Schmerzen und Krämpfen hilft Magnesium.
- Achte auf gute Fette und ausreichend Proteine, um dich auf die nächste Phase vorzubereiten und die Hormonproduktion anzukurbeln.

FOLLIKELPHASE: HER MIT DEM PROTEIN

- Liefere deinem Körper viel Gemüse und gute Carbs, die er leicht verstoffwechseln kann.
- Das Allerwichtigste ist nun Eiweiß in jeglicher Form: Hochwertige tierische Produkte (wenn diese zu deiner Ernährungsweise passen) sind genauso gern gesehen wie Hülsenfrüchte, fermentierte Sojaprodukte, Samen und eiweißreiches Pseudogetreide wie Quinoa oder Hirse.
- Kombiniere gute Omega-3-Fette aus Fisch oder hochwertigen Ölen und Samen.
- Unterstütze deinen Darm mithilfe von fermentierten Lebensmitteln wie Joghurt, Kimchi oder Sauerkraut.

OVULATION: LEICHTE KOST UND VIELE BALLASTSTOFFE

- Achte auf ausreichend Ballaststoffe aus Salat und Gemüse für die Balance von Östrogen und Progesteron.
- Durch den Eisprung ist dein Körper anfälliger für freie Radikale. Unterstütze ihn mit Antioxidantien zum Beispiel aus grünem Gemüse.

LUTEALPHASE: KALORIEN, KALORIEN, KALORIEN

- Wenn Hunger und Gelüste aufkommen und du mitten in der Lutealphase steckst, gib deinem Körper, wonach er verlangt. Es sollte kein übermäßiges Überessen sein; dass du mehr Hunger verspürst, ist jetzt jedoch normal.
- Liefere deinem Körper gute Carbs in Form von Vollkorngetreide, -reis oder Kartoffeln.

- Falls du an starken PMS-Symptomen leidest, können außerdem B-Vitamine und Magnesium helfen.

UNTERSTÜTZE DEINE VERDAUUNG

Seit ich denken kann, hatte ich mit Bauchschmerzen, Blähbauch und Co. zu kämpfen. Weil mir lange kein Arzt helfen konnte, habe ich vieles ausprobiert, viel gelesen und mir selbst eine Menge Wissen angeeignet. Heute habe ich ein gutes Verständnis darüber, was der Darm alles leistet und wie wichtig er ist. Das hier ist ein Buch über den Zyklus, die Hormone und Yoga, nicht über den Darm, deshalb beschränke ich mich auf die wichtigsten Punkte für dich und deine Zyklusbalance.

Um mit dem wichtigsten Punkt anzufangen: Egal warum du dieses Buch liest, welche Beschwerden dich plagen oder an welcher Disbalance du leidest – bei allen Themen hat der Darm eine Schlüsselfunktion. Seine wichtigste Funktion ist die Verdauung mit der Aufspaltung und Aufnahme von Nährstoffen sowie dem Ausscheiden von Abfallstoffen. Was viele nicht wissen: Im Darm sitzen 70 Prozent des Immunsystems. Auch dein Nervensystem ist mit dem Darm verbunden, nein, dort sitzt sogar ein ganz eigener Teil, das sogenannte Enterische Nervensystem. Das macht ihn für die Zyklusbalance noch wichtiger.

Zurück zu den Hormonen, über die wir eigentlich sprechen wollten: Neben den Hormonen, die der Darm produziert, hängen auch alle anderen Hormone von den Nährstoffen ab, die über den Darm aufgenommen werden. Ohne Nährstoffe keine Hormone und ohne funktionierenden Darm keine Nährstoffe. Dafür ist es wichtig, dass

1. **genug Enzyme** aus Bauchspeicheldrüse und Galle vorhanden sind, die Nahrungsbestandteile aufspalten und
2. **die »guten« Darmbakterien** den Darm gesund halten.

Darmbakterien sind der eine Teil, der für deine Hormone und dein Wohlbefinden während des Zyklus von Interesse ist. Der zweite sind die 500 Millionen Nervenzellen, die in deinem Darm liegen und mit deinem Gehirn über die sogenannte Darm-Hirn-Achse verbunden sind. Ein Kommunikationskanal, der dich Gefühle wie Angst, Wut oder Liebe im Bauch fühlen lässt. Gleichzeitig können dir diese Gefühle auf den Magen schlagen, du verlierst bei Kummer den Appetit, bekommst vor lauter Aufregung Durchfall und Verstopfung, wenn du dich unwohl fühlst. Probleme im Darm wie eine Bakterienfehlbesiedlung oder Entzündungen können andersherum Stimmung und Emotionen, die im Gehirn entstehen, beeinflussen. Stress ist übrigens ein Teil davon. Um es abzukürzen und auf deinen Zyklus zu beschränken: Funktioniert dein Darm nicht, können hormonell bedingte Stimmungsschwankungen oder PMS verstärkt werden. Die Heilung deiner Hormone bedeutet immer eine Heilung deines Darms.

Bleibt die Frage: Wie kannst du deinen Darm unterstützen und damit auch deine Zyklusbalance? Ich empfehle dir:

- Greife zu hochwertigen Prä-, Pro- oder Synbiotika, um das Darmmikrobiom zu stärken.
- Kümmere dich um Anti-Stress-Maßnahmen, wie die Yogaübungen aus dem dritten Teil dieses Buches, um dein Nervensystem zu beruhigen.
- Setze auf ballaststoffreiche Ernährung.
- Iss fermentierte Lebensmittel.
- Falls du an starken Beschwerden wie Blähungen, Erbrechen oder einem dauerhaft aufgeblähten Bauch leidest, lohnt sich eine Stuhluntersuchung, um eine Pilz- oder bakterielle Infektion auszuschließen. Durch eine Stuhluntersuchung sieht man außerdem, wie die Nährstoffe verstoffwechselt werden, ob alle Enzyme vorhanden sind und wie das Mikrobiom aussieht.

Ein großer Teil der Heilung deines Darms funktioniert über die Beruhigung deines Nervensystems. Nur ein Grund, warum ich ein so großer Fan von Yoga bin.

GLEICHE DEINEN BLUTZUCKER AUS

Hohe Blutzucker- und Insulinwerte haben ebenso wie extreme Schwankungen in diesem Bereich einen direkten Einfluss auf den Zyklus. Das wollen wir vermeiden und ihn möglichst konstant halten. Um den Blutzucker auszugleichen, musst du ihn nicht messen oder überwachen. Das kannst du natürlich tun, das möchte ich hier jedoch nicht zur Priorität machen. Wir kümmern uns intuitiv und ganzheitlich um deine Zyklusbalance. Diese Dinge kannst du ganzheitlich tun, um deinen Blutzuckerspiegel auszugleichen:

- **Höre auf zu fasten und iss regelmäßig:** Iss drei Mahlzeiten täglich, damit du Blutzuckertiefs durch lange Fastenphasen umgehst.
- **Iss dich satt und verzichte auf Snacks:** Die Portionen sollten so groß sein, dass du vier Stunden durchhältst – sowohl deinem Darm als auch deinem Blutzuckerspiegel zuliebe. Ständiges Snacken führt dazu, dass dein Blutzucker Achterbahn fährt.
- **Frühstücke Proteine und Fette:** Eiweiß und Fette am Morgen sind eine wunderbare Kombination, um die Basis zu schaffen, deinen Blutzuckerspiegel über den Tag konstant zu halten.
- **Stelle deine Mahlzeit clever zusammen:** Jede Mahlzeit sollte Ballaststoffe, Eiweiß, Fette und komplexe Kohlenhydrate enthalten. Orientiere dich an unserem hormonfreundlichen Teller vom Anfang dieses Buchteils.
- **Bewege dich regelmäßig:** Spazieren ist ein wunderbarer, sanfter und hormonfreundlicher Cardio-Sport und hilft, deinen Blutzuckerspiegel zu regulieren. Direkt nach dem Essen fördert es die Verdauung.

GREIFE ZU ENTZÜNDUNGSHEMMENDEN LEBENSMITTELN

Solange Entzündungen in deinem Körper existieren, kann das deine Hormone durcheinanderbringen und dein Zyklus kommt einfach nicht in Balance. Bei diesen

Entzündungen geht es vor allem um chronische und stille Entzündungen, die durch den Lifestyle oder die Nahrung verursacht werden können. Sie können die Kommunikation zwischen den Hormondrüsen erschweren, lassen den Cortisolspiegel ansteigen und können sich außerdem direkt auf die Funktion von Eierstöcken und Schilddrüse auswirken.

Besonders entzündungslindernde Lebensmittel

- Brokkoli
- grünes Blattgemüse
- Omega-3-Lieferanten wie fetter Fisch
- Kurkuma und Ingwer
- probiotische Lebensmittel

Eine große Rolle spielt auch hier die Ernährung. Verzichte auf entzündungsfördernde Lebensmittel und integriere entzündungshemmende Lebensmittel in deine Ernährung.

Verzichte auf	Greife stattdessen zu
raffinierten Zucker	natürlichen Süßungsmitteln wie Obst, Kokosblütenzucker oder Dattelsüße
Weizen und Gluten	Brot aus Samen und Nüssen, Pasta aus Hülsenfrüchten oder Reis, Reismehl, Buchweizenmehl
Kuhmilchprodukte	pflanzlichen Milchalternativen, Käse aus Schafs- oder Ziegenmilch
Alkohol	genieße ihn in Maßen
verarbeitete Fleischprodukte	lieber seltener, dafür qualitativ hochwertig. Für Aufschnitt und Co. pflanzliche Alternativen wie Avocado, Aufstriche aus Hülsenfrüchten oder Ziegen(frisch)käse.
Transfette	Backofen statt Fritteuse

BRING DEINEN TAG-UND-NACHT-RHYTHMUS IN BALANCE

Die Optimierung deines Schlaf ist ein äußerst effektives Mittel, um dein Stresslevel zu regulieren, denn dein Schlaf steht in direktem Zusammenhang mit Cortisol. Cortisol wird nämlich nicht nur unter Stress ausgeschüttet, sondern ist das Hormon, das dich am Morgen weckt. Bedeutet: Am Morgen ist der Cortisolwert am höchsten – das muss so sein und ist gut so. Den restlichen Tag über sollte er dann absinken. Beim Schlafen hilft dir Melatonin, der Gegenspieler von Cortisol. Warum wir uns nun um deinen Tag-und-Nacht-Rhythmus kümmern? Unter Stress und bei einer hormonellen Disbalance ist dieser Rhythmus meist gestört. Neben einer allgemeinen Stressreduktion durch Yoga, Entspannungsübungen und Co. gibt es Methoden, um aktiv deinen Tag-und-Nacht-Rhythmus zu unterstützen.

- **Das richtige Licht:** morgens Tageslicht, abends kein Bildschirm mehr, da das deine Hormone beeinflusst.
- **Gehe morgens nach draußen und tanke Licht:** Ein kurzer Spaziergang ist genauso gut wie ein paar Yoga- oder Stretchingübungen.
- **Meide am Abend helles Licht und Displays:** Im besten Fall verzichtest du ein bis eineinhalb Stunden vor dem Schlafengehen auf solche Lichtquellen, da sie die Melatoninausschüttung hemmen.
- **Übe dich in Achtsamkeit:** Wir sind gut darin, schon morgens in wenigen Sekunden unser Stresslevel von 0 auf 100 zu pushen. Genauso wie darin, kurz vor dem Schlafengehen noch kurz unsere Mails zu checken und Arbeit zu erledigen. Das aber verhindert eine gesunde Balance. Was wirklich hilft, ist, dich in Achtsamkeit zu üben.
- **Trinke deinen ersten Kaffee erst nach dem Frühstück:** Koffein sorgt immer für einen Anstieg an Cortisol. Da es am Morgen sowieso schon auf dem Höhepunkt ist, musst du das mit Kaffee nicht noch zusätzlich pushen.

- **Verzichte auf Koffein nach 14 Uhr:** Ob du es hören willst oder nicht, nach 14 Uhr solltest du lieber auf Koffein verzichten.
- **Iss am Abend komplexe Kohlenhydrate:** Die unterstützen das Absinken deines Cortisolspiegels. Zu spät solltest du jedoch auch nicht mehr essen, da dein Körper sonst nicht genug Zeit zum Verdauen hat.
- **Bewege dich tagsüber genug:** Optimal sind kleine Bewegungseinheiten den ganzen Tag über. Besonders sanft sind Spaziergänge. Verzichte am Abend auf intensive Trainingseinheiten. Vor allem HIIT und anstrengende Cardio-Sessions können deinen Cortisolspiegel ordentlich nach oben pushen.

Cycle Syncing Kitchen

Wenn du bis hierhin gekommen bist, weißt du sicherlich, dass der weibliche Zyklus ein faszinierendes und komplexes Zusammenspiel von unterschiedlichen Hormonen ist, das weit über die bloße Reproduktion hinausgeht. Und natürlich weißt du auch, dass eine hormongesunde Ernährung und die richtigen Nährstoffe eine zentrale Rolle dabei spielen, deinen Zyklus in Balance zu halten, Symptome zu lindern und dein allgemeines Wohlbefinden Tag für Tag zu fördern.

Ich habe vorn bei meinen Erklärungen die Mondphasen als Metapher für die verschiedenen Phasen des weiblichen Zyklus genutzt. Diese Analogie hilft, ein besseres Verständnis für die rhythmischen Veränderungen im Körper zu entwickeln und die entsprechenden Ernährungsbedürfnisse intuitiv zu erfassen. Noch mal kurz zusammengefasst, denn die Mondphasen sollen dir auch bei den nun folgenden Rezepten anzeigen, für welche Phase sie sich besonders eignen:

Neumond (Menstruation): Eine Zeit des Rückzugs und der Erneuerung. Der Körper benötigt nährstoffreiche und wärmende Lebensmittel, die helfen, die Menstruation zu unterstützen und den Energiehaushalt auszugleichen.

Zunehmender Mond (Follikelphase): Diese Phase ist durch Wachstum und Erneuerung geprägt. Der Körper profitiert von leichten, nährstoffreichen Lebensmitteln, die neue Energie bereitstellen und die Vorbereitung auf den Eisprung unterstützen.

Vollmond (Ovulation): Die Zeit des Eisprungs steht im Zeichen der Fülle und der Fruchtbarkeit. Der Körper verlangt nach einer Vielzahl von Vitaminen und Mineralstoffen, die die Fortpflanzungsfunktionen unterstützen.

Abnehmender Mond (Lutealphase): Diese Phase ist durch allmählichen Rückzug und Reflexion gekennzeichnet. Beruhigende und ausgleichende Lebensmittel helfen, den Körper auf die nächste Menstruation vorzubereiten und PMS-Symptome zu lindern.

Gleich geht's also los mit vielfältigen und schmackhaften Rezepten, die dein Wohlbefinden fördern und deinen Zyklus ausbalancieren. Jedes Rezept hier ist einer oder mehreren dieser Mondphasen zugeordnet und enthält Zutaten, die speziell auf die Bedürfnisse dieser Phase abgestimmt sind. Die Rezepte sind rein vegan, aus dem Grund, dass eine vegane Ernährung grundsätzlich entzündungshemmend wirkt, was hilft, hormonelle Schwankungen und Zyklussymptome zu mildern. Wenn du tierische Produkte essen möchtest, können die pflanzlichen Proteine in den Rezepten problemlos durch tierische Alternativen ersetzt werden. Welche dieser Produkte für welche Zyklusphase geeignet sind, kannst du den folgenden Tabellen entnehmen. So kannst du direkt mit dem Cycle Syncing beginnen!

Welche Lebensmittel dich in welcher Zyklusphase unterstützen und deine Hormonbalance wiederherstellen oder erhalten, habe ich dir hier aufgelistet.

MENSTRUATION (NEUMOND)

Gemüse	Obst	Proteine	Samen und Nüsse	Getreide und sonstige Supporter
☐ Rote Bete	☐ Datteln	☐ Linsen	☐ Walnüsse	☐ Haferflocken
☐ Spinat	☐ Pflaumen	☐ Rindfleisch	☐ Olivenöl	☐ Quinoa
☐ Süßkartoffeln	☐ Feigen	☐ Schalentiere	☐ Avocadoöl	☐ Amaranth
☐ Karotten	☐ Äpfel	☐ Kichererbsen	☐ Kokosöl	☐ Hirse
☐ Kürbis	☐ Birnen	☐ Schwarze Bohnen	☐ Leinöl	☐ Gerste
☐ Knoblauch	☐ Kirschen	☐ Weiße Bohnen	☐ Kürbiskernöl	☐ Buchweizen
☐ Zwiebeln	☐ Orangen	☐ Kidneybohnen	☐ Nussbutter	☐ Dinkel
☐ Blumenkohl	☐ Mandarinen	☐ Tofu	☐ Tahini	☐ Kamut
☐ Grünkohl	☐ Zitronen	☐ Tempeh	☐ Hanfsamenöl	☐ Bulgur
☐ Fenchel	☐ Limetten	☐ Eier	☐ Schwarzkümmelöl	☐ Couscous
☐ Rosenkohl	☐ Granatapfel	☐ Hüttenkäse	☐ Mandeln	☐ Polenta
	☐ Papaya	☐ Quark	☐ Cashews	☐ Vollkornreis
	☐ Mango	☐ Feta	☐ Pistazien	☐ Wildreis

FOLLIKELPHASE (ZUNEHMENDER MOND)

Gemüse

- [ ] Blattgemüse
- [ ] Paprika
- [ ] Spargel
- [ ] Zucchini
- [ ] Mangold
- [ ] Artischocken
- [ ] Rüben
- [ ] Tomaten
- [ ] Gurken
- [ ] Radieschen
- [ ] Erbsen
- [ ] Pak Choi
- [ ] Romanesco

Obst

- [ ] Avocado
- [ ] Zitrusfrüchte
- [ ] Beeren
- [ ] Pfirsiche
- [ ] Nektarinen
- [ ] Bananen
- [ ] Trauben
- [ ] Wassermelone
- [ ] Honigmelone
- [ ] Passionsfrucht

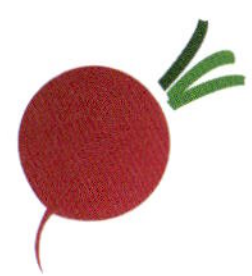

Proteine

- [ ] Leinsamen
- [ ] Quinoa
- [ ] Erbsen
- [ ] Tofu
- [ ] Tempeh
- [ ] Hähnchenbrust
- [ ] Hüttenkäse
- [ ] Quark
- [ ] Rindfleisch
- [ ] Putenbrust
- [ ] Hähnchen
- [ ] Fisch
- [ ] Meeresfrüchte
- [ ] Kidneybohnen
- [ ] Erbsen

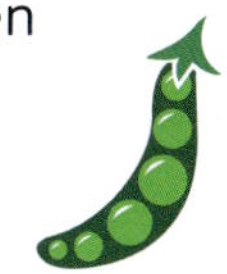

Samen und Nüsse

- [ ] Kokosöl
- [ ] Hanföl
- [ ] Chiasamen
- [ ] Kürbiskerne
- [ ] Sonnenblumenkerne
- [ ] Erdnüsse
- [ ] Sesam
- [ ] Pistazienmus

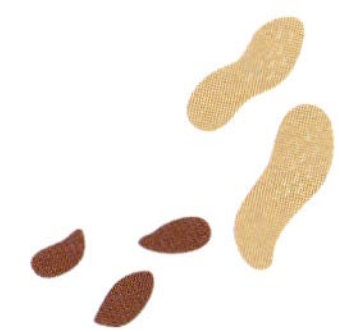

Getreide und sonstige Supporter

- [ ] Haferflocken
- [ ] Hirse
- [ ] Amaranth
- [ ] Roggen
- [ ] Dinkel
- [ ] Einkorn
- [ ] Kamut
- [ ] Bulgur
- [ ] Polenta
- [ ] Reis
- [ ] Wildreis

OVULATION (VOLLMOND)

Gemüse

- [ ] Auberginen
- [ ] Spargel
- [ ] Tomaten
- [ ] Gurken
- [ ] Zucchini
- [ ] Paprika
- [ ] Brokkoli
- [ ] Kohlrabi
- [ ] Radieschen
- [ ] Rucola
- [ ] Mangold
- [ ] Karotten

Obst

- [ ] Erdbeeren
- [ ] Blaubeeren
- [ ] Kiwi
- [ ] Birnen
- [ ] Ananas
- [ ] Bananen
- [ ] Granatapfel
- [ ] Kirschen
- [ ] Nektarinen
- [ ] Aprikosen
- [ ] Brombeeren

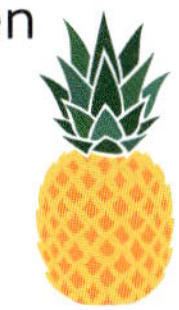

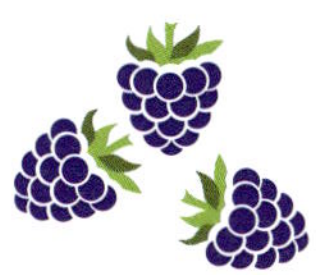

Proteine

- [ ] Eier
- [ ] Fisch
- [ ] Garnelen
- [ ] Hühnchen
- [ ] Tofu
- [ ] Tempeh
- [ ] Bohnen
- [ ] Linsen
- [ ] Kichererbsen
- [ ] Nüsse
- [ ] Rindfleisch
- [ ] Edamame

Samen und Nüsse

- [ ] Mandeln
- [ ] Walnüsse
- [ ] Erdnüsse
- [ ] Haselnüsse
- [ ] Paranüsse
- [ ] Pistazien
- [ ] Nussbutter
- [ ] Pekannüsse
- [ ] Pistazienmus
- [ ] Chiasamen

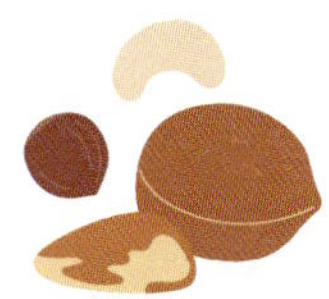

Getreide und sonstige Supporter

- [ ] Quinoa
- [ ] Haferflocken
- [ ] Vollkornreis
- [ ] Amaranth
- [ ] Hirse
- [ ] Buchweizen
- [ ] Mais
- [ ] Roggen
- [ ] Grünkern

LUTEALPHASE (ABNEHMENDER MOND)

Gemüse

- [ ] Blumenkohl
- [ ] Grünkohl
- [ ] Rosenkohl
- [ ] Fenchel
- [ ] Chicorée
- [ ] Endivien
- [ ] Auberginen
- [ ] Rettich
- [ ] Kopfsalat
- [ ] Romana-Salat
- [ ] Rucola
- [ ] Lauch
- [ ] Radicchio
- [ ] Wirsing

Obst

- [ ] Äpfel
- [ ] Orangen
- [ ] Mandarinen
- [ ] Pfirsiche
- [ ] Aprikosen
- [ ] Beeren
- [ ] Feigen
- [ ] Kiwis
- [ ] Datteln
- [ ] Pflaumen
- [ ] Johannisbeeren

Proteine

- [ ] Linsen
- [ ] Kichererbsen
- [ ] Bohnen
- [ ] Erdnüsse
- [ ] Tahini
- [ ] Fisch
- [ ] Garnelen
- [ ] Krabben
- [ ] Austern
- [ ] Muscheln
- [ ] Sardinen
- [ ] Makrele
- [ ] Thunfisch
- [ ] Feta
- [ ] Lupinen

Samen und Nüsse

- [ ] Olivenöl
- [ ] Avocadoöl
- [ ] Leinöl
- [ ] Kürbiskernöl
- [ ] Cashews
- [ ] Sonnenblumenkerne
- [ ] Sesam
- [ ] Hanfsamen
- [ ] Tahini
- [ ] Schwarzkümmelöl

Getreide und sonstige Supporter

- [ ] Haferflocken
- [ ] Quinoa
- [ ] Amaranth
- [ ] Hirse
- [ ] Gerste
- [ ] Dinkel
- [ ] Bulgur
- [ ] Couscous
- [ ] Polenta
- [ ] Mais
- [ ] Reis
- [ ] Maismehl

Porridge-Variationen für ein nährendes Frühstück

Das Frühstück ist mit die wichtigste Mahlzeit, besonders für Frauen, da es nicht nur den Start in den Tag markiert, sondern auch entscheidend für unsere Energie und unser Wohlbefinden ist. Im Verlauf des weiblichen Zyklus kann das richtige Frühstück helfen, den Tag optimal zu beginnen und die speziellen Bedürfnisse jeder Phase zu unterstützen. Von der nährstoffreichen Basis bis hin zu gezielten Toppings – die Porridge-Variationen bieten eine Vielfalt, die dich in jeder Phase nähren und erfreuen kann.

Porridge-Basis

- 450 ml Mandelmilch oder andere (Pflanzen-)Milch deiner Wahl
- 80 g Haferflocken
- ½ TL Zimt
- ½ TL Vanilleextrakt
- 1 Prise Salz

1. Gib die Milch deiner Wahl in einen kleinen Topf und füge die Haferflocken hinzu. Wenn du Obst in deinem Porridge möchtest, dann kannst du es entweder gemeinsam mit den Haferflocken kochen oder nach dem Kochen unterrühren.
2. Lasse das Porridge für 1 bis 2 Minuten schwach köcheln, nimm es anschließend von der Herdplatte und lasse es weitere 5 Minuten ziehen. Rühre dabei immer wieder gut um, so wird das Porridge extra cremig.
3. Füge je nach Zyklusphase weitere Zutaten hinzu – siehe nächste Seite.
4. Gib je nach Zyklusphase auch Toppings deiner Wahl hinzu und genieße dein wohlig-warmes Frühstück.

Menstruationsphase

- 1 EL Backkakao
- 2 EL Schoko- oder Vanille-Proteinpulver
- oder 4 EL Skyr deiner Wahl

Toppings: Mandelmus, Walnüsse, Cashews, Birnen, Feigen, Datteln, Äpfel

Follikelphase

- 1 EL Tahin
- 2 EL Vanille-Proteinpulver
- oder 4 EL Skyr deiner Wahl

Toppings: Nektarinen, Pfirsiche, Pistazien, Trauben, Chiasamen

Ovulation

- 100 g Blaubeeren (frisch oder TK)
- 2 EL Vanille-Proteinpulver
- oder 4 EL Skyr deiner Wahl

Toppings: Blaubeeren, Paranüsse, Mandeln, Brombeeren, Banane

Lutealphase

- ½ Apfel
- 2 EL Vanille-Proteinpulver
- oder 4 EL Skyr deiner Wahl

Toppings: Sonnenblumenkerne, Kürbiskerne, Erdnussmus, Pfirsiche, Aprikosen

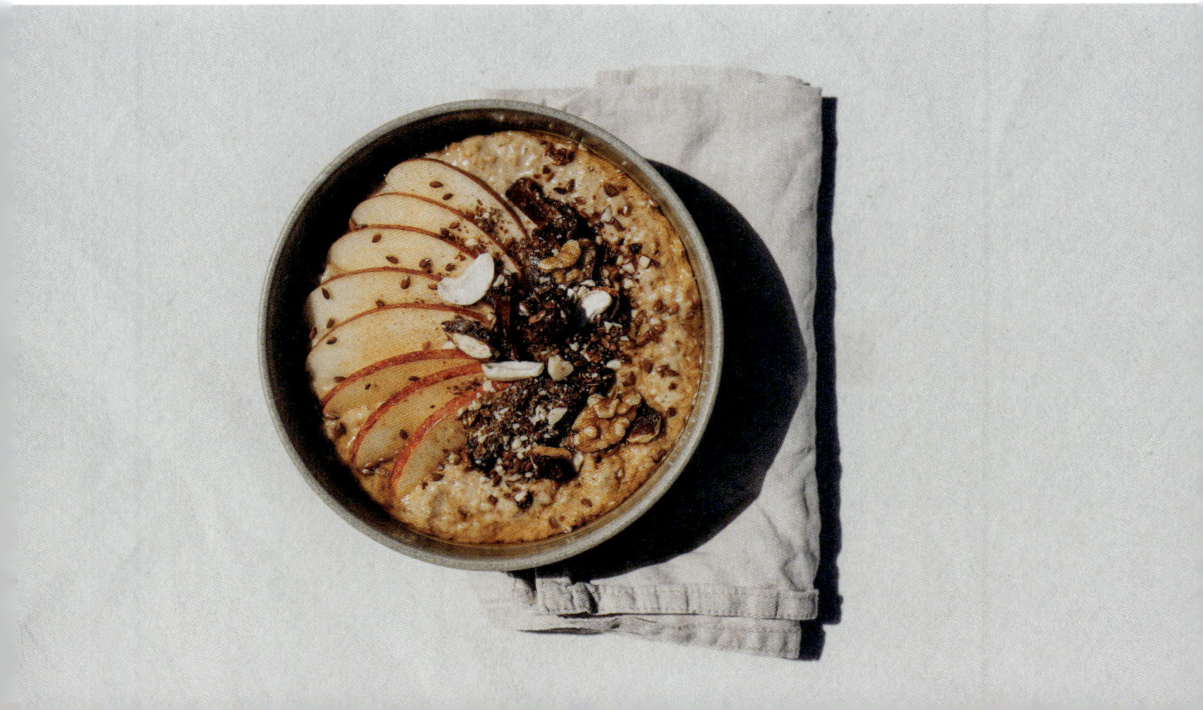

Spread on bread

Diese Hormon-Food-Aufstriche schmecken nicht nur gut, sondern unterstützen auch deine hormonelle Balance optimal. Du kannst die Aufstriche wunderbar vorbereiten. Die Hummusvarianten und der Erbsenaufstrich halten sich in einem gut verschlossenen Behälter im Kühlschrank für bis zu vier Tage. Sie sind perfekt für dein Frühstücksbrot geeignet, aber auch ideal als Dip für Ofengemüse und andere Gerichte. So bist du jederzeit bestens versorgt und kannst deine Mahlzeiten abwechslungsreich und gesund gestalten.

Basic-Hummus

- 1 Dose Kichererbsen
- 4 EL Tahin
- 2 EL Olivenöl
- Saft und Schale einer Bio-Zitrone
- 1 Knoblauchzehe, geschält
- Salz & Pfeffer
- 75–100 ml kaltes Wasser

Hummus hält sich gut verpackt bis zu vier Tage im Kühlschrank.

1. Gib die Kichererbsen in ein Sieb und spüle sie mit kaltem Wasser.
2. Damit dein Hummus extra smooth und cremig wird, ist es sinnvoll, die Kichererbsen zuerst in einem Topf mit Wasser für etwa 30 Minuten zu kochen. Falls es etwas schneller gehen muss, kannst du die Kichererbsen aus der Dose auch direkt verwenden.
3. Gib alle Zutaten in einen Mixer, sobald die Kichererbsen abgekühlt sind. Füge allmählich das kalte Wasser hinzu, bis eine fluffige Masse entsteht.
4. Zum Servieren kannst du den Hummus in eine schöne Schüssel geben und mit etwas Oliven, Sesam, Softdatteln oder frischen Gemüsewürfeln toppen.

Dattel-Curry-Hummus

- 1 Dose Kichererbsen
- 150 g Softdatteln
- 2 EL Olivenöl
- 1 Knoblauchzehe, geschält
- 1 TL Harissapulver
- 1 EL Currypulver
- Salz & Pfeffer
- 75–100 ml kaltes Wasser

Rote-Bete-Hummus

- 1 Dose Kichererbsen
- 4 EL Tahin
- 2 EL Olivenöl
- 1 Rote Bete, geschält und vorgekocht
- Saft und Schale einer Bio-Zitrone
- 1 Knoblauchzehe, geschält
- Salz & Pfeffer
- 75–100 ml kaltes Wasser

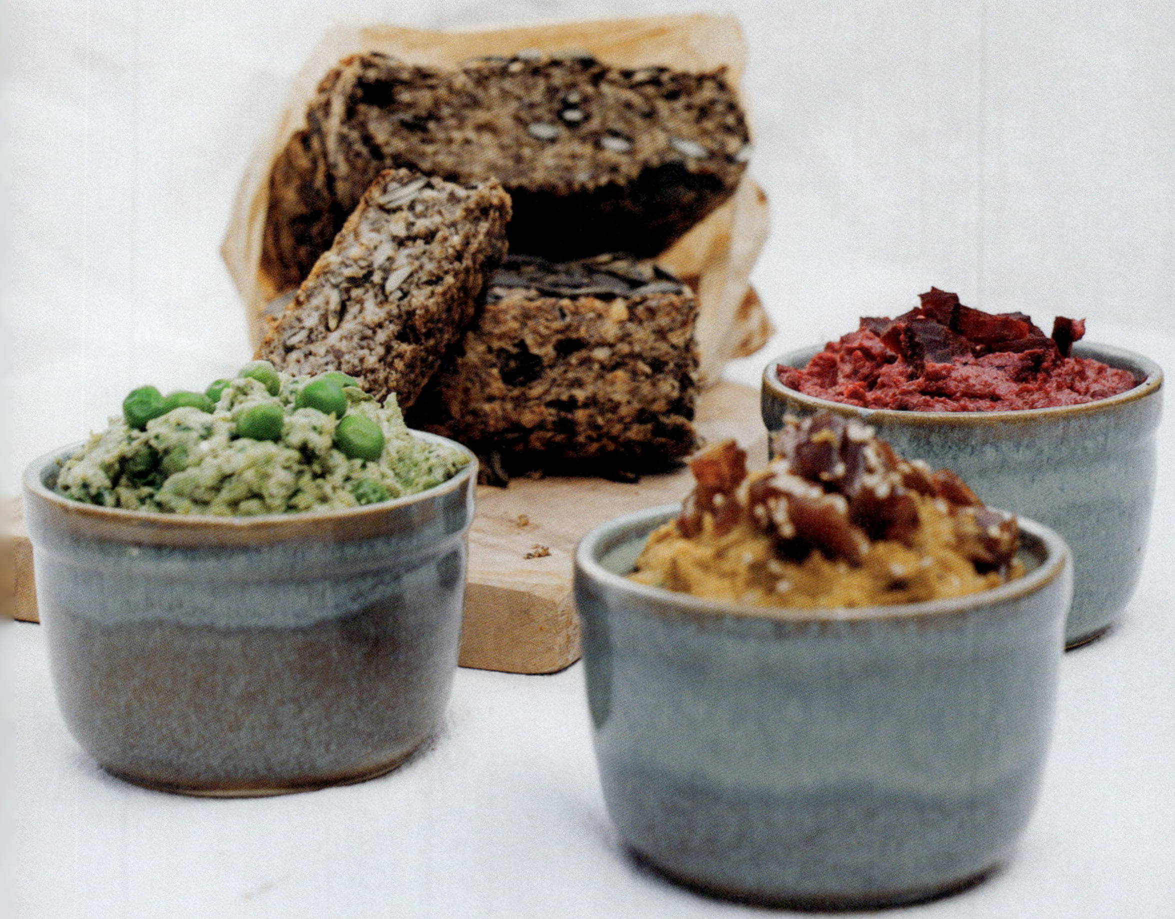

Erbsen-Proteincreme

- 400 g Bio-TK-Erbsen
- 50 g frische Kräuter deiner Wahl (Petersilie, Schnittlauch, Dill …)
- 2 EL Tahin
- Saft und Schale einer halben Bio-Zitrone
- 1 Knoblauchzehe, geschält
- Salz & Pfeffer
- optional: 80 g Feta
- etwas Wasser

1. Fülle die Erbsen in eine Schüssel und gib warmes Wasser dazu, damit die Erbsen schonend auftauen können.
2. Gib nun alle Zutaten in den Mixer, füge nach und nach etwas Wasser hinzu, bis ein homogener Dip entsteht. Kleiner Tipp: Am besten schmeckt der Dip, wenn noch einige Erbsenstückchen darin zu sehen und zu spüren sind, daher am besten nicht ganz fein pürieren.

Die Proteinbombe hält sich bis zu vier Tage im Kühlschrank.

Noch mehr Frühstücksideen

Schon beim Frühstück kannst du so richtig kreativ werden. Die folgenden Rezepte geben dir weitere Inspiration dafür. Probiere sie aus – und kreiere dann gern neue leckere nahrhafte Morgenstarts.

Glutenfreies Saatenbrot

Für eine 25 Zentimeter lange Kastenform

- 250 g glutenfreie Haferflocken
- 70 g geschrotete Leinsamen
- 100 g Kürbiskerne
- 100 g gemahlene Walnüsse
- 4 EL Chiasamen
- 1 EL Agavendicksaft
- 3 EL Olivenöl
- etwa 350 ml lauwarmes Wasser
- 2 EL getrocknete Kräuter deiner Wahl (zum Beispiel Oregano)
- 1 TL Salz
- nach Wunsch noch ein paar Kürbiskerne als Deko

1. Mische alle trockenen Zutaten in einer Schüssel, bevor du die feuchten Zutaten dazugibst. Alles gut vermengen, das geht am besten mit den Händen. Gib so viel Wasser dazu, dass der Teig gut feucht und zäh, nicht nass und flüssig ist.
2. Bereite eine Kastenform vor, indem du ein Backpapier zusammenknüllst und die Form damit auslegst. Gib den Teig in die Form und lasse ihn für 2 Stunden quellen. So können die Leinsamen den Teig binden.
3. Heize den Backofen auf 180 Grad Ober-/Unterhitze vor. Bevor du das Brot in den Ofen schiebst, verteile noch mehr Kürbiskerne auf dem Teig. Nun ab in den Ofen damit für 20 Minuten.
4. Nimm das Brot aus der Form und backe es weitere 40 Minuten.
5. Lasse dein Brot gut auskühlen, bevor du es anschneidest, sonst bricht es leicht auseinander. Das Brot schmeckt perfekt mit den Dips ein paar Seiten zuvor.

Da dieses Saatenbrot alle wichtigen Ölsaaten für die einzelnen Phasen enthält, ist es ein super Allrounder für deinen Zyklus. Leinsamen und Kürbiskerne sind besonders gut in der ersten Zyklushälfte, sie unterstützen die Bildung von Östrogen. In der zweiten Zyklushälfte sind Sonnenblumenkerne die Helden, sie ködern die Produktion von Progesteron. Kleiner Tipp: Im Kühlschrank hält sich das Saatenbrot für mehrere Tage. Es kann aber auch, in Scheiben geschnitten, eingefroren werden.

Veggie-Tortilla

Für 2 bis 3 Portionen

- 250 g festkochende Kartoffeln
- 1 rote Paprika
- ½ kleine rote Zwiebel
- 2 EL Olivenöl
- 60 g Kichererbsenmehl
- 125 ml vegane Milchalternative
- ½ TL Kurkuma
- ½ TL Paprikapulver, edelsüß
- Salz
- Pfeffer
- Chiliflocken nach Belieben

Mögliche Toppings

- frische Kräuter
- Rucola
- Babyspinat

1. Die Kartoffeln waschen, schälen und in etwa 1 Zentimeter große Würfel schneiden. Die Paprika ebenfalls waschen und in große Stücke schneiden. Zwiebel schälen und in feine Würfel schneiden.
2. Das Olivenöl in einer 20 bis 25 Zentimeter breiten Pfanne mit Antihaftbeschichtung auf mittlerer Hitze erwärmen. Die Zwiebel hinzufügen und 3 bis 4 Minuten braten, bis sie leicht gebräunt und weich ist. Danach die Kartoffeln dazugeben, etwas salzen und etwa 10 Minuten braten, gelegentlich wenden.
3. In der Zwischenzeit mischst du das Kichererbsenmehl, die Milchalternative und die Gewürze in einem hohen Gefäß zusammen.
4. Nach 10 Minuten gibst du die Paprikawürfel zu den Kartoffeln, vermengst sie gut miteinander und lässt alles noch mal etwa 5 Minuten zusammen braten.
5. Gieße nun gleichmäßig den Teig über das Gemüse. Die Hitze auf mittlere bis niedrige Stufe reduzieren und 8 bis 10 Minuten kochen, bis auf der Oberseite keine Flüssigkeit mehr austritt (die Masse wird noch weich sein).

6. Wenn die erste Seite gar ist, ist es Zeit, die Tortilla zu wenden. Kleiner Tipp: Nimm einen großen, flachen Teller zu Hilfe und lege ihn mit der Oberseite nach unten auf die Pfanne. Drehe die Pfanne um, sodass die Tortilla auf den Teller fällt. Schiebe dann die Tortilla vorsichtig zurück in die Pfanne.
7. Nun weitere 5 Minuten garen und die Tortilla ist fertig! Serviere sie mit den gewünschten Toppings und genieße dein hormonfreundliches Frühstück.

PROTEINBOMBE

Kichererbsenmehl enthält viele Proteine. Sie sind essenziell, um Hormone bilden zu können, und sorgen damit für einen ausgeglichenen Hormonhaushalt. Kichererbsen unterstützen dabei, dass sich in der ersten Zyklusphase die Gebärmutterschleimhaut aufbaut, und liefern in der zweiten Zyklushälfte die notwendige Energie.

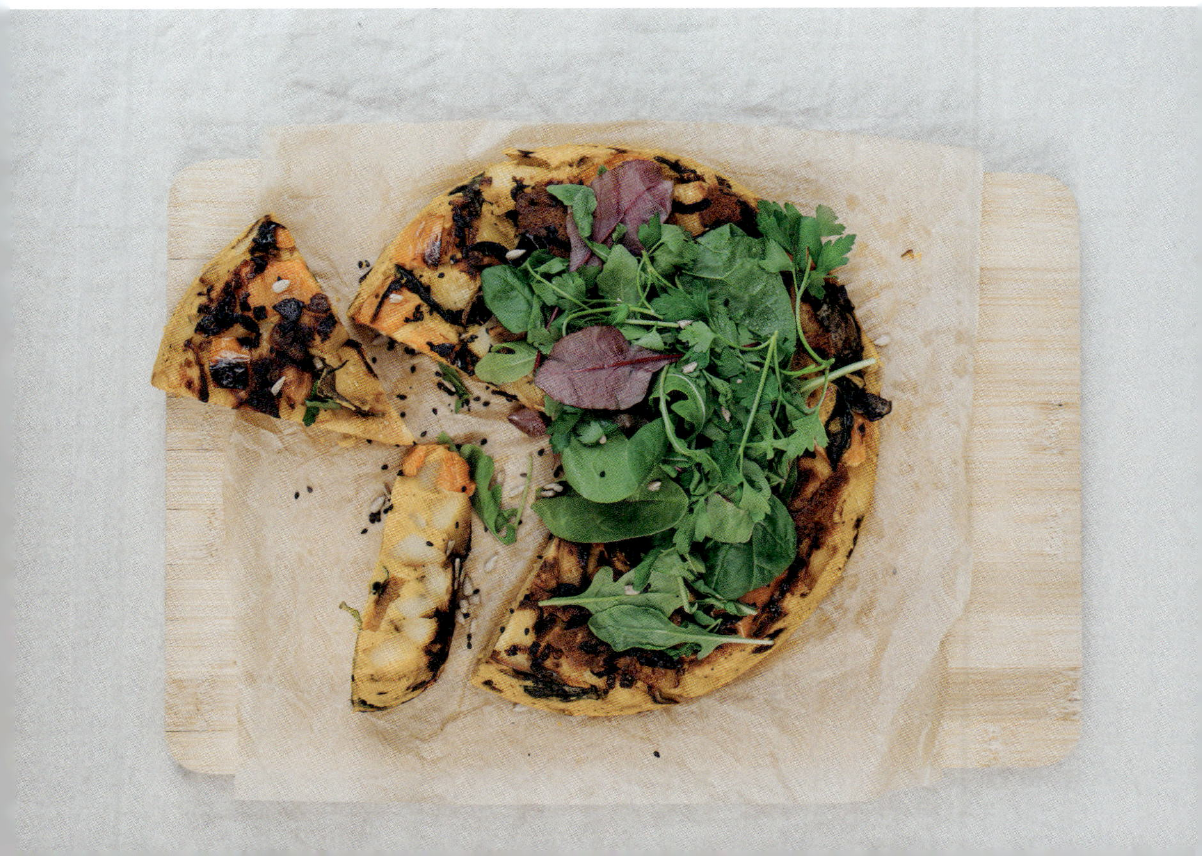

Die optimalen Dressings

Salat ist ein absoluter Ballaststoff-Hero und kann zudem helfen, typische Beschwerden wie Blähungen und Stimmungsschwankungen zu lindern, die während des Zyklus auftreten können. Hier habe ich dir eine Reihe von Salatdressings zusammengestellt, speziell auf die verschiedenen Phasen des weiblichen Zyklus abgestimmt. Jedes Dressing ist so konzipiert, dass es die spezifischen Bedürfnisse deines Körpers in den jeweiligen Phasen optimal unterstützt.

Als Basis nimmst du Salate und rohe Gemüse deiner Wahl. Damit dein Salat zu einer vollwertigen Mahlzeit wird, ist es entscheidend, ihn zusätzlich mit den richtigen Proteinen aufzupeppen. Am Anfang des Kapitels »Cycle Syncing Kitchen« findest du die Eiweißquellen in den Übersichten, so wie sie besonders gut zu den jeweiligen Zyklusphasen passen. Diese Proteine unterstützen nicht nur die Regeneration und Energieversorgung deines Körpers, sondern tragen auch dazu bei, Heißhungerattacken vorzubeugen und deine Muskulatur zu stärken.

Die Dressingrezepte sind jeweils für zwei bis drei Portionen konzipiert. Bereite sie auf einmal zu und bewahre sie gut verschlossen bis zu drei Tage im Kühlschrank auf. So hast du immer ein hormonfreundliches Dressing parat. Lasse dich von den Rezepten inspirieren und gestalte deinen Salat ganz nach deinen Bedürfnissen.

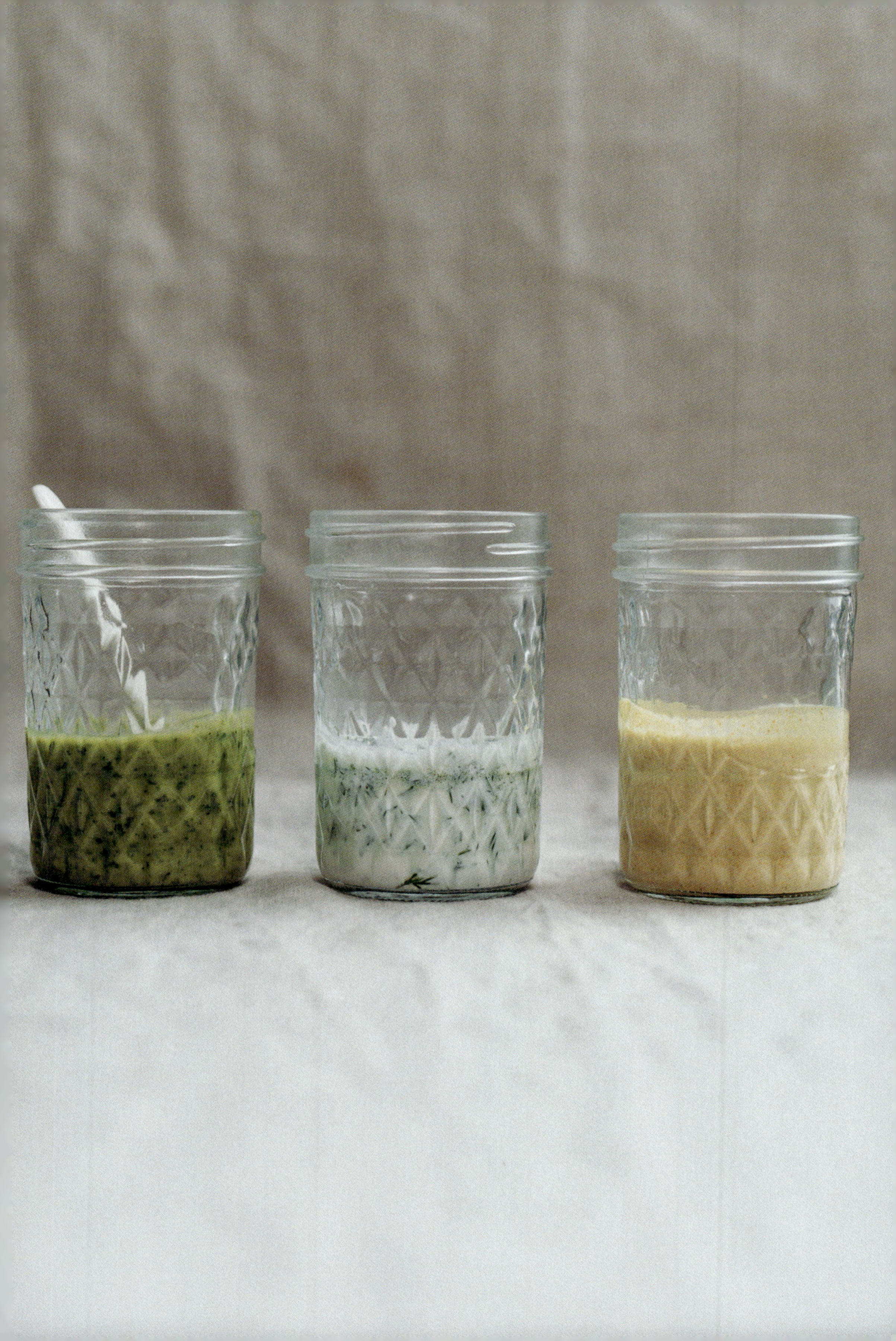

Rote-Bete-Dressing

- 2 Rote Bete, gekocht
- 30 ml Saft der Roten Bete
- 1 EL Senf
- 5 El Apfelessig
- 3 El Olivenöl
- 5 Zweige frischer Dill
- 2 EL Agavendicksaft
- 1 Knoblauchzehe, geschält
- Salz & Pfeffer

Balsamico-Tahin-Dressing

- 3 EL Tahin
- 5 EL Balsamico
- 1 EL Senf
- 5 Zweige frischer Basilikum
- 2 EL Olivenöl
- 1 Knoblauchzehe, geschält
- Saft und Schale einer Bio-Zitrone
- 2 EL Agavendicksaft
- Salz & Pfeffer

Mandel-Kurkuma-Dressing

- 3 EL Mandelmus
- 1 TL Kurkuma
- Saft und Schale einer Bio-Zitrone
- 2 EL Olivenöl
- ein paar Zweige Petersilie
- 1 Knoblauchzehe, geschält
- 10 g frischer Ingwer
- 2 EL Agavendicksaft
- Salz & Pfeffer

Apfel-Dressing

- 1 Apfel, geschält und geviertelt
- 5 EL Apfelessig
- 1 EL Senf
- 2 EL Agavendicksaft
- 2 EL Tahin
- Saft und Schale einer Bio-Zitrone
- 1 Knoblauchzehe, geschält
- Salz & Pfeffer

Alle Zutaten im Mixer pürieren und über den Salat geben.

Cycle Syncing Bowls

Eine gut zusammengestellte Bowl ist eine wahre Nährstoffbombe. Sie enthält eine ausgewogene Mischung aus komplexen Kohlenhydraten, Proteinen, Ballaststoffen und gesunden Fetten. Sie liefert lang anhaltende Energie, unterstützt die Verdauung, fördert die Sättigung und hält damit den Blutzuckerspiegel stabil.

Wichtig dabei: Das passende Dressing für jede Zyklusphase – und das findest du in den folgenden Rezepten. Die empfohlene Menge für eine Basis deiner Wahl, wie Reis, Quinoa, Hirse oder Couscous, liegt bei 60 bis 70 Gramm in ungekochter Form. Ergänze deine Bowl mit den passenden Proteinen, Ballaststoffen und gesunden Fetten aus den Tabellen vom Anfang des Kapitels, um sicherzustellen, dass du in jeder Phase deines Zyklus optimal versorgt bist.

Die Dressings halten sich im Kühlschrank etwa vier Tage. Dafür solltest du sie in einem luftdichten Behälter aufbewahren, um ihre Frische und Qualität zu erhalten.

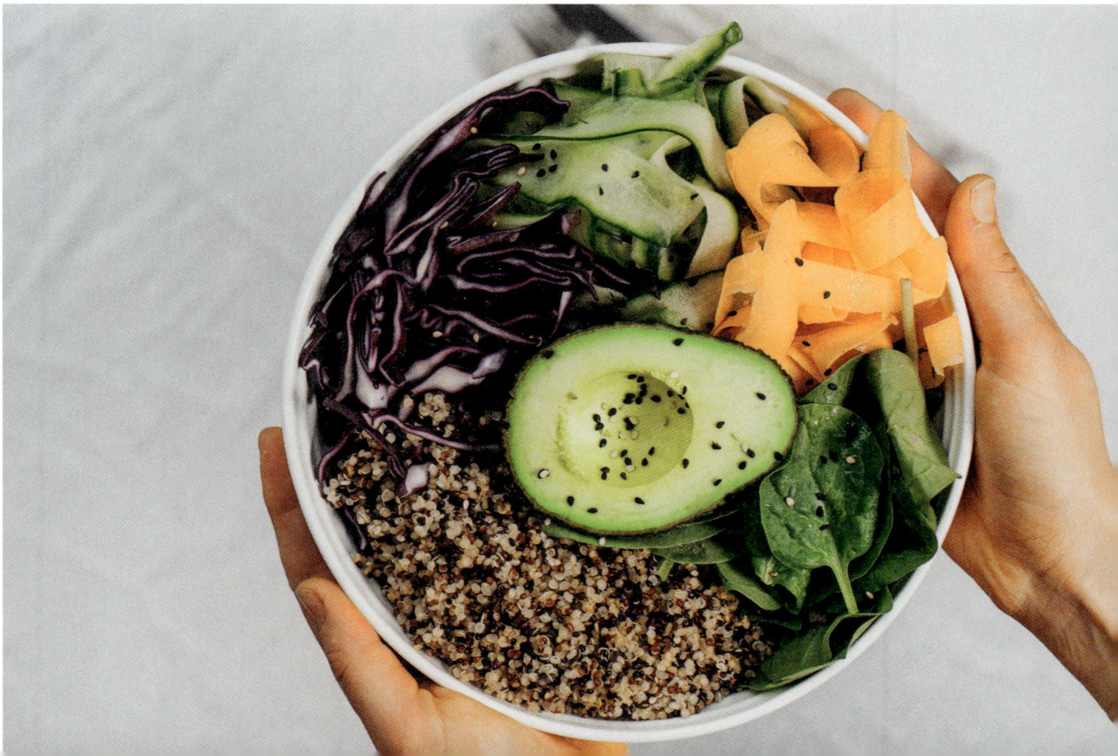

Super Green Sauce

- 1 Avocado
- 1 Handvoll Spinat
- 1 Handvoll Petersilie
- 1 Handvoll Koriander oder Dill
- 3 EL Olivenöl
- 2 EL Agavendicksaft
- 1 Knoblauchzehe, geschält
- Saft und Schale einer Bio-Zitrone
- Salz & Pfeffer
- etwas Wasser
- optional: frische Chili

1. Gib alle Zutaten in einen Mixer und püriere das Dressing für etwa 30 Sekunden.
2. Schmecke gut mit Salz & Pfeffer ab und wenn du es scharf magst, füge noch etwas frische Chili hinzu. Du kannst den Schärfegrad steuern, indem du die Kerne entfernst, wenn du es nicht ganz so scharf willst.

Lebensmittel mit gesunden Fetten, wie zum Beispiel Avocados, sind während der Menstruation besonders wichtig, da sie die Hormonproduktion unterstützen, entzündungshemmend wirken und eine lang anhaltende Energiequelle bieten.

Peanut Sauce

- 130 g Erdnussmus
- 3–4 EL Sojasoße
- 1 TL Ingwer, gerieben
- 6 Zweige Koriander
- 2 EL Aganvendicksaft
- 1 Knoblauchzehe, geschält
- 50 ml Kokosmilch
- Saft einer Limette

1. Wirf alle Zutaten in den Mixer und püriere deine Peanut Sauce für 30 Sekunden.
2. Schmecke gut mit der Sojasoße ab.

Erdnüsse eignen sich gut während des Eisprungs. Sie sind reich an Proteinen, gesunden Fetten, Magnesium und Vitamin E. Diese Nährstoffe tragen dazu bei, den Körper während des Eisprungs optimal zu versorgen und das allgemeine Wohlbefinden zu unterstützen. Speziell enthalten sie viel Lysin, eine essenzielle Aminosäure, die wichtig für die Hormonproduktion und die Immunfunktion ist.

Lemon Herbs Sauce

- 5 EL Petersilie
- 3 EL Dill
- 3 EL Schnittlauch
- 200 g Joghurt deiner Wahl (vegan oder Milchprodukt)
- 1 EL Senf
- 3 EL Olivenöl
- Saft und Schale einer Bio-Zitrone
- 1 Knoblauchzehe, geschält und gerieben
- Salz & Pfeffer

1. Hacke alle Kräuter klein. Ich zerkleinere auch immer die Stiele, da sie den meisten Geschmack haben und genauso gesund sind wie der Rest.
2. Mische sie nun zusammen mit den restlichen Zutaten in einer Schüssel und schmecke die Soße gut mit Salz & Pfeffer ab.

Petersilie ist ein hervorragendes Kraut für Frauen, da es reich an den Vitaminen A, B1, B2 und E ist und die Aktivität der Keimdrüsen in den Eierstöcken stimuliert. Damit ist es ideal für die Follikelphase.

Cashew Curry Sauce

- 4 EL Cashewmus
- 1 Knoblauchzehe, geschält
- 1 EL Agavendicksaft
- 1 EL Sesam
- 70 ml Kokosmilch
- Schale und Saft einer Bio-Zitrone
- Salz & Pfeffer
- 1 EL Currypulver
- Chili nach Belieben

1. Wirf alle Zutaten in den Mixer und püriere die Soße für 30 Sekunden.
2. Schmecke gut mit Salz, Pfeffer und dem Currypulver ab. Wenn du es scharf magst, füge noch etwas frische Chili hinzu.

Cashews sind während der Lutealphase sinnvoll, da sie durch ihren hohen Gehalt an Magnesium, Zink und gesunden Fetten helfen können, typische Beschwerden zu lindern. Magnesium kann Krämpfe und Muskelverspannungen reduzieren, Zink unterstützt die Hormonproduktion und das Immunsystem. Die gesunden Fette liefern lang anhaltende Energie und tragen zur allgemeinen Gesundheit bei.

Hot & tasty – nährende Hauptgerichte

Jetzt geht's an die richtig leckeren Hauptgerichte, die dir die große Nährstoffvielfalt spenden, von der wir im Ernährungs-Theorieteil gesprochen haben. Auch hier kannst du anhand der Beispiele selbst kreativ werden und dir immer mehr eigene Lieblingsrezepte zusammenstellen.

Blumenkohl-Confit

Für 2 bis 3 Portionen

- 1 Blumenkohl
- 1 rote Zwiebel
- 2 Knoblauchzehen
- 3 EL Olivenöl
- 1 EL Tomatenmark
- 4 EL Tahin
- Salz & Pfeffer
- Paprikapulver
- Kreuzkümmel
- Harissa
- 400 g passierte Tomaten
- Zitronensaft

1. Heize den Backofen auf 200 Grad Umluft vor. Danach den Blumenkohl in mundgerechte Röschen teilen und in einer großen Schüssel beiseitestellen.
2. Schäle und würfle nun die Zwiebel und den Knoblauch für die Soße, in der der Blumenkohl im Anschluss gebacken wird.
3. Erhitze das Olivenöl in einem Topf und dünste die Zwiebeln und den Knoblauch darin an. Gib das Tomatenmark und nach Geschmack die Gewürze dazu und brate sie mit an, damit sich die Aromen freisetzen.
4. Gieße mit den passierten Tomaten auf und lasse die Soße auf mittlerer Hitze für etwa 10 Minuten köcheln. Gib das Tahin hinzu, lasse alles weitere 10 Minuten köcheln und rühre gelegentlich um. Füge zum Schluss den Zitronensaft hinzu.

5. Nun ist es Zeit, die Soße in den Mixer zu geben und alles fein zu pürieren.
6. Übergieße nun den Blumenkohl damit und massiere die Soße mit den Händen ein, bis jedes Röschen bedeckt ist.
7. Fülle nun den Blumenkohl zusammen mit der Soße in eine ofenfeste Form und backe ihn für 25 bis 30 Minuten. Als Beilage kannst du dir einen leckeren Salat zubereiten (mit einem Dressing aus dem Salat-Kapitel) und etwas Vollkornreis kochen.

Kreuzblütler wie Blumenkohl sind echte Helfer für das Hormongleichgewicht. Sie enthalten eine spezielle Verbindung namens Indol-3-Carbinol, die dem Körper dabei hilft, überschüssiges Östrogen abzubauen.

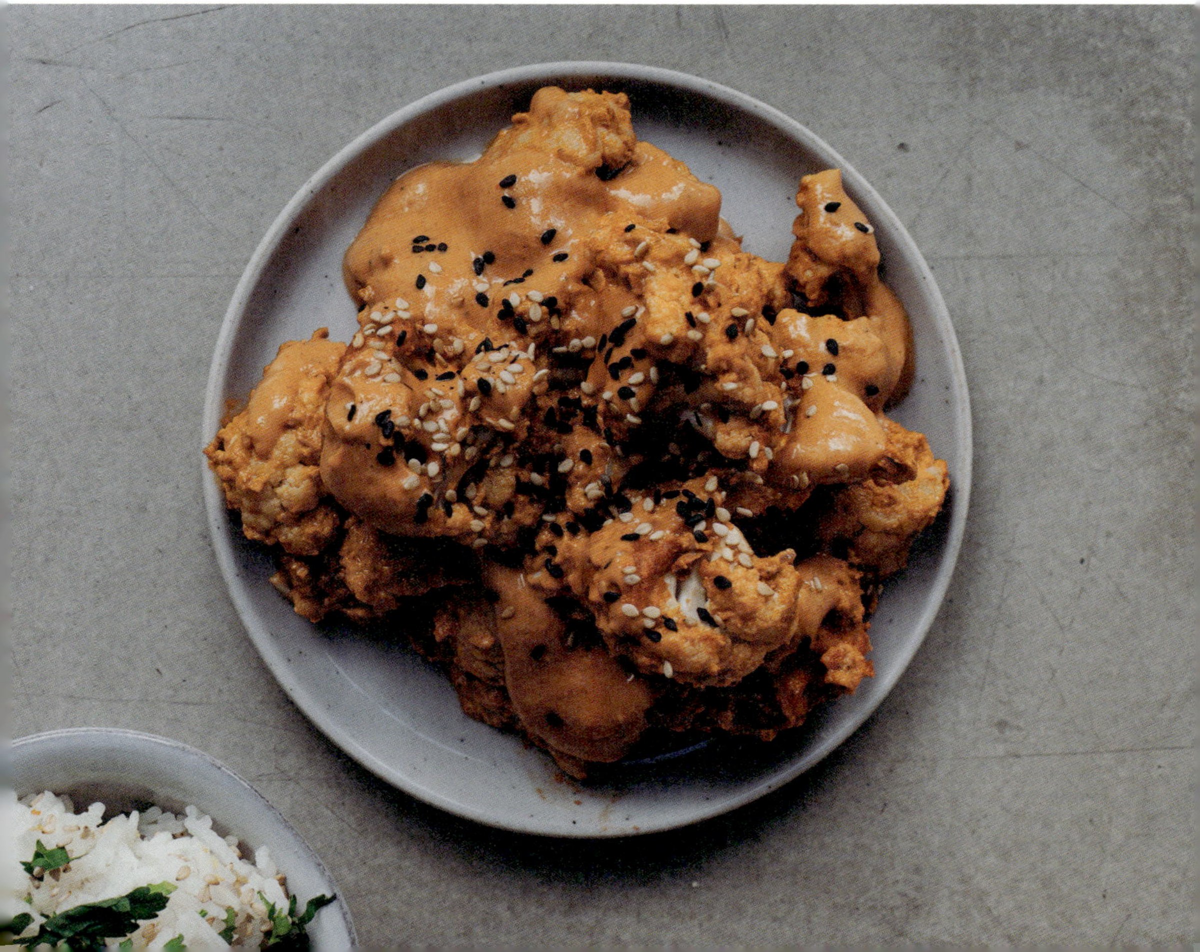

Triple Green Pasta

Für 4 Portionen

- 70 g Cashews
- 400 g TK-Erbsen
- 1 große rote Zwiebel
- 2 Knoblauchzehen
- 4 EL Olivenöl
- Salz & Pfeffer
- 200 ml Hafermilch
- 1 Handvoll Babyspinat
- 1 Handvoll frisches Basilikum
- Schale und Saft einer halben Bio-Zitrone
- 500 g Pasta (am besten Fusilli oder Penne)

Toppings nach Wahl

- Cashews
- Basilikum
- Rucola

1. Für die Soße gib zuerst die Cashews in eine Schüssel, gieße sie mit kochendem Wasser auf und lasse sie etwa 10 Minuten quellen. Taue die Erbsen auf, indem du sie ebenfalls in einer Schüssel mit warmem Wasser aufgießt.
2. In der Zwischenzeit kannst du das Pastawasser aufsetzen und die Zwiebeln und den Knoblauch schälen und würfeln. Erhitze das Olivenöl in einer großen Pfanne und schwitze beides darin an. Mit Salz und Pfeffer würzen. Nach 5 Minuten mit der Hafermilch aufgießen und weitere 5 Minuten köcheln lassen.
3. Gieße nun das Wasser der Cashews und der Erbsen ab und gib sie zusammen mit den restlichen Zutaten (außer der Pasta) sowie den Zwiebeln und dem Knoblauch in einen Mixer. Püriere die Soße fein und cremig und schütte sie zurück in die Pfanne. Aber nicht weiter erhitzen, sonst wird sie bräunlich.
4. Koche nun die Pasta nach Packungsanleitung und gib sie zusammen mit einem Schöpflöffel Pastawasser zur Soße. Gut vermengen und mit frischen Toppings servieren.

Erbsen und Cashews wirken wahre Wunder während Follikelphase und Ovulation. Erbsen liefern dir Proteine, Vitamin C und Folsäure, die dich stark und ausgeglichen halten. Cashews bieten gesunde Fette, Magnesium und Eisen, die deine Hormone unterstützen und dir Energie schenken.

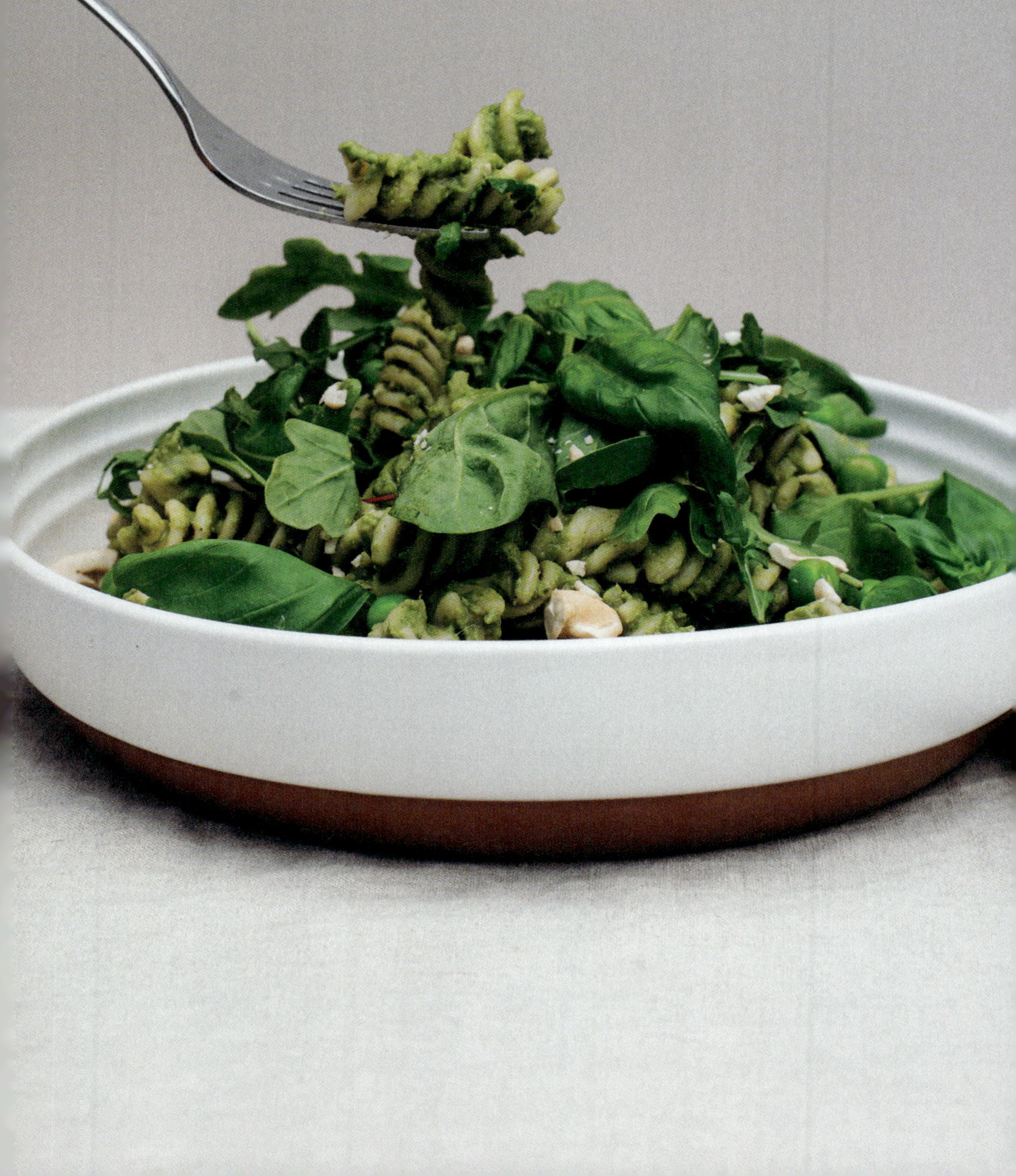

Stuffed Paprika

Für 4 bis 6 Portionen

- 200 g Quinoa
- 3 kleine oder 2 große Paprika
- Olivenöl für die Auflaufform
- 400 g passierte Tomaten
- Salz & Pfeffer
- 1 große rote Zwiebel
- 50 g Mandeln
- 8 Datteln
- 8 getrocknete Aprikosen
- 4 EL Olivenöl
- 2 Knoblauchzehen
- 2 TL Harissapulver oder -paste
- 2 TL Kreuzkümmel
- 2 TL Paprikapulver, edelsüß
- 1 Prise Zimt
- Chiliflocken nach Belieben
- 250 g Kichererbsen
- optional etwas Feta

1. Heize den Backofen auf 200 Grad Umluft vor. Koche als Erstes den Quinoa nach Packungsanleitung.
2. Wasche nun die Paprika, halbiere sie in der Mitte und nimm vorsichtig die Kerne heraus. In einer Auflaufform verteilst du nun etwas Olivenöl, die Hälfte der passierten Tomaten und einen Schuss Wasser, bevor du die Paprika hineinlegst. Würze alles mit Salz und Pfeffer.
3. Für die Füllung schneide die Zwiebel in feine Würfel, hacke die Mandeln sowie die Datteln und die Aprikosen. Erhitze nun 4 EL Olivenöl in einer Pfanne und brate alles zusammen an. Drücke nach 5 Minuten den geschälten Knoblauch mithilfe einer Knoblauchpresse in die Pfanne und gib die Gewürze hinzu. Lasse alles für weitere 15 Minuten auf mittlerer Hitze braten.
4. Tropfe nun die Kichererbsen ab und wasche sie gründlich. Gib sie zusammen mit dem Quinoa in die Pfanne. Vermenge alles gut und gib den Rest der passierten Tomaten hinzu. Schmecke deine Füllung noch mal gut mit den Gewürzen ab.
5. Fülle nun deine Paprika mit der Quinoamasse und krümle optional etwas Feta darauf. Ab damit in den Ofen für etwa 40 Minuten.
6. Serviere deine Paprika mit etwas Joghurt deiner Wahl und einem knackigen Salat.

Für alle Phasen deines Zyklus – dieses Gericht ist ein wahres Kraftpaket! Es vereint die bunte Frische von Paprika mit den wertvollen Nährstoffen von Quinoa und Kichererbsen, um dich zu stärken. Mit aromatischen Gewürzen und einer herzhaften Füllung bietet es dir in jedem Moment deines Zyklus Wohlbefinden!

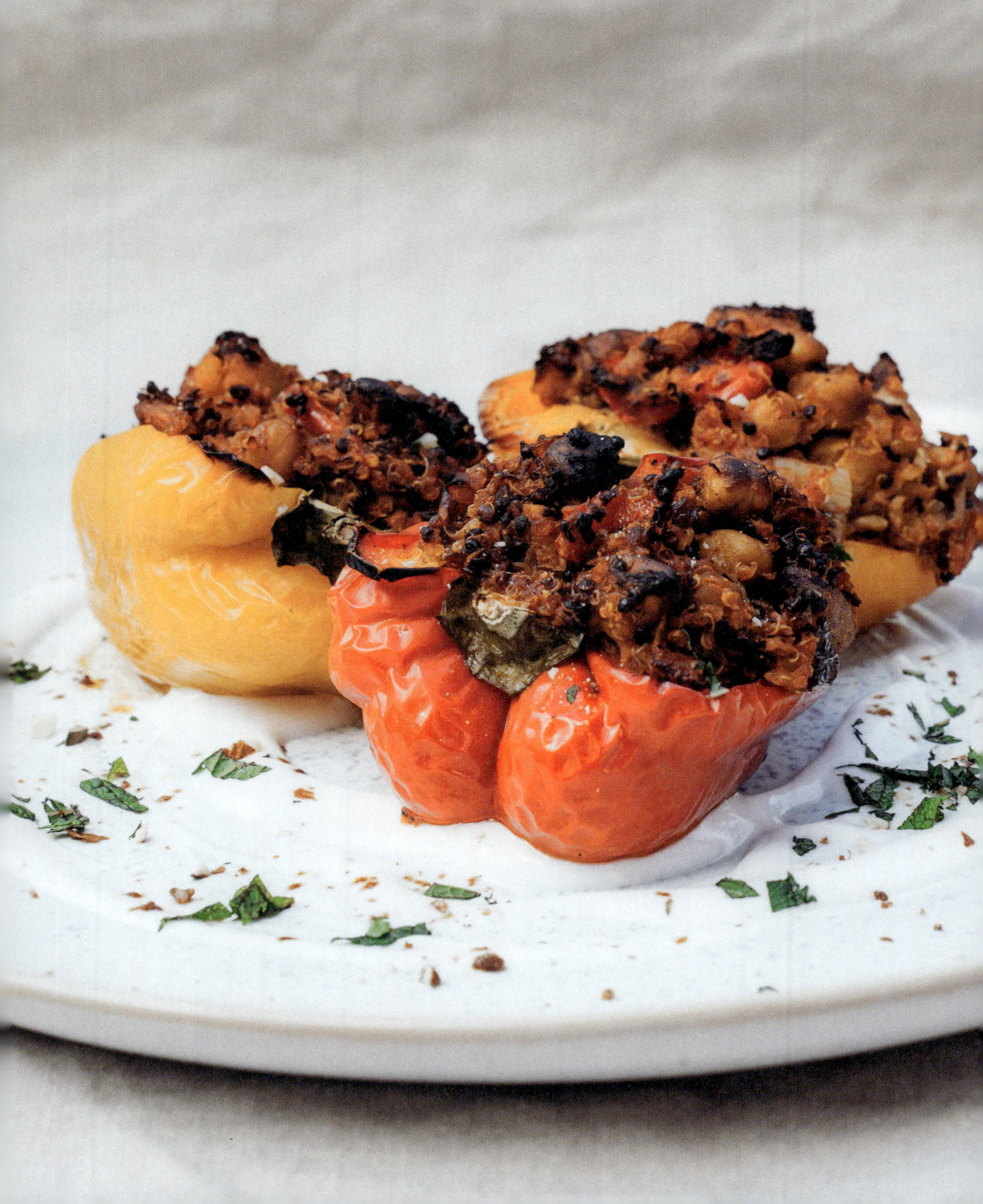

Not regret snacking

Sweets, sweets, sweets – manchmal braucht es das kleine Extra zwischendurch. Und auch das kann gesund sein und deinen hormonellen Zyklus bestens unterstützen. Die folgenden Rezepte beweisen es.

Schoko-Bananen-Brot

Für eine 30 Zentimeter lange Kastenform

- 600 g Bananen
- 90 ml Rapsöl
- 30 g Agavendicksaft
- 110 ml Mandelmilch
- 270 g Dinkelvollkornmehl
- 50 g gemahlene Walnüsse oder Mandeln
- 65 g Backkakao
- 1 Packung Backpulver
- 1 Prise Salz
- 1 Prise Zimt
- optional 50 g vegane Zartbitter-Kakaodrops

Topping

- 1 Banane (halbiert)
- 1 Handvoll gehackte Walnüsse

1. Heize den Backofen auf 160 Grad Umluft oder 180 Grad Ober-/Unterhitze vor. Zerknülle ein Backpapier und öffne es wieder, so kannst du die Backform einfacher damit auslegen.
2. Zerdrücke die geschälten Bananen mit einer Gabel in einer großen Rührschüssel zusammen mit dem Rapsöl und dem Agavendicksaft. Gib die Mandelmilch hinzu und verrühre die feuchte Masse gut mit dem Schneebesen.
3. Mische in einer mittelgroßen Schüssel alle trockenen Zutaten und gib sie nach und nach in deine Bananenmischung. Hebe ganz zum Schluss noch die Schokodrops unter.
4. Gib den Teig in deine ausgelegte Backform. Lege die halbierte Banane darauf oder verteile die gehackten Walnüsse auf dem Teig. Backe dein Schoko-Bananen-Brot für 45 bis 60 Minuten, bis der Teig durch ist. Abkühlen lassen und genießen!

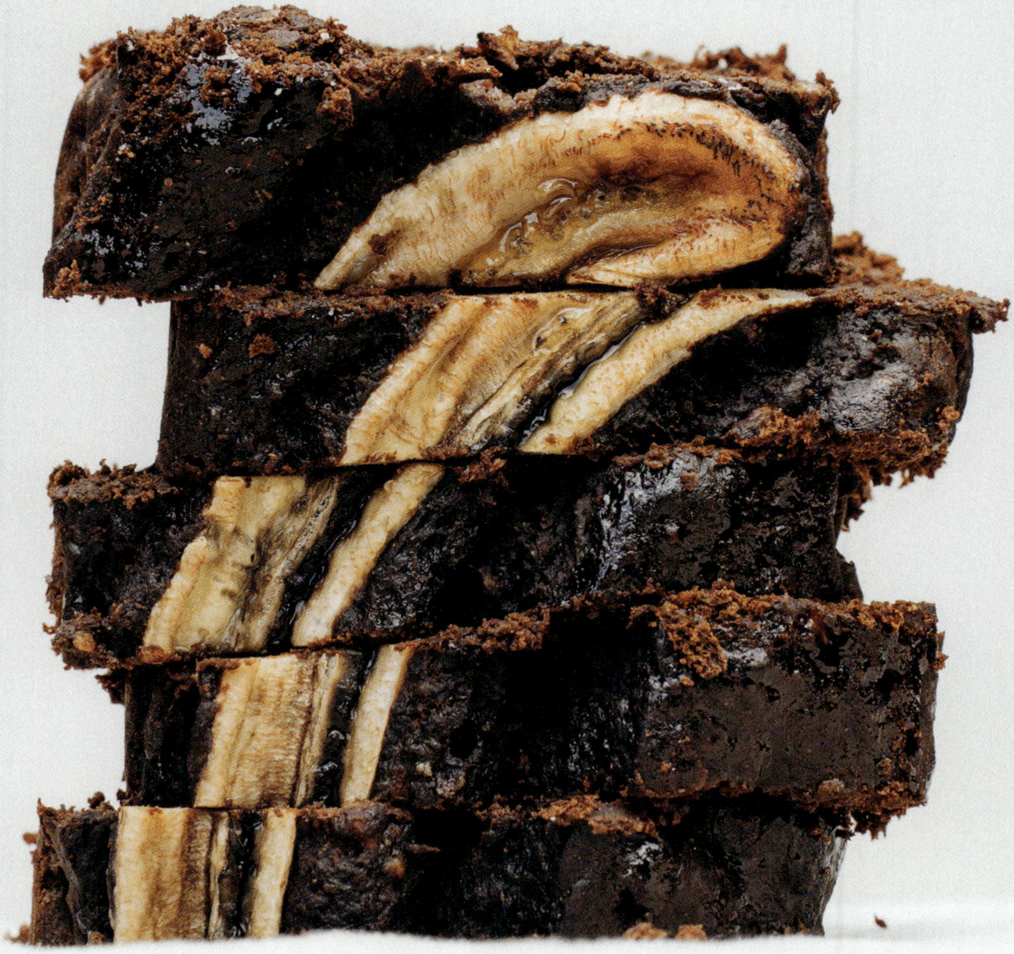

Kakao ist reich an Magnesium und kann damit nicht nur Krämpfen während der Periode vorbeugen. Er enthält auch Serotonin und Dopamin, die Happiness-Hormone, die uns dabei helfen, Stimmungsschwankungen zu regulieren.

Cheese Cake Jars

Für 4 bis 6 Gläschen oder eine kleine Springform (20 Zentimeter)

Für den Boden

- 60 g Kokosöl
- 130 g Nüsse deiner Wahl
- 6 Datteln
- 120 g Haferflocken

Für die Creme

- 500 g Kokosjoghurt
- 1 EL Kokosöl
- 1 EL Ahornsirup
- 1 TL Agar-Agar
- 2 EL Kokosflocken

Topping

- 300 g TK-Erdbeeren (oder Himbeeren oder Blaubeeren)
- 1 EL Zitronensaft
- 1 EL Ahornsirup
- optional ein Schuss Rote-Bete-Saft für eine intensivere Farbe und noch mehr wichtige Nährstoffe

1. Bereite zuerst den Boden für deine Cheese Cake Jars vor. Schmelze dafür das Kokosöl in einem Topf oder in einer Schüssel in der Mikrowelle. Nüsse, Datteln und Haferflocken in einem Mixer oder Blender zu Mehl verarbeiten und das Kokosöl hinzugeben. Alles gut vermengen, anschließend auf die Gläschen oder die kleine Springform verteilen und gut andrücken.
2. Für die Creme in einem kleinen Topf den Kokosjoghurt mit Kokosöl und Ahornsirup mischen. Bringe den Joghurt zum Kochen und füge das Agar-Agar hinzu. Lass die Creme 2 Minuten kochen. Hebe die Kokosflocken unter und befülle die Gläschen oder die Springform damit. Lass alles etwas abkühlen und stelle deine Cheese Cake Jars in den Kühlschrank.
3. Für das Topping bringe die Erdbeeren in einem Topf zusammen mit dem Zitronensaft und dem Ahornsirup zum Kochen. Wenn alles gut erhitzt wurde, nimm den Topf von der Herdplatte, püriere das Erdbeer-Topping und fülle deine Cheese Cake Jars damit auf.
4. Lasse alles für mindestens 4 Stunden im Kühlschrank fest werden. Dann ist es Zeit zu genießen.

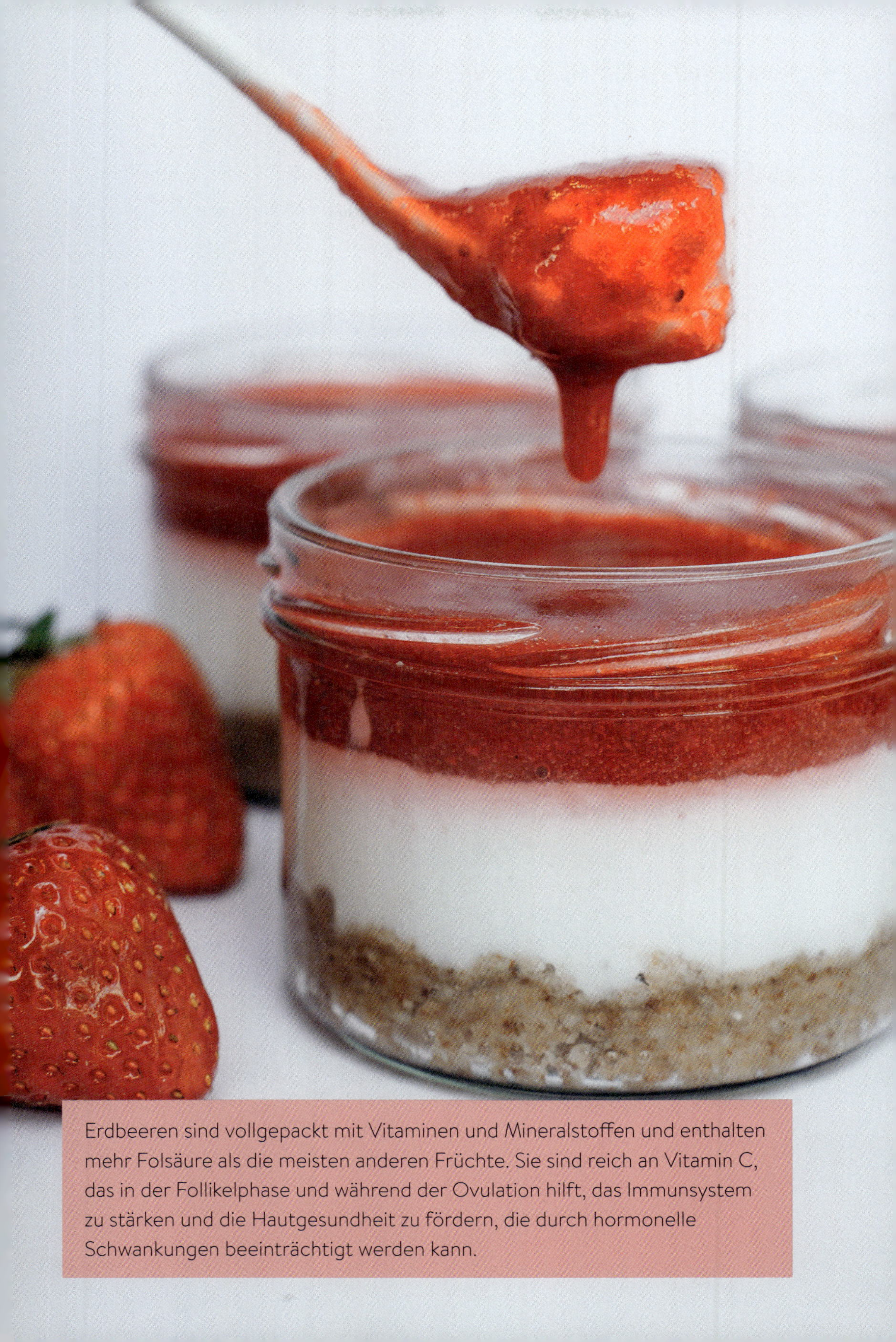

Erdbeeren sind vollgepackt mit Vitaminen und Mineralstoffen und enthalten mehr Folsäure als die meisten anderen Früchte. Sie sind reich an Vitamin C, das in der Follikelphase und während der Ovulation hilft, das Immunsystem zu stärken und die Hautgesundheit zu fördern, die durch hormonelle Schwankungen beeinträchtigt werden kann.

Blaubeer-Frozen-Joghurt-Bites

- 100 g TK-Blaubeeren
- 500 g Kokosjoghurt
- 40 g Kokosflocken
- 1–2 EL Agavendicksaft oder Ahornsirup
- 1 TL Zitronenschale

Topping

- frische Brombeeren oder Blaubeeren
- weitere Kokosflocken

1. Lege eine Auflaufform mit Backpapier aus.
2. Erhitze die Blaubeeren in einem kleinen Topf, bis sie komplett aufgetaut sind.
3. Vermenge den Joghurt mit Kokosflocken, Agavendicksaft und Zitronenschale. Hebe die gekochten Blaubeeren vorsichtig unter, aber verrühre sie nicht komplett, damit ein schönes Muster entsteht.
4. Gib die Joghurtmasse in deine Auflaufform, verteile nach Belieben Brombeeren, Heidelbeeren und Kokosflocken darauf.
5. Für 4 bis 6 Stunden ab damit in die Gefriertruhe, bis alles vollständig gefroren ist. Schneide oder brich deinen Frozen Joghurt in die gewünschte Größe.

Beeren enthalten viele Antioxidantien, die für die Eizellreifung und den Eisprung besonders hilfreich sind.

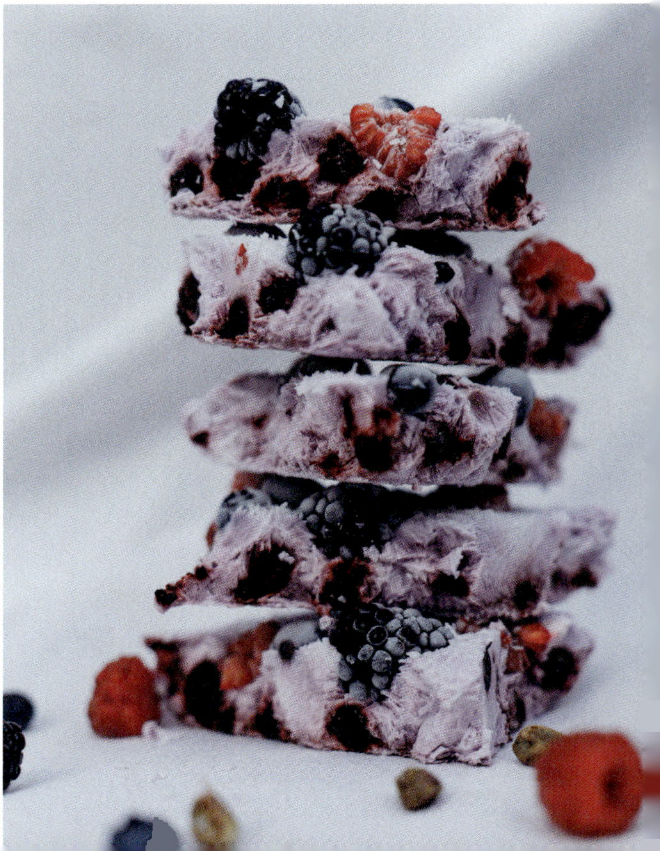

Avocado-Haselnuss-Schoko-Pudding

Für 2 Schälchen

- 50 g Zartbitterschokolade
- 1 Avocado
- 1 Banane
- 2 EL Haselnussmus
- 30 ml Kokosmilch
- 1 EL Kakao
- 1 EL Ahornsirup
- Vanilleextrakt

Mögliche Toppings

- Kakaonibs
- Nüsse deiner Wahl
- frisches Obst

1. Schmelze die Schokolade über einem heißen Wasserbad oder in der Mikrowelle.
2. Gib alle Zutaten in einen Mixer oder Blender und verarbeite sie zu einer feinen Creme.
3. Fülle den Pudding in Schälchen. Du kannst ihn – mit den Toppings – direkt genießen oder noch 1 Stunde kaltstellen. Er hält sich im Kühlschrank 2 Tage.

Die Avocado enthält viele ungesättigte Omega-3Fettsäuren, die Entzündungen im Körper reduzieren und damit Schmerzen, Krämpfe und Stimmungsschwankungen lindern können. Wie du aber auch weißt, sind Fette allgemein notwendig zur Hormonbildung.

Peanut Butter Cups

- 150 g Zartbitterschokolade
- 1 EL Kokosöl
- 120 g Erdnussmus
- 2 EL Ahornsirup
- 2 EL Kokosöl
- 60 g gesalzene Erdnüsse
- 1 Prise Zimt
- grobes Meersalz

1. Lege 6 Papierförmchen in deine Muffinform. Schmelze die Schokolade und 1 EL Kokosöl über einem Wasserbad oder in der Mikrowelle.
2. 1 EL der Mischung jeweils in ein Förmchen geben, gut verteilen und durchrütteln. Ab damit ins Gefrierfach für 5 bis 10 Minuten.
3. Für die Erdnussfüllung das Erdnussmus, den Ahornsirup und das Kokosöl in einem kleinen Topf vorsichtig erwärmen, bis eine homogene Masse entsteht. Danach die gesalzenen Erdnüsse unterheben und mit etwas Zimt würzen. Anschließend die Erdnussmasse auf die Förmchen verteilen und nochmals für 5 Minuten ins Gefrierfach stellen.
4. Die restliche Schokolade verteilen und die einzelnen Peanut Butter Cups mit einer Prise grobem Meersalz dekorieren. Für 30 bis 60 Minuten ins Gefrierfach und fertig sind die Cups. Im Kühlschrank sind sie für 4 Tage haltbar. Wenn du sie gern auf Vorrat machen möchtest, kannst du sie für 4 Wochen im Gefrierfach aufbewahren.

Im Laufe der Follikelphase braucht der Körper Unterstützung beim Aufbau der neuen Gebärmutterschleimhaut und ein optimales Hormonzusammenspiel. Dabei hilft Eiweiß besonders gut, wie es auch in Erdnüssen enthalten ist.

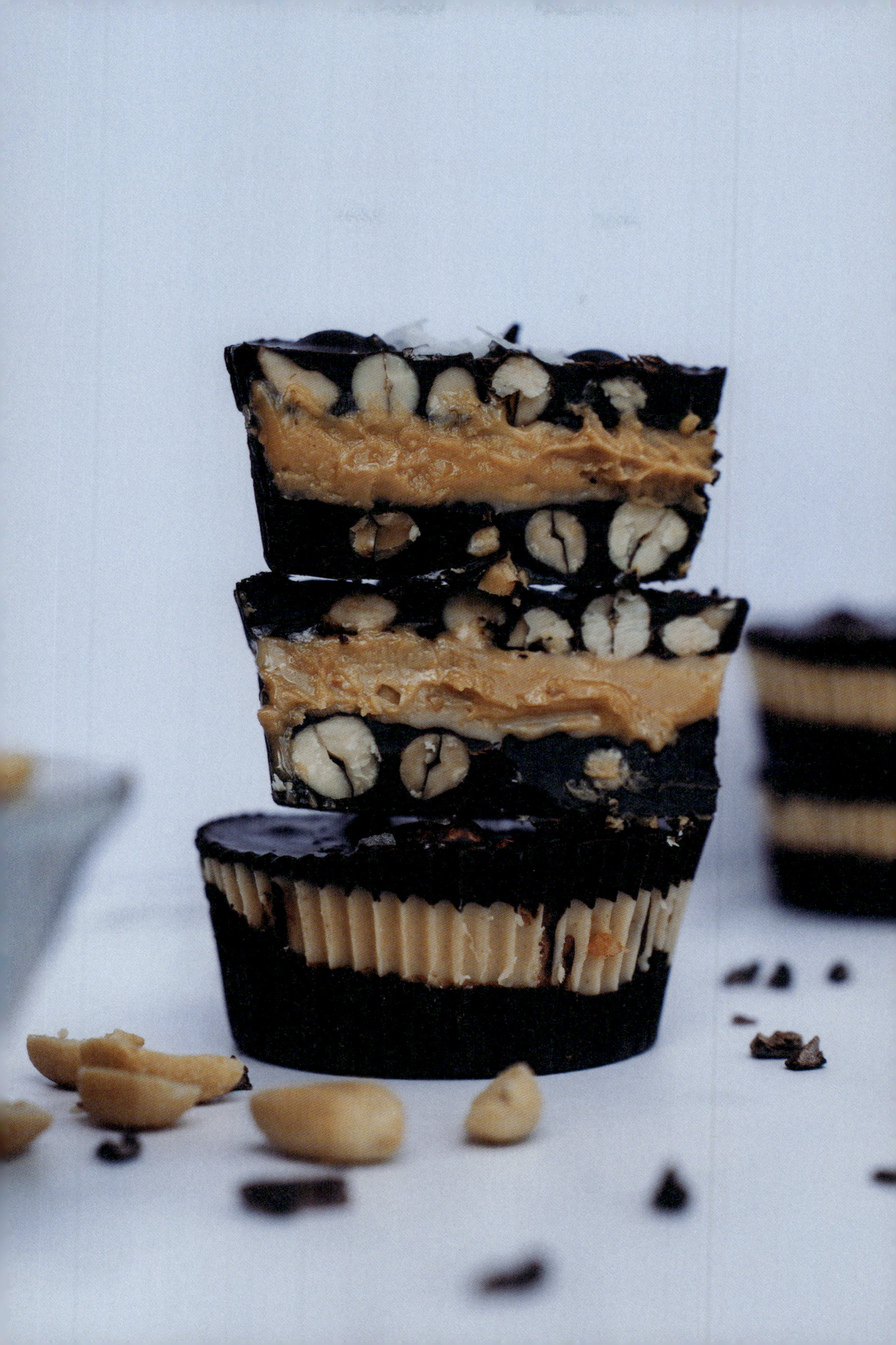

Cycle Syncing Drinks

Drinks in so vielfältigen Farben, wie es auch unsere Stimmungen und Bedürfnisse während des Zyklus sind. Auch hier sind deiner Fantasie und Kreativität am Mixer keine Grenzen gesetzt.

Rote-Bete-Bombe

- 1 frische Rote Bete, geschält & gewürfelt
- 1 gefrorene Banane
- 6 TK-Erdbeeren
- 50 g Cashews
- 300 ml Mandelmilch
- 2 Datteln
- 1 EL Leinsamen

Gib alle Zutaten in den Mixer und püriere sie gut für etwa 30 Sekunden. Falls der Smoothie zu dickflüssig ist, kannst du noch etwas Mandelmilch dazugießen.

Powerfarbe, Powerfood – die Rote Bete ist reich an Vitamin C und B9 (Folsäure), Silicium, Kalium, Eisen, Selen, Zink und so vielem mehr! Sie ist blutbildend, wirkt antioxidativ, sorgt für psychische Ausgeglichenheit und reduziert Stimmungsschwankungen.

Super Green Hormone Juice

- 1 gefrorene Banane
- 100 g TK-Mango
- 1 Handvoll Babyspinat
- 1 EL Hanfsamen
- 250 ml Mandelmilch
- 1 TL Spirulina-Pulver

Gib alle Zutaten in den Mixer und püriere sie gut für etwa 30 Sekunden. Falls der Smoothie zu dickflüssig ist, kannst du noch etwas Mandelmilch dazugießen.

Spirulina ist eine wahre Wunderalge und reich an vielen Nährstoffen, die wir brauchen, wie Eisen, Omega-3 und Antioxidantien. Sie wirkt ausgleichend auf die Hormonproduktion, reduziert Unterleibsschmerzen und Blähungen, reguliert den Zyklus allgemein und gilt als entzündungshemmend.

Blaubeere-Minz-Limonade

- 4 Bio-Limetten
- frische Minze
- 200 g TK-Wildheidelbeeren
- Agavendicksaft
- Wasser, still oder mit Sprudel

Blaubeeren haben eine Menge Vorteile: Mit ihrem geringen Fruchtzuckergehalt helfen sie, den Blutzuckerspiegel zu regulieren. Sie sind reich an Antioxidantien und schützen damit die Zellen. Sie wirken sich positiv auf den Cholesterinstoffwechsel aus. Perfekt gesunder Genuss.

1. Schneide eine der Limetten in dünne Scheiben, die restlichen auspressen.
2. Wasche die Minze und lasse die Blätter am Stiel.
3. Gib die Blaubeeren mit dem Limettensaft, den Limettenspalten, der Minze, dem Agavendicksaft und dem Wasser in einen Krug und lasse die Limonade für mindestens 1 Stunde im Kühlschrank ziehen.
4. Wenn du es eiskalt magst, kannst du dein Glas mit Eiswürfeln füllen, die Limonade daraufgießen und genießen!

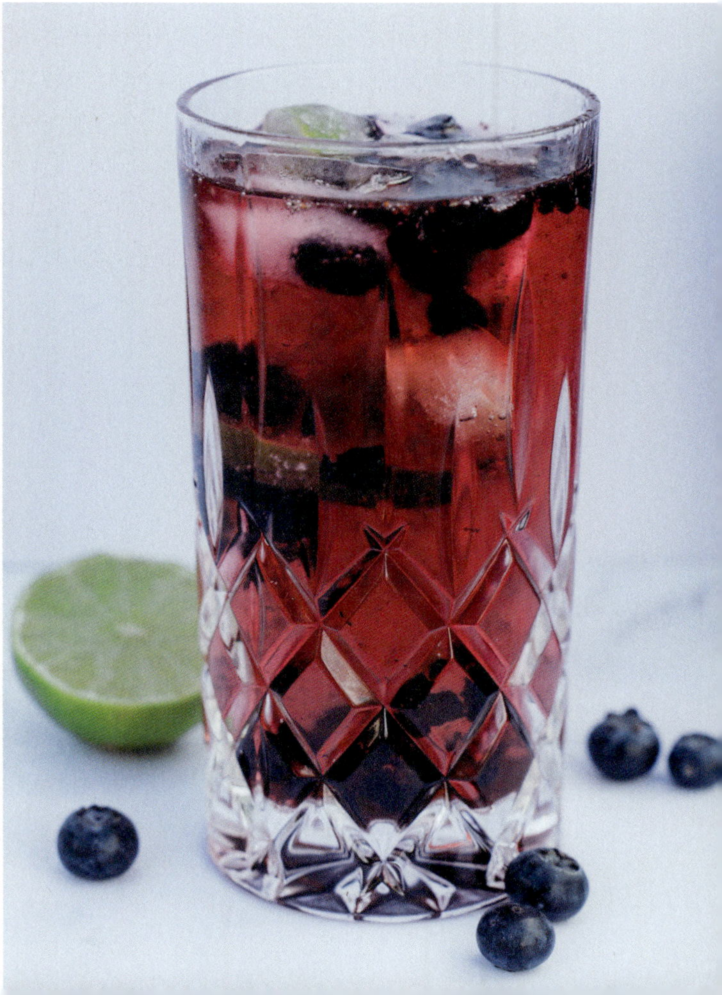

Heiße Maca-Schoki

- 300 ml Mandelmilch oder Kokosdrink
- 1 EL reines Kakaopulver
- 1 EL Macapulver
- 1 Prise Zimt
- 1 Prise Kardamom
- 1 TL Kokosöl
- optional Agavendicksaft

1. Alle Zutaten zusammen in einem Topf auf mittlerer Stufe 5 Minuten lang erhitzen.
2. Fülle den Drink in einen Mixer und mixe ihn für 20 Sekunden, so bekommst du eine schaumige Konsistenz. Falls kein Mixer vorhanden ist, einfach das Kokosöl weglassen und gut umrühren. Und nun: Zeit zum Genießen und Entspannen!

Superfood Maca hat jede Menge Vorteile. Die knollige Wurzel aus den Anden wird vielseitig eingesetzt. So unterstützt sie den weiblichen Körper: Sie liefert viel Energie, wirkt Stimmungsschwankungen entgegen, gleicht den Hormonhaushalt aus, steigert die Fruchtbarkeit und dämmt die Symptome der Menopause ein.

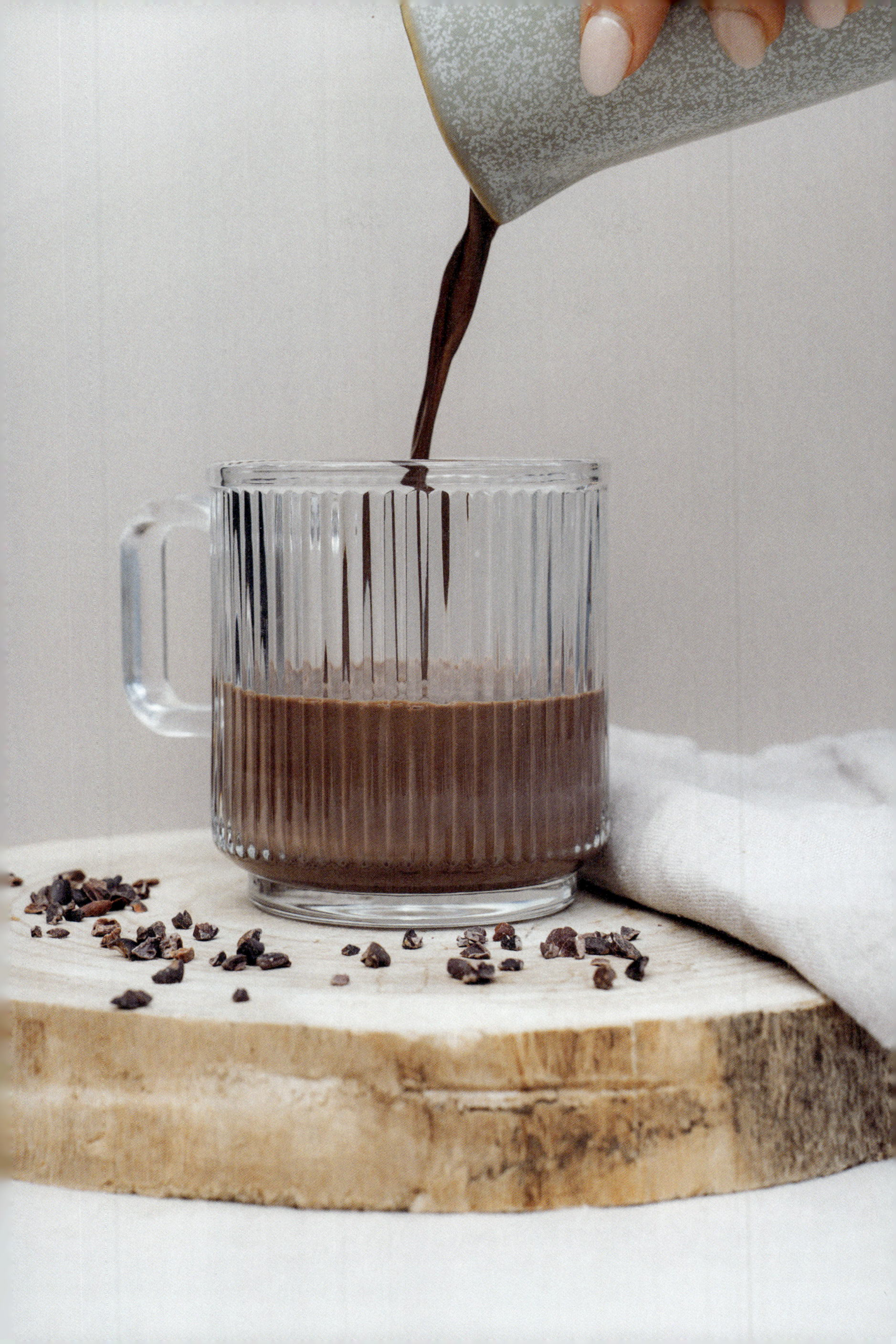

KAPITEL 3

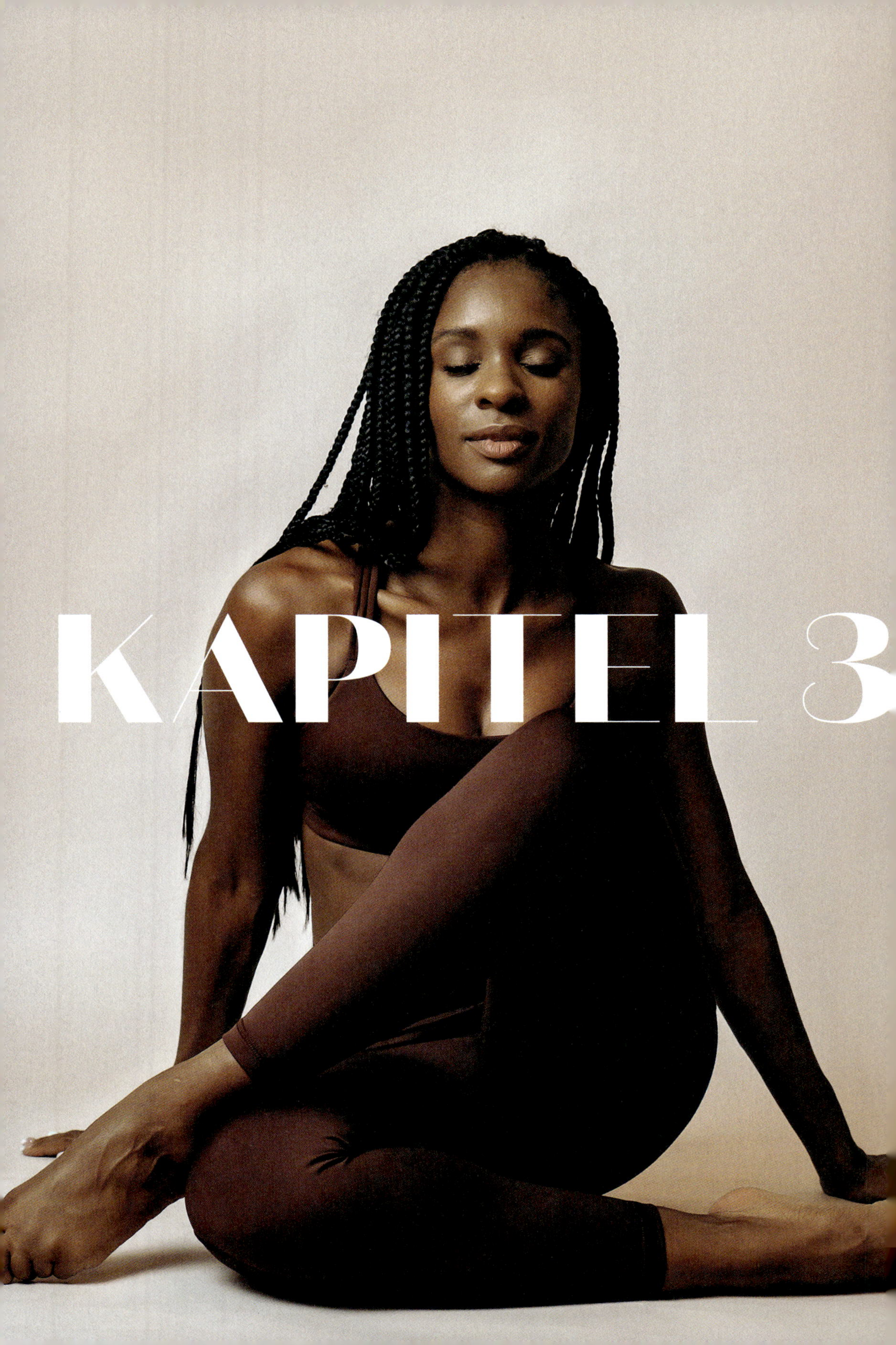

Yoga im Zyklus – Movement ist Medizin und kein »Muss«

Mein allerliebstes und wertvollstes Heilmittel, das mich wirklich noch nie im Stich gelassen hat, ist Bewegung. Für mich ist es das Intuitivste überhaupt und gleichzeitig etwas, das die Intuition stärken und wachsen lassen kann. Doch ich weiß auch, wie schmal der Grat sein kann zwischen »Bewegung ist Heilung« und »Bewegung wird Zwang« oder ein lästiges To-do auf einer ohnehin schon viel zu langen Liste. Wie du diesen Grat mit Yoga meistern kannst, um dir und deiner Zyklusbalance Tag für Tag etwas Gutes zu tun, darum geht es in diesem Buchteil.

Yoga – Training für Körper, Geist und Zyklus

Was wir suchen, ist Balance. Egal ob du gern zu viel machst oder meist zu wenig, wir wollen an einer Beziehung zu Bewegung arbeiten, die dir Heilung schenkt, die liebevoll und eine Praxis der Achtsamkeit ist. Eine Art der Bewegung, die für mich all das beinhaltet, ist Yoga. Vielleicht weil Yoga nicht nur die körperliche Bewegung beinhaltet, sondern alles umfasst, was dich bewegt – äußerlich und innerlich. Yoga geht tiefer als ein paar Körperhaltungen. Es umfasst auch Meditation und eine ganze Lebensphilosophie. Yoga schafft eine Verbindung zu deiner inneren Haltung.

Ich liebe den körperlichen Teil des Yoga, da für mich dabei Kraft und Sanftheit in einen optimalen Einklang kommen. Was ich zugleich gelernt habe, ist, wie schnell und effektiv Yoga auf den Geist wirkt. Man lernt zu beobachten, in einer Haltung zu bleiben und bewusst innezuhalten. Plötzlich werden Gefühle sichtbar, die wir in der Schnelllebigkeit des Alltags nicht wahrnehmen. Yoga schult unseren Blick – innerlich und äußerlich – und lenkt ihn auf die natürlichen und simplen Dinge, die uns begleiten und unser Leben letztlich ausmachen.

So passen Yoga und Zyklus wunderbar zusammen:

- **Yoga schult deine Achtsamkeit und Wahrnehmung:** Die brauchst du, um den Zyklus wahrzunehmen, ihm intuitiv zu folgen und in seiner Natürlichkeit und Authentizität deine weibliche Stärke zu entdecken.
- **Yoga beruhigt dein Nervensystem:** Die Grundlage für einen ausbalancierten Hormonhaushalt. Die Verbindung aus Atmung und Bewegung wirkt direkt auf dein Nervensystem.

- **Yoga stärkt deine Intuition:** Sieh die Yogapraxis wie einen täglichen Check, um deine Intuition wahrzunehmen und zu lernen, ihr zu folgen.
- **Yoga passt zu allen Phasen deines Zyklus:** Yoga ist so vielfältig, lässt sich wunderbar an deinen Zyklus anpassen und kann dich so in jeder Phase begleiten.

Du sieht, Yoga ist Medizin. Es sollte kein Stressfaktor auf deiner To-do-Liste sein, aber trotzdem ein verbindliches Daily Date mit dir selbst. Egal wie kurz oder lang, ich zeige dir, wie du deine tägliche Yogapraxis zu deinem heilenden Begleiter durch den ganzen Zyklus machen kannst.

YOGA: VERBINDUNG SCHAFFEN

Das, was wir heute als Yoga kennen, ist von dem, was Yoga ursprünglich war, ziemlich weit entfernt. Das meine ich nicht wertend, denn ich sehe viele positive Aspekte darin, dass Yoga eine Form bekommen hat, die es für viele Menschen zugänglich macht.

Die Praxis des Yoga, die in den alten indischen Schriften gelehrt wird, basiert auf dem sogenannten achtgliedrigen Pfad. Als erste und zweite Stufe werden der Umgang mit anderen sowie der Umgang mit sich selbst genannt, bevor unter Punkt Nummer drei die Asanas, also die Körperhaltungen, kommen. Sie sind nur ein winziger Teil des Yoga. Danach folgen Atmung, das Zurückziehen der Sinne, Fokus finden, Meditation bis hin zum Zustand der Glückseligkeit. Es ist ein Zustand des Einsseins, in dem völlige Harmonie herrscht. Das Wort Yoga ist Sanskrit, eine uralte Sprache, und bedeutet so viel wie »anjochen« oder eben »verbinden«.

Yoga schafft viele Verbindungen:

- die Verbindung von Körper, Geist und Seele
- die Verbindung von Spiritualität und irdischer Realität
- die Verbindung mit anderen Menschen
- die Verbindung zwischen dem, was war, und dem, was kommt
- die Verbindung mit dem Hier und Jetzt
- die Verbindung zwischen Herz und Kopf
- die Verbindung zwischen Außen und Innen
- die Verbindung zu dir selbst

Je mehr ich über Yoga nachdenke, desto mehr Verbindungen sehe ich. In diesem Buch wird die körperliche Praxis im Vordergrund stehen. Nichtsdestotrotz möchte ich Verbindung schaffen, indem ich auch mentale Aspekte und Intentionen mit dir teile. Denn auch das ist eben Yoga.

VERBINDUNG VON KÖRPERHALTUNGEN UND ATMUNG

Das körperliche Praktizieren von Yoga betont eine Verbindung ganz besonders: die Verbindung von Bewegung und Atmung. Um dir die Bedeutsamkeit dieser Verbindung näherzubringen, hole ich ein kleines bisschen aus. In der yogischen Lehre geht man davon aus, dass der Körper in Schichten aufgebaut ist. Wir sprechen hier von energetischen Schichten, die vom Grobstofflichen immer feinstofflicher werden. Man nennt sie die Koshas, von denen es fünf gibt:

- **Anamaya Kosha**, die physische Hülle: Sie beschreibt und umfasst den physischen Körper, also Muskeln, Knochen, Organe und dies alles.
- **Pranamaya Kosha**, der Energieköper: Es ist die Hülle, bei der es um den Energiefluss geht. Die wichtigste Energie, die wir aufnehmen, ist unser Atem, im Yoga spricht man hier von *Prana*. In dieser Schicht sind auch die hormonellen Bewegungen und Funktionen angeordnet. Hormone brauchen *Prana*.

- **Manomaya Kosha**, der Mentalkörper: Diese Hülle ist weniger greifbar. Sie umfasst alles, was mit unserem Geist zu tun hat – Gedanken, Gefühle, Erinnerungen, Empfindungen.
- **Vijnamaya Kosha**, der Erkenntniskörper: Hier wird es noch abstrakter. Es geht um das Zusammenbringen von rationalen Gedanken und Intuition oder auch Intellekt und Ego. Diese Hülle hilft uns zu entscheiden, was der »richtige« Weg ist.
- **Anandamaya Kosha**, die Hülle der Glückseligkeit: Ziel von Yoga ist es, in die Einheit mit uns und mit allem zu kommen und unser reines Selbst zu erleben.

Warum ich dir das erzähle? Diese Verbindung von Bewegung und Atmung findet zwischen Körper und Prana statt. Sie ist die Basis und die Voraussetzung, um auch die anderen Schichten zu erfahren und zu erleben. Das Gefühl, du selbst zu sein, hängt für mich auch mit dem Gefühl, eine Frau zu sein, zusammen. Mein wahres Selbst liegt auch darin zu spüren, dass dieser natürliche Rhythmus ein Teil von mir ist. Falls du ab dem dritten Kosha nicht mehr mitgekommen ist, ist das halb so wild. Wir arbeiten sowieso erst einmal nur mit deinem Körper und deiner Atmung – und da lohnt sich, genauer hinzuschauen.

DARUM IST YOGA SO EFFEKTIV: DIE VERBINDUNG ZUM NERVENSYSTEM

Was Yoga so effektiv macht, ist seine Wirkung auf das Nervensystem. Um das besser zu verstehen, machen wir einen kurzen Abstecher in die Physiologie. Man unterscheidet folgende Teile:

- Das **somatische Nervensystem** steuert alle willkürlichen Bewegungen, sprich alles, was vom Gehirn zu den Muskeln läuft und damit körperliche Bewegungen ermöglicht.
- Das **vegetative Nervensystem** steuert alle unwillkürlichen lebenswichtigen Funktionen und innerliche Anpassungsmechanismen wie Herzschlag, Atmung, Verdauung, Stoffwechsel und Temperaturregulierung.

Das vegetative Nervensystem besteht wiederum aus zwei Teilen, die für uns und unsere Hormone besonders interessant sind.

- Das **sympathische Nervensystem** aktiviert den Körper in Stresssituationen, versetzt ihn in den sogenannten Fight-or-Flight-Modus: Es erhöht die Herzfrequenz, erweitert die Pupillen und mobilisiert Energie für körperliche Anstrengungen.
- Das **parasympathische Nervensystem** sorgt hingegen für Entspannung und Erholung nach Stresssituationen, senkt die Herzfrequenz, fördert die Verdauung und unterstützt die Regeneration des Körpers.

Zusammen halten sie den Körper in einem Gleichgewicht und ermöglichen es damit, dass alle lebenswichtigen Funktionen reibungslos ablaufen können.

Nun zurück zur Frage, warum Yoga so effektiv für deinen Zyklus ist. Stress ist der Hauptfaktor, der Zyklus und Hormone aus der Balance bringt. Du erinnerst dich: Das Stresshormon Cortisol steht in der Hierarchie ganz oben. Wird es nicht abgebaut und bleibt dauerhaft erhöht, übernimmt es die Kontrolle, wirft alles durcheinander und sorgt für Hormon- und Zykluschaos. Stress bedeutet aber nicht nur Cortisolausschüttung, sondern auch Aktivität des sympathischen Nervensystems. Alles hängt zusammen. Vielleicht kennst du es, dass unter Stress deine Hände etwas schwitzig werden, du merkst, dass dein Puls hoch geht und du besonders Lust auf zucker- und fettreiche Nahrung hast – für deinen Körper die größten und schnellsten Energielieferanten, also perfekt, um im Kampf-oder-Flucht-Modus zu funktionieren. Was früher bei kurzer Dauer im Kampf gegen den Säbelzahntiger unser Überleben gesichert hat, funktioniert heute nicht mehr. Statt in den Kampf zu ziehen, zermahlen wir uns den Kopf über zu lange To-do-Listen, sitzen den ganzen Tag in stickigen Räumen, machen uns selber Druck und geraten in ein Hamsterrad aus purem Stress. Um dem zu entkommen, gibt es zwei Ansatzpunkte:

- Stress abbauen und
- Bewältigungsstrategien entwickeln, um in Zukunft besser mit Stress umzugehen.

Yoga beinhaltet beides, auch wenn der aktive Stressabbau erst einmal im Fokus steht. Für die Flucht aus dem Fight-or-Flight-Modus sorgen die Atmung, die das Nervensystem beruhigt, und die Bewegung, um die bereitgestellte Energie loszuwerden. Bei der Art der Bewegung sollten wir Frauen uns bewusst sein, dass intensiver Sport, statt Stress abzubauen, zum zusätzlichen Stressfaktor werden kann. Das Tolle an Yoga: Es passt immer, kann dich deinen ganzen Zyklus über begleiten, lässt sich anpassen und ist damit der beste Freund für deine Zyklusbalance.

Genauso wie deine Atmung. Die steht nämlich in enger Verbindung mit deinem Nervensystem. Das lässt sich zum Beispiel beobachten, wenn unter Stress der Atem schneller wird. Während wir den Herzschlag nicht kontrollieren können, können wir das mit der Atmung aber schon. Mit ihrer Hilfe können wir das Nervensystem und damit auch die Stressreaktion direkt beeinflussen und Stress quasi wegatmen. Bewusstes und tiefes Atmen aktiviert den Gegenspieler des Sympathikus, den Parasympathikus. Cortisol wird abgebaut, dein Körper beginnt sich zu entspannen und die Energie, die für den Überlebenskampf gesichert wurde, steht wieder für alle anderen Funktionen bereit. So kann auch dein Zyklus wieder in Balance kommen.

Besonders hervorheben sollte man den wichtigsten Nerv des parasympathischen Nervensystems, den Vagusnerv, der vom Gehirn bis in den Bauch verläuft. Der Parasympathikus reguliert Darm, Gehirn und die Verbindung zwischen ihnen. Es können wieder Nährstoffe aufgenommen, Hormone gebildet und dein Zyklus ausbalanciert werden, wenn der Vagus aktiviert wurde. Wow, ich bin selbst immer wieder beeindruckt, wie viel wir selbst für uns tun können.

DIE WIRKUNG AUF KÖRPER, GEIST UND HORMONE

Ich hoffe, dir wird immer klarer, warum es hier um Yoga und deinen Zyklus geht und warum die zwei ein so tolles und heilsames Paar sind. Die Wirkungen von Yoga sind noch viel weitreichender – auf Körper und Geist.

Die Asanapraxis im Yoga bringt alles mit sich, was ein gesunder Körper braucht:

- Yoga kräftigt und stärkt die Muskulatur.
- Yoga dehnt die Muskulatur.
- Yoga hält die Gelenke beweglich.
- Yoga verbessert die allgemeine Flexibilität und Beweglichkeit, durch das Zusammenspiel der ersten drei genannten Punkte.
- Yoga steigert die Körperwahrnehmung.
- Yoga regt die Durchblutung an.
- Yoga reduziert Stress, was viele weitere positive Effekte auf den Körper hat. Dazu gehören unter anderem die Unterstützung des Immunsystems sowie die Regulierung der Verdauung. Stress schränkt den Körper in vielerlei Hinsichten ein, er unterdrückt verschiedene Reaktionen beziehungsweise verlagert den Fokus auf die Funktionen, die für den Fight-or-Flight-Modus relevant sind. Daher hat der Abbau von Stress auf den gesamten Organismus einen positiven Einfluss.

Dazu gibt es jede Menge mentale und geistige Vorzüge des Yoga. Innere Unruhe, Angst, Sorgen und und und sind »normale« Begleiterscheinungen, wenn das Stresspensum zu hoch ist oder unser Zyklus aus der Balance gerät. Fährt das Nervensystem durch eine Yogaeinheit herunter, wirst du ruhiger und fühlst dich mental ausgeglichen. Doch Yoga schult uns darüber hinaus auch in Achtsamkeit, also dem bewussten Sein im Hier und Jetzt. Wir konzentrieren uns allein auf die Wahrnehmung des gegenwärtigen Moments. Das umfasst auch das Bewusstsein über Emotionen und deren Entstehung, das Reflektieren unserer Gedanken und vieles mehr. Es ist eine Reise, auf der du wächst, indem du dich selbst besser kennenlernst. Du lernst, wie gut es sich anfühlt, …

- … nicht alles zu bewerten, sondern »nur« wahrzunehmen.
- … Gefühle zu identifizieren und zu fühlen, statt sie zu überdenken.

Du wächst, indem du einen Raum kreierst, in dem alles möglich und erlaubt ist und du das Gefühl von Zuversicht erlebst. Diese Zuversicht bedeutet nicht, dass immer alles gut ist, sondern dass du dich mental stark genug fühlst, mit allem zurechtzukommen.

In der Medizinsoziologie gibt es das Salutogenese-Modell von Aaron Antonovsky. Die drei Aspekte, die er als relevant und grundlegend für eine bleibende Gesundheit beschreibt, sind:

- **Verstehbarkeit**, also dass wir einen Sinn hinter Ereignissen oder Situationen suchen und Zusammenhänge erkennen können.
- **Handhabbarkeit**, also die Überzeugung, dass wir genug (innere, äußere und soziale) Ressourcen zur Verfügung haben, um mit den Herausforderungen des Lebens umzugehen und diese zu bewältigen.
- **Bedeutsamkeit**, also das Gefühl, dass das Leben sinnvoll ist, dass es Werte gibt, für die es sich lohnt zu leben, und dass wir eine klare Richtung oder Zielsetzung im Leben haben.

Ich erkenne viele Überschneidungen zwischen dieser Theorie über Gesundheit und dem, was uns Yoga vermitteln kann, vor allem durch Achtsamkeit, die Schulung des bewussten Wahrnehmens und der Selbstreflexion. Wir fühlen uns durch Yoga gesund, mental ausgeglichen, stark, widerstandsfähig und hoffentlich auch etwas glücklicher und sinnerfüllter.

Bleibt die Wirkung des Yoga auf die Hormone: Yoga wirkt ganzheitlich. Immerhin ist das Ziel von Yoga Einheit, Verbindung. Dies setzt voraus, dass all die kleinen Stellschrauben – auf körperlicher, geistiger, mentaler und allen weiteren Ebenen, selbst die, von denen wir keine genaue Vorstellung haben – als ein großes Ganzes zusammenarbeiten. Genau dieses sensible und feinfühlige Miteinander macht auch das Hormonsystem aus; einerseits als Teil des ganzen Organismus, andererseits als eigenständiges endokrines System. Yoga hilft, dieses hochsensible Zusammenspiel aufrechtzuerhalten oder bei Ungleichgewichten wiederherzustellen. Die Wirkung der Praxis lässt sich sogar an einzelnen Hormonen beobachten:

- **Cortisol:** Da es das »ranghöchste« Hormon ist, wirkt sich eine Disbalance von Cortisol direkt auf alle anderen Hormone aus. Yoga kann durch die Aktivierung des parasympathischen Nervensystems dazu beitragen, Cortisol abzubauen.
- **Adrenalin und Noradrenalin:** Auch wenn wir diese zwei Hormone nicht explizit besprochen haben, möchte ich kurz erwähnen, dass Yoga in akuten Stresssituationen genauso wie bei lang anhaltendem Stress helfen kann, hier auszugleichen.
- **Serotonin und Endorphine:** Unser Glücksempfinden zeigt nicht nur eine Abwesenheit von Stress an. Es wird durch das Hormon Serotonin hervorgerufen, das für Ausgeglichenheit und Glücksgefühle verantwortlich ist. Durch die körperliche Bewegung, Atmung und Meditation kann Yoga dazu beitragen, das Serotoninniveau im Körper zu erhöhen, vor allem in der Lutealphase, wo es gern sinkt. Hinzu kommt, dass während der Yogapraxis Endorphine freigesetzt werden, die ebenfalls als »Glückshormone« gelten.
- **Östrogen und Progesteron:** Die positiven Effekte von Yoga auf Östrogen- und Progesteronspiegel sind (wahrscheinlich) auf die Beruhigung des Nervensystems und damit den Ausgleich des Cortisolspiegels zurückzuführen. Für mich ist es der Schlüssel der Zyklusbalance. Es gibt zudem Ansichten, dass spezielle Haltungen sowie das Lenken des Energieflusses und der Lebensenergie *Prana* einen positiven Effekt auf die Hormondrüsen hätten.

Dieses Wirken im Bereich der Energie will ich gar nicht abstreiten, es gehört für mich zu einer ganzheitlichen und auch spirituellen Praxis dazu. Wissenschaftliche Belege allerdings gibt es eher für die Wirkung auf das Nervensystem. Was auch immer es genau ausmacht – wichtig für uns ist der positive Effekt von Yoga auf die Zyklusbalance. Und die ist spürbar.

Was wohl schlussendlich für das hormonelle Gleichgewicht und die Zyklusbalance wirklich entscheidend ist, ist die ganzheitliche Wirkung von Yoga: Körper, Geist und Seele sind spürbar einbezogen und die Verbindung zwischen ihnen wird intensiviert. Ein Gefühl von Gesundheit wird erlebbar, die Stärkung des Körpers genauso wie die Fähigkeit, Sanftheit und Flexibilität zu entwickeln, Stress abzubauen und das Wohlbefinden zu steigern. Aus eigener Erfahrung weiß ich, wie wichtig Letzteres ist. Wer sich wohlfühlt, ist liebevoller mit sich, macht sich weniger Druck und Stress, akzeptiert und respektiert den eigenen Körper, schenkt ihm die Aufmerksamkeit, die er verdient, und strahlt das nach innen und außen aus. Ich bin davon überzeugt, dass dieses Wohlbefinden ein positiver Faktor für die Zyklusbalance ist.

BEWEGUNG ALS TÄGLICHE ACHTSAMKEITSPRAXIS

Achtsamkeit. Sie scheint der ultimative Gamechanger für fast alles oder zumindest für die kleinen und großen Wehwehchen und Probleme der heutigen Zeit. Zwischen Schnelllebigkeit, 24/7-Smartphone-Bespaßung und der *fear of missing out* alias FOMO ist Achtsamkeit etwas, das uns davon zu uns selbst und wieder näher an das Hier und Jetzt bringen soll. Aber was genau ist Achtsamkeit eigentlich?

Achtsamkeit ist auch für mich tagtäglich eine Herausforderung. Geholfen hat mir Bewegung, vor allem Yoga, Achtsamkeit aktiv zu praktizieren. Dank dieser Punkte machst du Bewegung zu deiner Achtsamkeitspraxis.

ACHTSAMKEIT...

... ist ein Zustand des bewussten und nicht wertenden Seins im gegenwärtigen Moment. Teil davon ist die Fähigkeit, mit voller Aufmerksamkeit und ohne Ablenkung auf das zu achten, was gerade geschieht, sowohl im eigenen Körper, in den Gedanken als auch in der äußeren Umgebung. Es bedeutet, sich keine Ablenkung zu suchen, sondern mit dem, was man in diesem Moment wahrnimmt, umzugehen, es zu akzeptieren und nicht zu bewerten oder zu beurteilen.

- **Sei im Hier und Jetzt:** Schalte dein Handy aus, atme und plane diese Zeit bewusst ein.
- **Keine Urteile und Vorurteile:** Übe dich darin, wahrzunehmen, ohne zu beurteilen. Schubladendenken, Erwartungen oder Druck sind nichts weiter als Ablenkung.
- **Alles, was da ist, darf sein:** Es ist eine innere Haltung der Akzeptanz, alles, was du in diesem Moment fühlst und bemerkst, zur Ressource zu machen und für dich zu nutzen.
- **Sei ehrlich mit dir selbst:** Es braucht keine Worte, um das, was du fühlst, in Bewegungen auszudrücken. Mal so an deine Moves heranzugehen, kann dir helfen, ehrlicher mit dir selbst zu sein.
- **Bewusstsein von Körper und Geist:** Je bewusster du lernst, körperliche Empfindungen, Gedanken, Emotionen und Sinne wahrzunehmen, umso mehr entwickelst du ein tiefes Verständnis für dich und deine Bedürfnisse.

DEIN ENERGIELEVEL ALS SPIEGEL DEINES ZYKLUS

Egal, ob du deinen Zyklus bisher bewusst wahrgenommen oder ihn nur an deiner Menstruation erkannt hast, ich möchte deine Achtsamkeit für alle Aspekte deines Zyklus schulen, deshalb habe ich hier eine Aufgabe für dich.

Dein Energielevel kann ein Spiegel deines Zyklus sein. Die meisten Frauen spüren das: mehr Energie in der ersten Zyklushälfte, weniger Energie in der zweiten.

Täglicher Self-Check-in für deine Zyklusbalance

Löse dich von dem, was ich dir erzählt habe, und spüre in dich hinein. Vor allem: Fühle deinen Körper. Diese Fragen können dir für deinen täglichen Check-in helfen. Beantworte sie urteilsfrei und ehrlich:

- Welche Gefühle fühlst du? (»Gut« und »schlecht« sind keine Gefühle. Diese schon: (Un-)Zufriedenheit, (Vor-)Freude, Angst, Ausgeglichenheit, (Un-)Sicherheit, Wut, Trauer, Gelassenheit, Stärke, Liebe …)
- Wie fühlt sich dein Körper an?
- Wie würdest du dein Energielevel beschreiben?
- Was ist dir gestern oder heute leicht gefallen?
- Wann nimmst du dir heute Zeit für dich? Was wirst du da tun?
- Was kostet dich gerade Energie? Welche Faktoren beeinflussen dein Energielevel?

Unser Zyklus ist aber nicht der einzige Faktor, der unser Energielevel beeinflusst. Andere Einflussgrößen sind zum Beispiel Stress, Sorgen, Schlafmangel, zu viel Arbeit, graues und schlechtes Wetter genauso wie Verliebtsein, Sonne oder Vorfreude. Es ist okay, dass es diese Faktoren gibt und sie Auswirkungen auf unser Energielevel haben. Um die Achtsamkeit für deinen Zyklus zu schulen, lohnt es sich, auch sie bewusst(er) wahrzunehmen und als Einflussmöglichkeiten zu kennen. Am Ende spielt wahrscheinlich alles zusammen, aber es ist hilfreich, dass du dir dessen bewusst bist.

SPORTROUTINE ANPASSEN: ACHTSAMES CYCLE SYNCING

Für deine Hormon- und Zyklusbalance ist Sport wichtig. Bewegung generell ist bedeutsam und es herrscht Einigkeit darüber, dass sie hilft, Stress abzubauen und das allgemeine Wohlbefinden zu erhalten. Was ich aus meiner Erfahrung gelernt habe: Eine Routine ist gut. Sie immer wieder anzupassen ist besser. Worüber (noch) kaum gesprochen wird, ist, dass eine zyklusbasierte Sportroutine für Frauen viel sinnvoller ist als eine Wochenroutine. Der Zyklus ist unser innerer Kompass, ein natürlicher Rhythmus, dem wir nicht entkommen können. Aber warum sollten wir ihm auch entkommen wollen, wenn wir ihn doch für uns nutzen können?

Was wir also machen, ist, deine Bewegungsroutine an deinen Zyklus anzupassen. Wie die einzelnen Zyklusphasen ablaufen und was sie auszeichnet, weißt du bereits. Nun verbinden wir das mit Bewegung und Sport. Was wir dabei beachten, ist:

- dein Energielevel
- die besonderen Eigenschaften der einzelnen Zyklusphasen
- die Regulation des Stresslevels

Für diese Anpassung der Sport- oder Bewegungsroutine, die auch Cycle Syncing genannt wird (genau, wie beim Essen), ist Achtsamkeit ein wichtiger Faktor. Ich möchte nämlich weg davon, dir zu sagen, was »richtig« oder »falsch« ist. Wir neigen dazu »Expert:innen« blind zu vertrauen. Verstehe mich bitte nicht falsch. Ich finde es gut, sich Rat zu holen. Der Rat, den ich dir geben möchte: Lerne, auf deinen Körper und seine Signale zu hören, denn jeder Körper ist individuell. Gerade zu Beginn kann es jedoch durchaus Sinn machen, erst einmal »nur« einem Plan zu folgen und diesem Plan zu vertrauen – auch, wenn du es ganz anders gewohnt bist. Übst du dich in Achtsamkeit, wirst du dadurch immer sensibler spüren, was du wirklich brauchst und was dir guttut.

Bewegung im Vier-Wochen-Plan: Cycle Syncing mit Yoga

Zurück zu deinem natürlichen Rhythmus, hin zu mehr Wohlbefinden, Energie, Weiblichkeit und Zyklusbalance. Ich weiß, dass es zu Beginn schwer sein wird, dein Leben beziehungsweise deine Yogaroutine nicht an die Wochentage, sondern an einen ganzen Monat anzupassen. Glaub mir, es lohnt sich. Jede gute Routine hat sich anfangs ungewohnt angefühlt, bis sie zur Gewohnheit wurde. Nimm das, was ich dir hier mitgebe, als Leitfaden. Probiere ihn aus und lerne mit der Zeit, ihn individuell an deine Bedürfnisse anzupassen.

MENSTRUATIONSPHASE: WENIGER IST MEHR

Die Menstruation ist der Beginn von allem. Die meisten Frauen sehnen sich in dieser Zeit nach Rückzug, Pause und weniger Bewegung. Mit der Yogapraxis wollen wir die vielleicht weiblichste Phase des Zyklus in der Yin-Energie unterstützen. Es darf weich, sanft, ohne viel Bewegung und ohne viel Feuer sein.

MIT ACHTSAMKEIT ZUM ZIEL

Achtsamkeit ist während dieser Zeit das höchste Gebot. Sei liebevoll und mitfühlend mit dir. Alles kann, nichts muss. Wie du gelernt hast, ist Stress und Druck das, was dein Zyklus nicht besonders gern hat. Yoga kann dir helfen, Schmerzen zu lindern, und ist auch jetzt durchaus empfehlenswert – selbst wenn es dich Überwindung kostet. Nutze die Achtsamkeit, um dir den Druck einer Bewegungs- oder Sportroutine zu nehmen und dich für das zu entscheiden, was dir wirklich guttut.

BEWEGUNG STATT SPORT

Für mich hat sich vieles verändert, seit ich verstanden habe, dass mir nicht Sport, sondern Bewegung guttut. Ich assoziiere mit Sport schweißtreibende, intensive Einheiten, die mich anstrengen und Energie kosten. Bewegung ist für mich etwas anderes. Es ist mehr als das. Als ich verstanden hatte, dass es um die Bewegung geht, wurde alles leichter. Vor allem während meiner Menstruation.

Bewegung ist ein wunderbares Mittel, um Stress abzubauen, ohne neuen Stress hervorzurufen. Deshalb empfehle ich Bewegung in jeglicher Form. Geh spazieren, mach Yoga oder tanze. Manchmal reichen fünf Minuten aus. Stress dich nicht zu schwitzen, Kalorien zu verbrennen oder viel Energie aufzubringen.

SANFTER, SOFTER, YOGA

Während der Menstruation sind sanfte Yogaeinheiten Balsam für dich. Alles, was dir hilft loszulassen, deinen Fokus nach innen zu richten und deiner Weiblichkeit Raum zu schaffen, wird dir guttun. Besonders heilsam können langsame Flows oder Yin-Yoga sein. Unterstütze deinen Körper, indem du ihm durch deine Yogapraxis Aufmerksamkeit, Achtsamkeit und Mitgefühl schenkst.

Um die Yin-Energie zu zelebrieren, bietet es sich natürlich an, Yin-Yoga zu üben. Es ist eine ruhige, eher passive Art des Yoga, die sich dadurch auszeichnet, dass du mehr Zeit in den Haltungen verbringst. Das dürfen schon mal drei bis fünf Minuten sein. Wichtig dabei: Der Körper wird in keine dieser Haltungen gezwängt. Stattdessen werden sie eher passiv ausgeführt. Das bedeutet, du nimmst eine Haltung grundlegend ein und vertraust deinem Körper, dass er in genau die Position findet, die für ihn jetzt gut ist. Über die Zeit hinweg, die er in dieser Haltung verweilt, wird er immer weiter loslassen und regelrecht hineinschmelzen. Der Fokus liegt nicht auf der äußeren Erscheinung der Bewegung, sondern konzentriert sich auf das innere Erleben, das dir wie ein Kompass dient.

FOLLIKELPHASE: ENERGY IS BACK

Vielleicht merkst du es schon, wenn deine Periode etwas nachlässt und sich in den letzten blutenden Zügen befindet: Die Energie kommt zurück. Du erinnerst dich an Kapitel eins? Die Hormone kommen langsam aus ihrem Tief wieder in Fahrt und sorgen dafür, dass du dich besser fühlst und wahrscheinlich auch wieder motivierter bist, dich zu bewegen. Für deine Zyklusbalance darf es jetzt ruhig dynamischer werden, um Inneres und Äußeres in Einklang zu bringen.

MIT YOGA KRAFT AUFBAUEN UND STRESS REDUZIEREN

Natürlich passen wir die Yogapraxis an die Energie der Follikelphase an, die für Wachstum und Kreativität steht. Lasse dich trotzdem nicht von der neu gewonnenen Leichtigkeit in einen Leistungs- oder Erwartungsdruck drängen. Bleibe kreativ und frei, genieße die Herausforderung und stürze dich in Neues. Die Haltungen werden fließender und kraftvoller, die tiefe Atmung, an der sich die Bewegung orientiert, bleibt. Bloß kein Stress.

YOGA IM FLOW

Die innere Bewegung der Follikelphase spiegelt sich in der Bewegung deiner Yogapraxis. Du wirst lernen, deinem Inneren zu folgen, indem die Bewegungen auf deiner Atmung aufbauen und ihr folgen. Nutze sie als deinen Rhythmus, der schneller und langsamer werden darf. Die Yogaflows, die in dieser Phase auf dich warten, unterstützen deine Kreativität. Lasse dich auf Neues ein und übe dich darin, Bekanntes mit einem frischen Blick zu sehen. Das kann dich inspirieren, deinen Gedanken und Gefühlen freien Lauf zu lassen.

CLEVERES CARDIOTRAINING ALS ERGÄNZUNG

Manchmal reicht die Yogamatte für die Energie, die du in dieser Zeit spürst, einfach nicht aus. Ich will dich nicht bremsen, sondern vielmehr bestärken, dem nachzugehen. Ergänze deine Yogapraxis einfach durch sanftes Cardiotraining – im besten Fall durch eines, das keinen zusätzlichen Stress bedeutet. Zwei bis drei Einheiten HIIT, funktionelles Training oder Joggen können deine Zyklusbalance unterstützen.

OVULATIONSPHASE: FEUER UND KRAFT

Der Höhepunkt deines Zyklus darf der Höhepunkt von allem werden, was du tust. Die Energie ist da, bei vielen auch die Motivation, das Selbstbewusstsein und das Feuer. An diesem Punkt ist nicht nur der Östrogen-, sondern auch der

Testosteronwert am höchsten, was bedeutet, dass du am meisten männliche, also Yang-Energie, in dir trägst. Testosteron begünstigt außerdem das Muskelwachstum und den Kraftaufbau. Deine Yogapraxis darf jetzt feurig und kraftvoll sein.

Ich weiß, dass es Frauen gibt, die durch den Mittelschmerz dieses High an Energie nur bedingt oder vielleicht gar nicht erleben. Falls du dazugehörst, geh es auch jetzt sanfter an und höre auf deinen Körper. Die Yogaeinheiten, die du hier kennenlernst, sind auch für dich eine gute Option und können Schmerzen lindern. Übe alternativ die Einheiten der Menstruationsphase.

WACHSTUM UND FLOW: KRAFT AUFBAUEN DANK YOGA

Schon in der Follikelphase üben wir dynamische Yogaeinheiten, die darauf ausgelegt sind, deine Kraft zu steigern. Während des Eisprungs machen wir genau an dieser Stelle weiter. Um Muskeln aufzubauen, braucht es nicht unbedingt klassisches Krafttraining – auch wenn es eine Option sein kann. Wenn du dich danach fühlst, mach es. Was ich aber sagen will: Yoga kann genauso Krafttraining sein.

Egal ob fließende Vinyasa-Klassen oder Hatha-Yoga, bei dem die Positionen länger gehalten werden, es braucht einen gewissen Trainingsreiz, der deine Muskulatur wachsen lässt und Stärke aufbaut. Das ist nämlich nicht das Gleiche. Da wir keine Gewichte steigern können, sondern »nur« mit unserem Körpergewicht arbeiten, kommt die Yogapraxis – im Gegensatz zum Krafttraining – irgendwann an ihre natürlichen Grenzen. Das muss aber kein Nachteil sein. Kraft bedeutet nicht unbedingt größere Muskeln, sondern genauso, dass wir weniger schnell ermüden. Das kann man durch eine feurige Yogapraxis bestens trainieren.

Yoga ist und bleibt eine ganzheitliche Praxis. Die Kraft wirst du deshalb nicht nur physisch wahrnehmen. Ich habe selbst erlebt, wie mein Körper durch fließendes Yoga auf eine wundersame und sehr heilsame Art kräftiger wurde. Nämlich von innen heraus. Tiefliegende Muskulatur wird aktiviert, gleichzeitig das Nervensystem beruhigt, Stress abgebaut, die Hormone in Balance gebracht und durch Achtsamkeit das Bewusstsein erweitert. Was könnte kraftvoller sein als das?

NOCH MEHR FEUER FÜR DEINE PRAXIS: YOGA ALS KRAFTTRAINING

Um deiner Yogapraxis ordentlich einzuheizen, kannst du folgende Tipps umsetzen. Die findest du natürlich auch in den noch folgenden Flows:

- Mache aus deinem Krieger 1 beziehungsweise High Lunge eine dynamische Variante mit acht bis zehn Wiederholungen.
- Halte die Plank länger, als du es in einem Flow machen würdest.
- Baue Liegestützen ein.
- Übe den Sonnengruß fünf bis zehn Runden.
- Bleibe in der Goddess-Position und hebe deine Fersen ab.

Wenn du an dieser Stelle noch nicht verstehst, wovon ich rede, kein Problem. Die weiteren Seiten dieses Buches werden dir nach und nach alles Wesentliche erklären. Auch ohne Yogavorkenntnisse findest du hier alles, was du für deine Zyklusbalance-Praxis brauchst.

WIE DU DICH SELBST HERAUSFORDERN KANNST

Fragst du dich, ob ich »nur« Yoga mache? Nein. Warum? Weil ich mich nicht einschränken möchte. Meine größte Herausforderung ist es, meine Bedürfnisse zu hören. Gerade wenn ich spüre, wie die Energie zurückkommt, habe ich das Gefühl, sie regelrecht zu verkörpern. Was ich also mache: Ich ergänze meine Yogapraxis. Natürlich nur, wenn ich das wirklich fühle. Das kannst du auch – bitte ohne Druck und ohne den Gedanken, dass du es musst. Ergänze deine Yogapraxis optional durch:

- Krafttraining mit Gewichten
- Ballett Barre und kraftvolle Pilateseinheiten
- HIIT
- Cardiotraining jeder Art: Cycling, Radfahren, Joggen

LUTEALPHASE: ALLES KANN, NICHTS MUSS

Zu Beginn der Lutealphase klingt die Energie des Eisprungs noch etwas nach. Solange das der Fall ist, *trust your feelings*, treibe Sport und bewege dich. Das Motto der Lutealphase ist: Alles kann, nichts muss. Das sollte sowieso immer gelten, aber es gibt schon einen Grund, warum ich es an dieser Stelle noch einmal betone. Vergiss nicht, dass dein Körper umso mehr Energie benötigt, je näher es Richtung Menstruation geht. Das bedeutet erstens, mehr zu essen, wenn du Hunger hast, und zweitens, weniger energieziehenden Sport zu treiben und mehr Pausen zu machen. Deine Yogapraxis passen wir einfach an.

PAUSEN SIND WICHTIG

Wir machen wahrscheinlich alle zu wenig Pausen. Nicht nur während der Lutealphase. Spätestens jetzt solltest du es dir wirklich zu Herzen nehmen. Egal ob du an PMS leidest, einen Energieabfall bemerkst, dich nicht mehr gut fokussieren kannst, mehr Schlaf brauchst oder oder oder: Selbst wenn du es kaum wahrnimmst, arbeitet dein Körper auf Hochtouren und braucht Energie. Nicht ohne Grund werden viele Frauen in dieser Phase von Heißhunger heimgesucht. Leider ist in einigen Köpfen verankert, dass wir dieses Mehr an Appetit mit mehr Sport, und damit meine ich High-Intensity-Sport, ausgleichen müssen. Bitte mach das nicht. Dein Körper braucht Reserven für eine potenzielle Schwangerschaft und nicht für die nächste Trainingseinheit. Hinzu kommt, dass dein Körper sich träger anfühlen kann. Vielleicht fällt dir jetzt alles etwas schwerer. Das liegt während der Lutealphase in den seltensten Fällen an deinem inneren Schweinehund, sondern an deinem Zyklus.

Treibst du trotzdem intensiv Sport, kann der Schuss nach hinten losgehen. Statt das gute Nach-dem-Sport-Gefühl zu erleben, bist du eventuell noch erschöpfter und setzt deinen Körper zusätzlichem Stress aus, den er nicht gut vertragen kann. Bewegen sollst du dich trotzdem – aber eben sanft. Und genau dafür hast du deine Yogaroutine.

YOGA IN DER LUTEALPHASE

Ich habe die Erfahrung gemacht, dass Bewegung immer hilft, vorausgesetzt ich passe sie an mein inneres Gefühl an und orientiere mich an meinem Wohlbefinden. Wenn die grauen Wolken der Lutealphase aufziehen, roll die Yogamatte aus. Das Atmen beruhigt das Nervensystem. Zusätzlich wirken die Körperhaltungen auf deine innere Haltung und lassen Ruhe einkehren. So kannst du die Asanapraxis nutzen:

- Nach innen gekehrte Haltungen, wie zum Beispiel Vorbeugen, helfen zu reflektieren, Gefühle zu beobachten und mit ihnen Frieden zu schließen.
- Leicht öffnende Haltungen, also sanfte Rückbeugen, können für eine veränderte Perspektive sorgen, die manchmal in dieser Zeit verlorengeht.

Leidest du außerdem an Unterleibsschmerzen, unterstütze den Körper durch sanfte Dehnungen, die für Weite sorgen und zusätzlich Spannungen lösen. Besonders im Beckenbereich sind alle öffnenden Haltungen willkommen. Um das auf möglichst mitfühlende Art zu tun, empfehle ich wieder sanftere Yogaeinheiten oder Yin-Yoga.

Kreiere deine eigene Praxis: mit dem Zyklus in Balance

Bei all den Tipps, die ich dir hier gebe, gibt es eine Sache, die für mich viel wichtiger ist, als dass du dich daran hältst: Hör auf dich und vertraue deinen Gefühlen. Statt ein Einheitsprogramm zu kreieren, das allen hilft, möchte ich lieber etwas kreieren, das dir hilft, dein eigenes Programm zu erstellen. Wenn du nicht richtig weißt, wie du damit anfangen sollst, dir nicht sicher bist, was dir guttut und was du brauchst, ist Orientierung hilfreich. Genauso sehe ich dieses Buch. Aus eigener Erfahrung kann ich sagen, dass mir Wissen immer geholfen hat, Dinge einzuordnen, wahrzunehmen und zu verstehen. Das passiert dir hoffentlich auch mit jeder Zeile, die du hier liest. Ich möchte Achtsamkeit schaffen und dir das Gefühl geben, dass alles, was du als Teil deines Zyklus fühlst, normal ist. Was ich mir und dir also wünsche: Nimm das, was du hier liest, auf und passe es an dich an, hinterfrage es immer wieder und finde so eine Balance mit deinem Zyklus.

SO ERSTELLST DU EINE YOGAPRAXIS, DIE ZU DEINEM ZYKLUS PASST

Die Grundlagen für deine Yogapraxis haben wir längst gelegt. Das Stichwort ist Achtsamkeit. Egal was du machst, mach es bewusst, urteilsfrei, mit viel Mitgefühl, Akzeptanz und Ehrlichkeit. Ich möchte dir jedoch nicht nur Worte mit auf diesen Weg geben, sondern eine Schritt-für-Schritt-Anleitung. Mir persönlich hilft eine Routine. Und obwohl ich die ganze Zeit betone, wie wichtig es ist, alles wahrzunehmen, braucht es oft zuerst einmal den Raum und die Zeit dafür. Beides ist in der Schnelllebigkeit des Alltags oft schwer zu finden. Vielleicht hilft es dir, wenn du dir zu Beginn einen Zeitslot suchst, am besten am Morgen. Dann kannst du sofort hiermit loslegen:

1. CHECK-IN. EINSTIEG IN JEDES TRAINING: WIE GEHT ES DIR HEUTE?

Dieser Check-in bildet die Basis, um bewusst wahrzunehmen, voreilige Schlüsse zu vermeiden und dich mit deiner Intuition zu verbinden. Für mich funktioniert das am besten so:

- **Schließe die Augen und atme:** Atme bewusst ein und aus, um ganz im Hier und Jetzt anzukommen. Die Augen zu schließen kann helfen, den Fokus bei dir zu lassen.
- **Fühle deinen Körper:** Während du atmest, beobachte deinen Körper. Wo fühlt sich dein Körper leicht an? Wo existieren Spannungen? Wie sieht die Bewegung deines Geistes aus?

☾ **Reflektiere:** Wie fühlst du dich? Wie ist dein Energielevel? Was oder welche Bewegung würdest du intuitiv machen? Falls du es sofort fühlst, geh diesen Bewegungen nach. Nutze auch die Fragen auf Seite 141.

2. AN EASY WAY TO START: WARM-UP FÜR ALLE ZYKLUSPHASEN

Ich bin davon überzeugt, dass in unserem Körper und unserem körperlichen Empfinden sehr viel steckt, das wir nicht immer beschreiben oder greifen können. Bewegung kann dafür sorgen, dass du plötzlich genau weißt, wohin es geht und was du brauchst. Um es dir leichter zu machen, gebe ich dir hier ein Warm-up, das du jeden Tag üben kannst. Wenn die Zeit sehr knapp ist, dann mach einfach nur das. Es ist mehr als ein Aufwärmprogramm für deinen Körper. Durch die Bewegung an sich bekommst du vielleicht Antworten auf die Fragen, die du dir im Check-in gestellt hast oder dir wird plötzlich ganz klar, was du eigentlich fühlst. Man nennt das auch Embodiment. An dieser Stelle heißt es also: Kopf aus, Gefühl an.

1. Sufi-Kreise

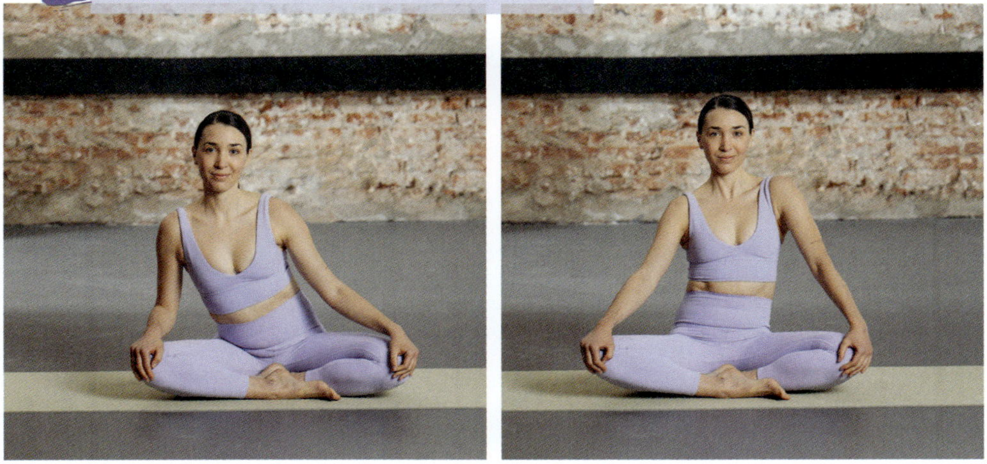

2. Rotation und Flankendehnung im Sitzen

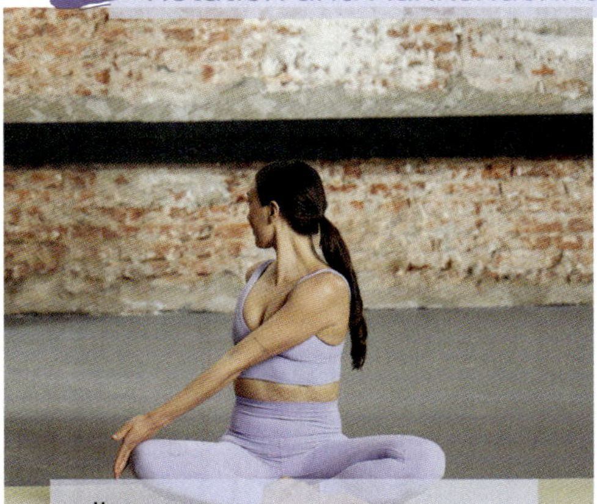

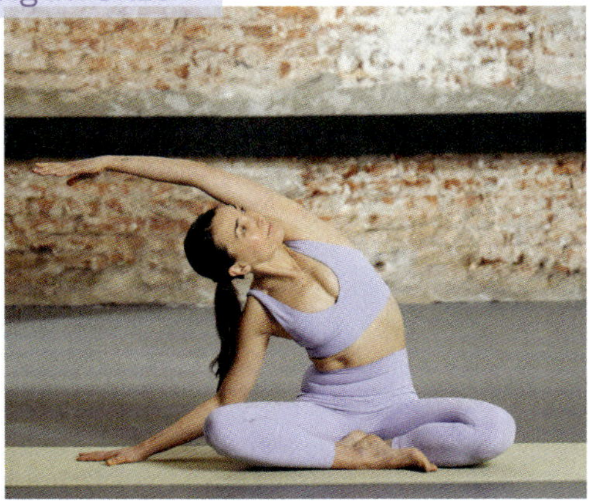

Übe auch zur anderen Seite.

3. Katze–Kuh

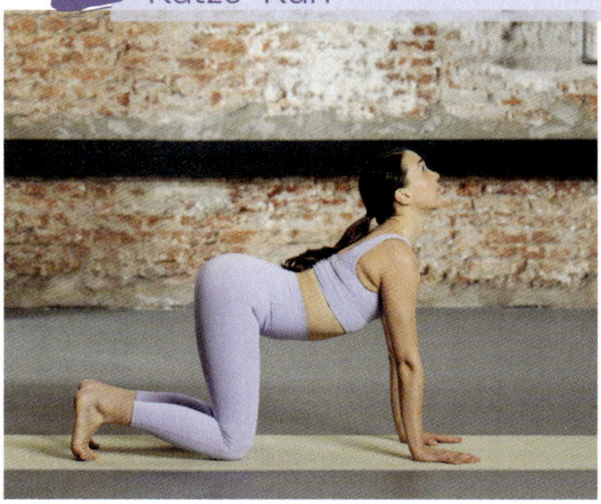

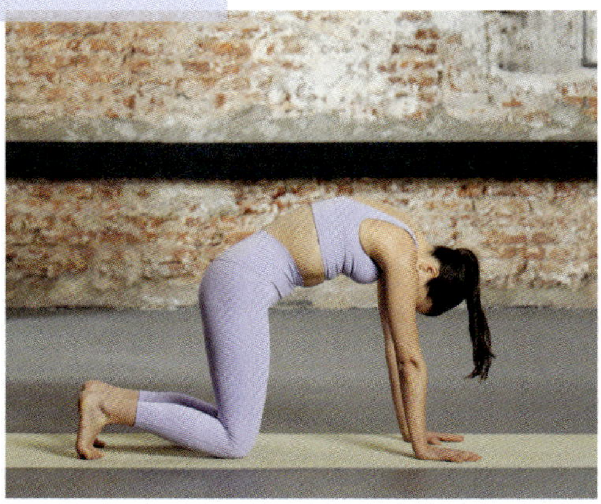

3. LISTEN, FLOW AND FOLLOW: DIE YOGAPRAXIS FÜR DEINEN ZYKLUS

Trackst du deinen Zyklus auf irgendeine Art und Weise, weißt du immer, in welcher Zyklusphase du bist, und kannst dich so ganz einfach an die unterschiedlichen Flows halten. Möchtest du dir selbst einen Monatsplan zusammenstellen, hilft es, einzelne Tage zu markieren. Plane drei bis vier feste Yogadates pro Woche mit dir selbst und halte es dir offen, sie an den anderen Tagen zu ergänzen oder eine andere Art der Bewegung passend zu deiner Zyklusphase zu nutzen. Ziel ist es, irgendwann nicht nur einem Plan zu folgen, sondern ein Gefühl dafür zu haben, was dein Körper braucht.

Nutze gern diese Vorlage, um dir mithilfe der Yogaflows, die du im nächsten Kapitel findest, einen Plan zu erstellen. Es bietet sich an, dabei auch Selfcare-Zeit zu planen. An den Zeichen erkennst du ungefähr die Phasen deines Zyklus. Je nach Länge kann sich das natürlich auch ein wenig verschieben.

Zyklusbalance: dein Yogaplan

Tag 1

Tag 2

Tag 3

Tag 4

Tag 5

Tag 6

Tag 7

Tag 8

Tag 9

Tag 10

Tag 11

Tag 12

Tag 13

Tag 14

Tag 15

Tag 16

Tag 17

Tag 18

Tag 19

Tag 20

Tag 21

Tag 22

Tag 23

Tag 24

Tag 25

Tag 26

Tag 27

Tag 28

Deine Yogapraxis für die einzelnen Zyklusphasen

Jetzt setzen wir alle Theorie – endlich – in die Praxis um und üben die einzelnen Yogaflows für die unterschiedlichen Phasen. Keine Sorge, ich leite dich dabei Schritt für Schritt an. Lasse dich bloß nicht abschrecken, falls du noch nie Yoga gemacht hast. Meine Tipps, um die Flows zu üben:

- Übe zuerst die einzelnen Haltungen mithilfe der Bilder und Beschreibungen.
- Füge immer mehr Haltungen aneinander. Wiederhole das, bis du sicherer wirst.
- Übe deine Miniflows in Verbindung mit der Atmung.
- Übe dann in deiner Zeit den ganzen Flow und erlebe die Wirkung der Bewegung.

Die Yogapraxis während der Menstruation kann sich langsam aufbauen. Während sie die ersten Tage geprägt ist von ruhigen Yin-Haltungen, kannst du, wenn du dich danach fühlst, die Praxis langsam dynamischer werden lassen. Ich biete dir drei Einheiten an, die sich wunderbar eignen. Bevor die eigentliche Praxis beginnt, nimm dir Zeit für die Atmung, die du gleich am Anfang des Kapitels »Die einzelnen Asanas für deine Zyklusbalance« findest.

DIE YOGAPRAXIS FÜR DIE MENSTRUATIONSPHASE

Yin-Yoga für die Menstruation

Für die gesamte Praxis gilt: Nimm die Haltungen so ein, dass du eine sanfte Dehnung spürst. Die Betonung liegt auf sanft. Im Yin-Yoga geht es darum, dass dein Körper selbst in die Haltungen findet. Deshalb werden sie auch drei bis fünf Minuten gehalten. Dafür kannst du zum Beispiel einen Timer verwenden. Wenn du dich in einer Position besonders gut fühlst, bleibe einfach länger drin. Ich empfehle zur Unterstützung ein Yogabolster oder Yogablöcke (oder dicke Bücher). Du darfst ruhig Socken tragen. Statt einer Yogamatte kann ein warmer Untergrund wie ein Teppich angenehm sein. Du kannst auch eine dünne Decke über deiner Yogamatte ausbreiten.

Gehe nach der Atemübung in eine Position nach der anderen, halte sie jeweils drei bis fünf Minuten, löse auf, übe gegebenenfalls zur anderen Seite und komme in die nächste. Alles langsam, ruhig und mit dem Fokus auf dem Fühlen deines Körpers. Genauere Beschreibungen der Asanas findest du am Ende des Buches im Kapitel »Die einzelnen Asanas für deine Zyklusbalance«.

1. Liegender Schmetterling

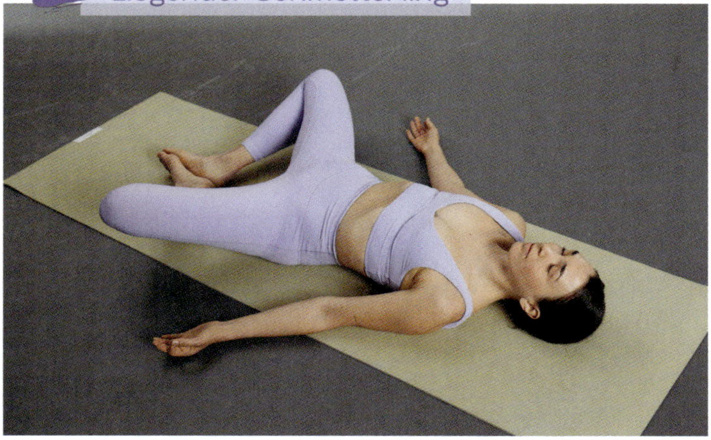

2. Liegendes Nadelöhr

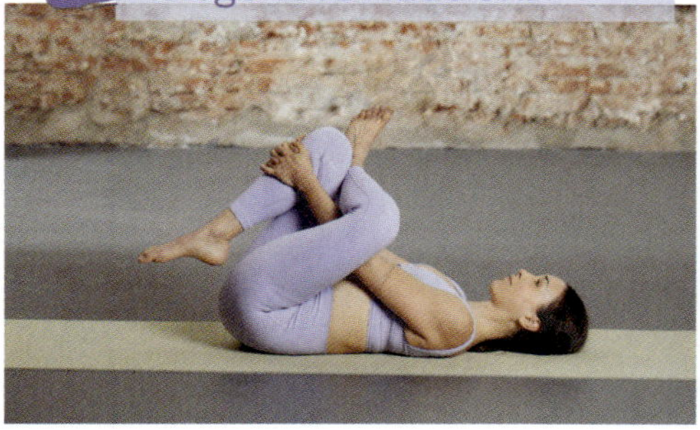

3. Einbeinige Vorbeuge

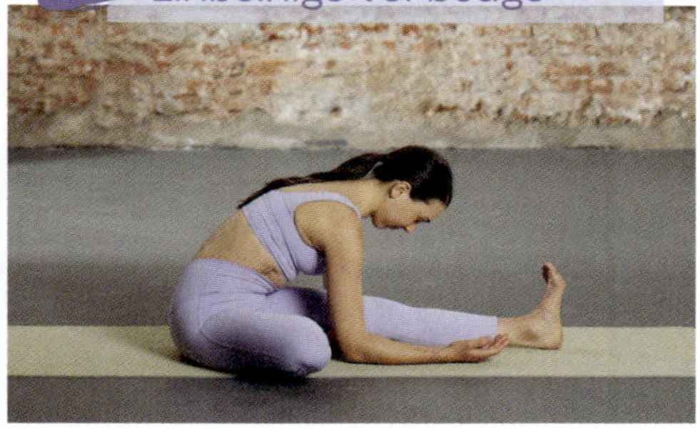

4. Grätsche

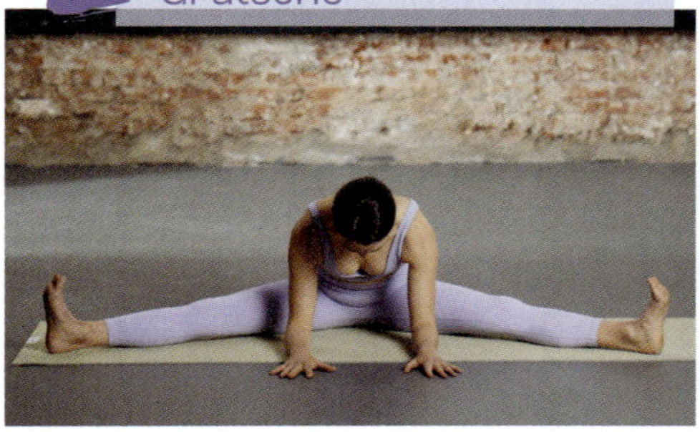

5. Sphinx

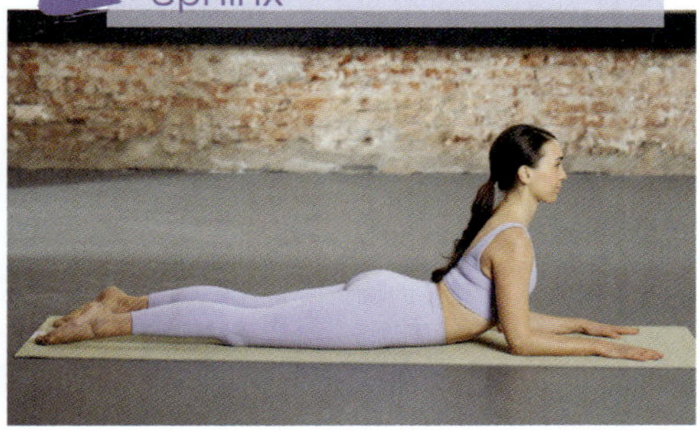

6. Taube

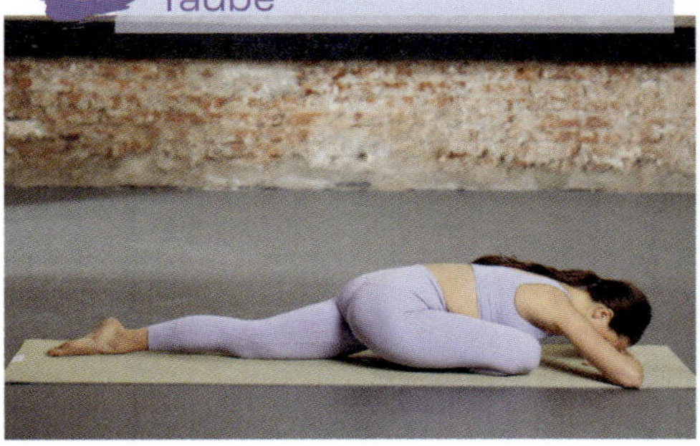

7. Korkenzieher

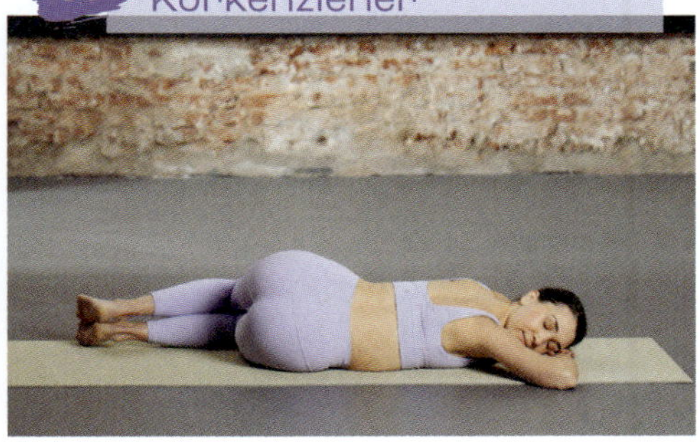

8. Schulterbrücke

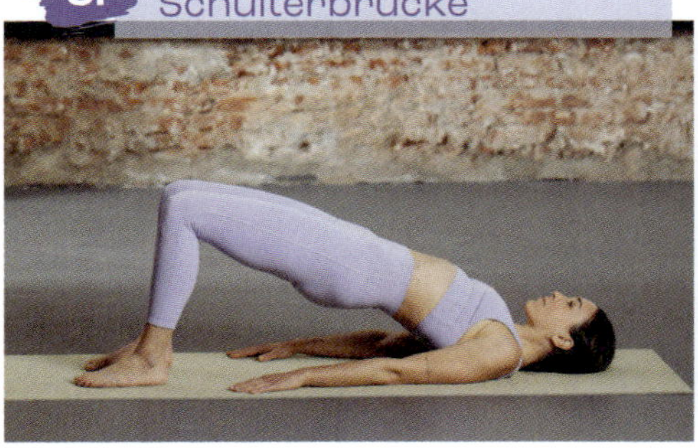

9. Savasana

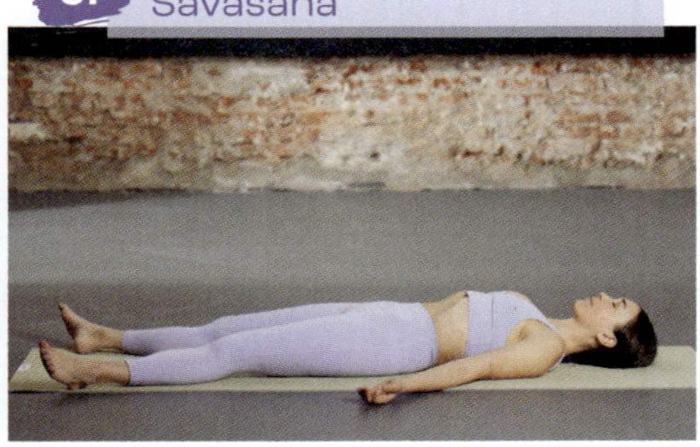

Softer Flow für die Menstruationsphase

Dieser softe Flow beinhaltet mehr Bewegung als die sehr ruhige Yin-Yogapraxis. Das kann guttun, wenn deine Energie langsam zurückkommt, also an Tag drei oder vier deiner Menstruation, oder wenn du dich nach Bewegungen sehnst, die die Energie zum Fließen bringen. Für diese Praxis gilt: Übe langsam, konzentriere dich auf eine tiefe Atmung und gib dir Spielraum, deinem Körper und deinem Gefühl zu folgen. Genauere Beschreibungen der Asanas findest du am Ende des Buches im Kapitel »Die einzelnen Asanas für deine Zyklusbalance«.

1. Sufi-Kreis

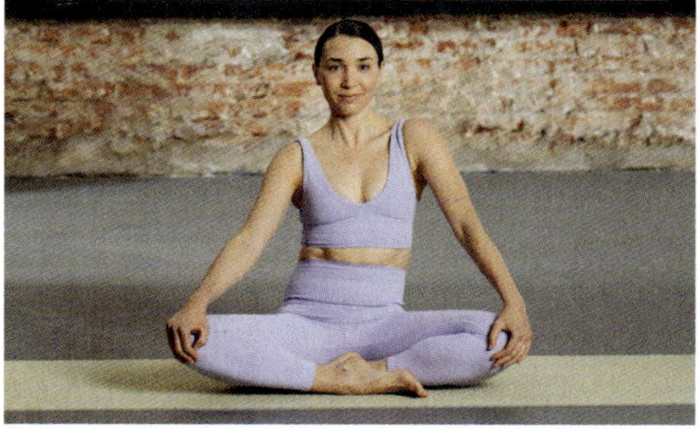

2. Dynamischer Schmetterling

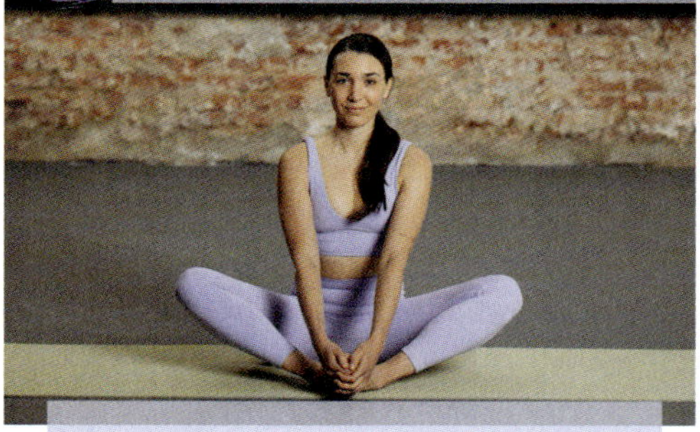

Verweile zum Schluss 3 Atemzüge lang in der Haltung.

3. Katze–Kuh

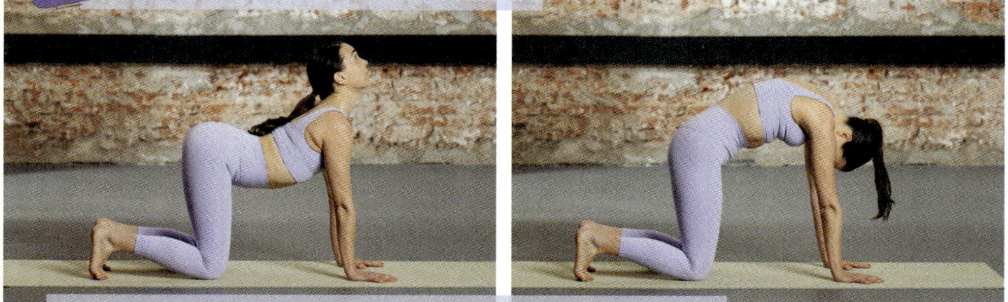

3- bis 4-mal, gern auch mit Kreisen aus der Hüfte.

4. Sphinx

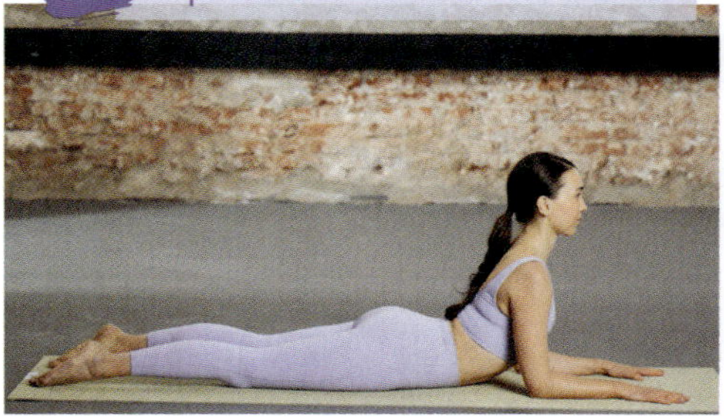

5. Herabschauender Hund

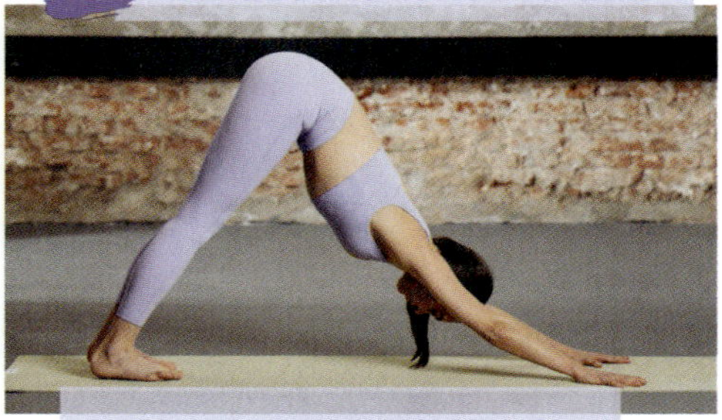

Jetzt folgt ein Flow rechts.

6. Sprinter zu Low Lunge

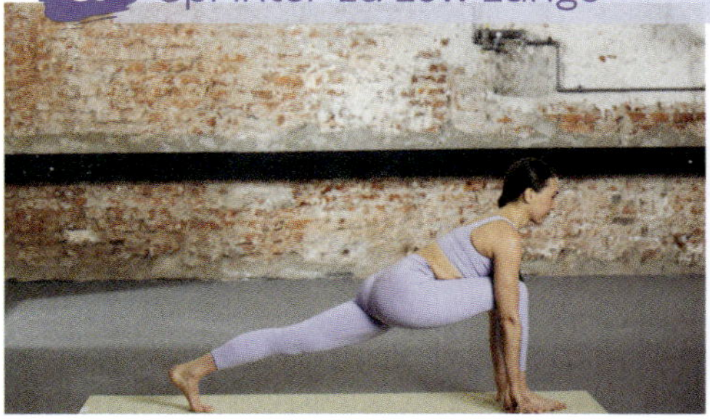

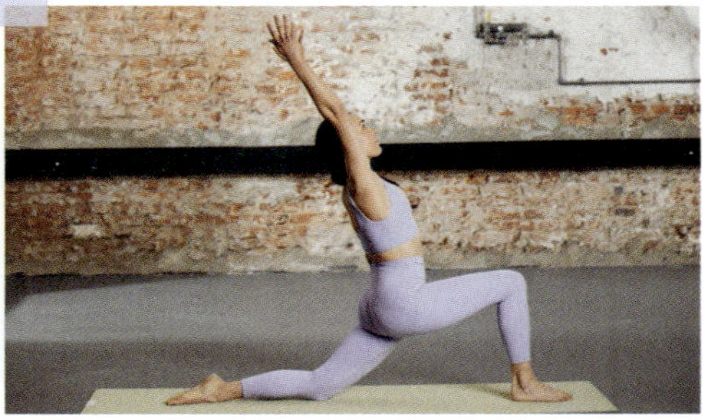

7. Eidechse

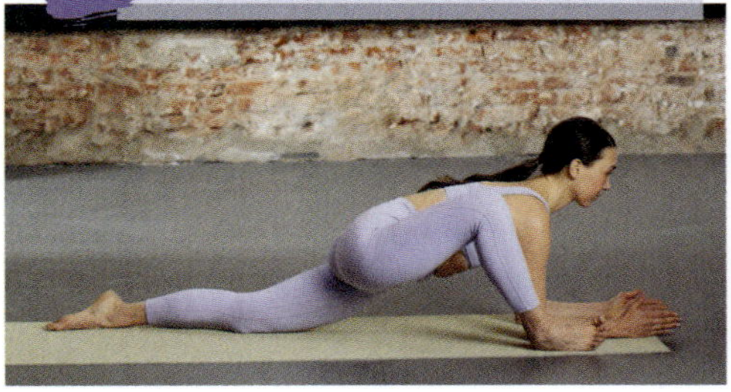

8. Taube

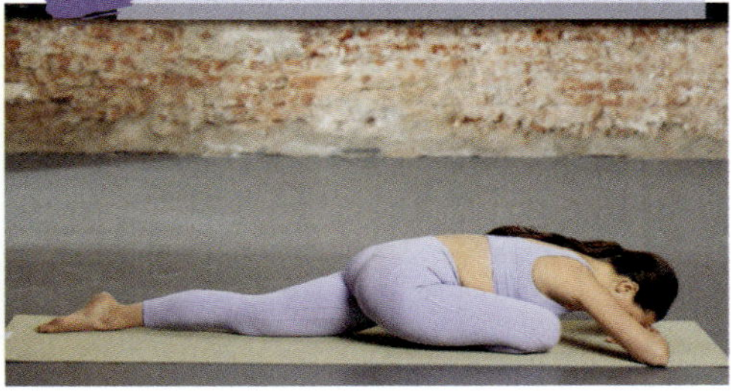

Komme anschließend wieder in den Herabschauenden Hund. Jetzt folgt der gleiche Flow links. Dann aus dem Herabschauenden Hund Knie ablegen, aus dem Sitzen ins Liegen kommen.

9. Happy Baby

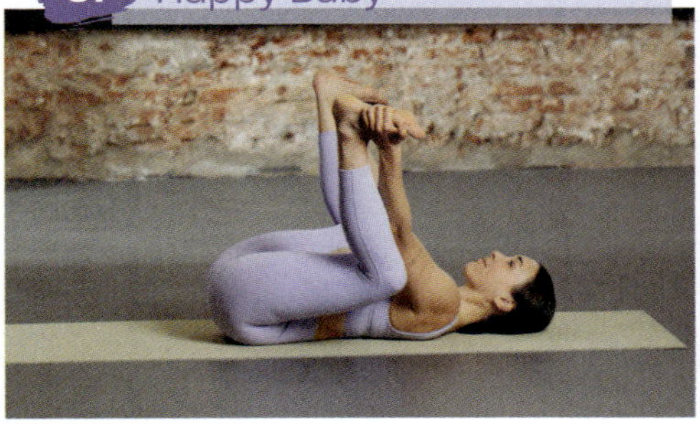

10. Savasana

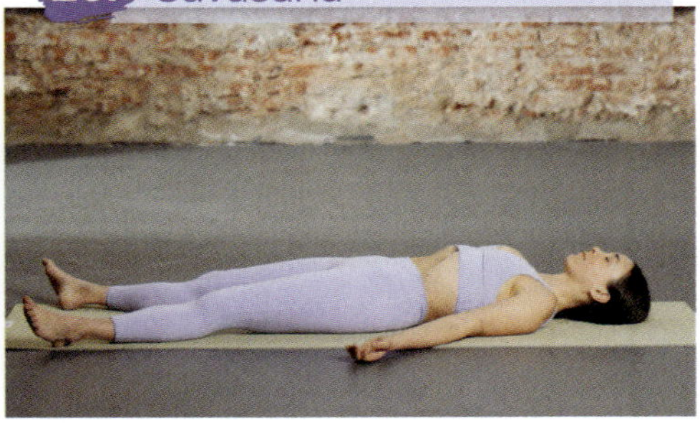

Neumond-Flow

Dieser Flow ist durch den sogenannten Mondgruß inspiriert. Es ist die Energie des Neumondes, mit der du deine Menstruation unterstützen und Intentionen für einen Neubeginn setzen kannst.

1. Prayer Pose

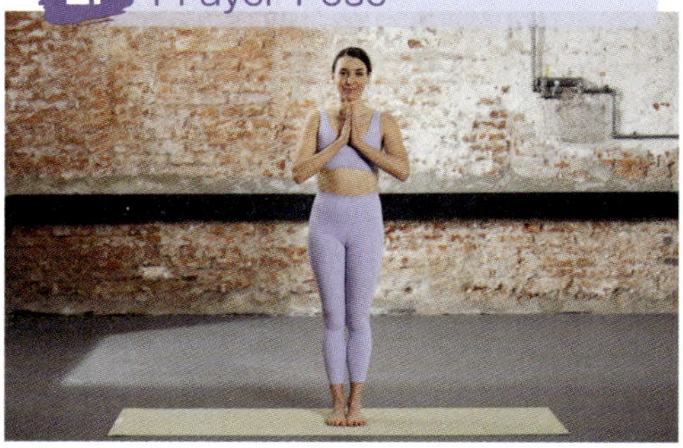

2. Goddess

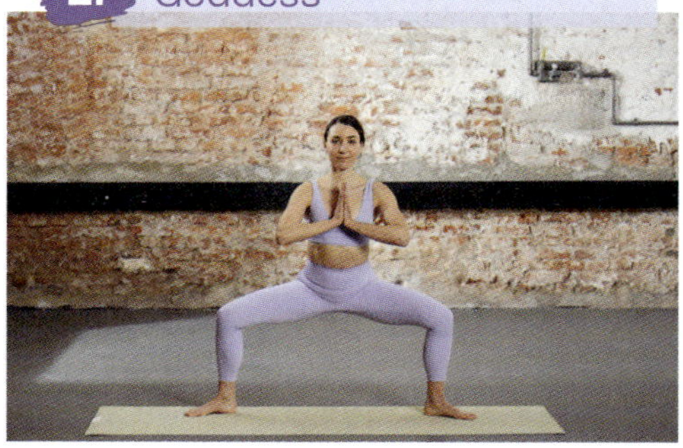

3. Trikonasana

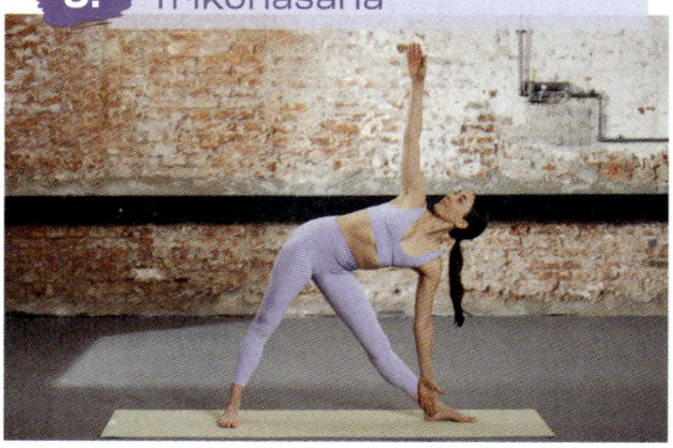

4. Sprinter

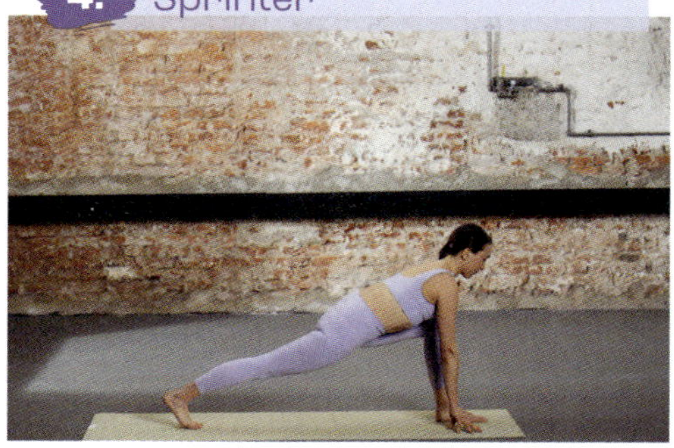

5. Goddess

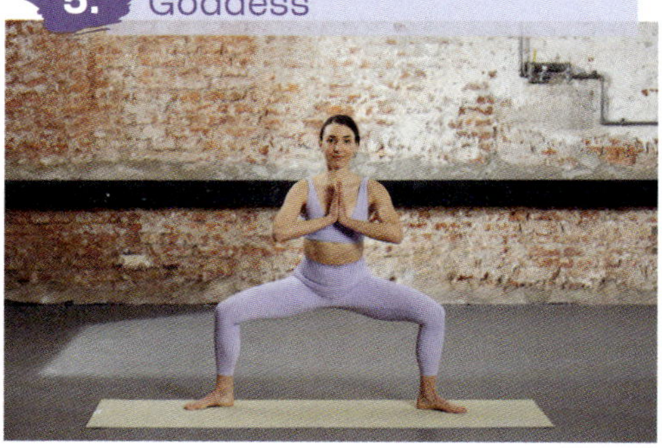

Setze den linken Fuß nach hinten, drehe dich zur anderen Seite und übe erneut:

6. Sprinter

7. Trikonasana

8. Goddess

9. Prayer Pose

DIE YOGAPRAXIS IN DER FOLLIKELPHASE

Für die Follikelphase empfehle ich dir, bei jeder Einheit den Sonnengruß zu üben (siehe Kapitel »Die einzelnen Asanas für deine Zyklusbalance«). Er bringt die Energie zum Fließen, wärmt deinen Körper auf und baut die Verbindung mit der Atmung auf. Falls du sehr wenig Zeit hast, kannst du ihn separat üben.

Deine Atmung gilt weiterhin als Fundament deiner Zyklusbalance und ist der Beginn jeder Praxis. Die Anleitung findest du ebenfalls im Kapitel »Die einzelnen Asanas für deine Zyklusbalance«.

Awakening-Flow

Dieser Flow steht für den Neuanfang. Sanfte, dynamische Bewegungen öffnen deinen Körper, wecken ihn auf und machen ihn bereit für alles, was kommen will. Besonders wohltuend in der ersten Zeit nach deiner Menstruation.

1. Flankendehnung im Sitzen

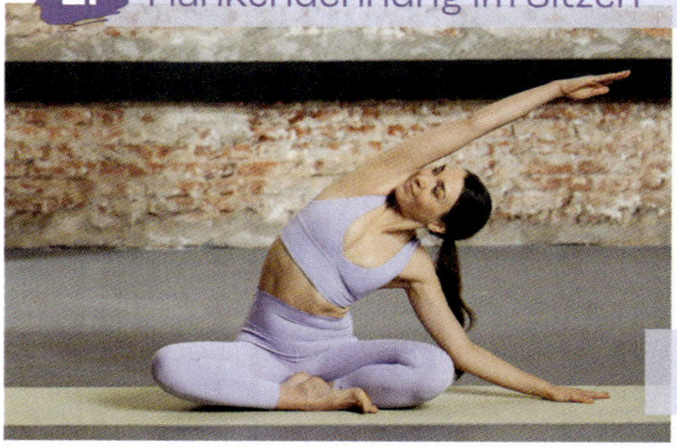

3- bis 4-mal

2. Dynamische Katze-Kuh

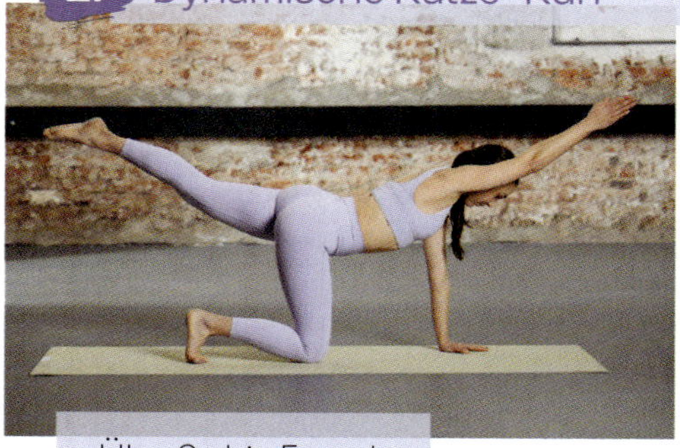

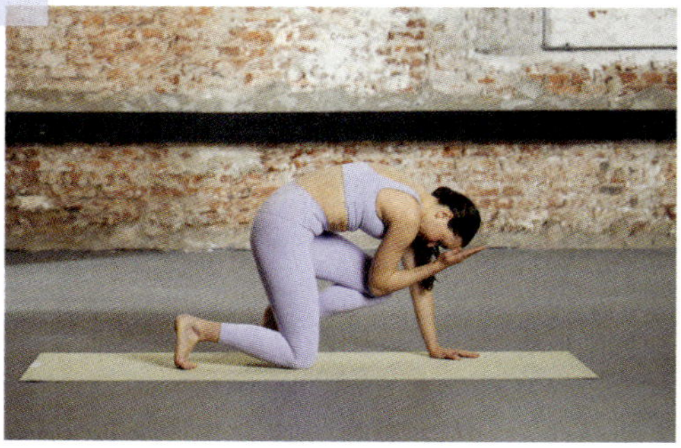

Übe 3- bis 5-mal.

3. Sonnengruß mit Übergang

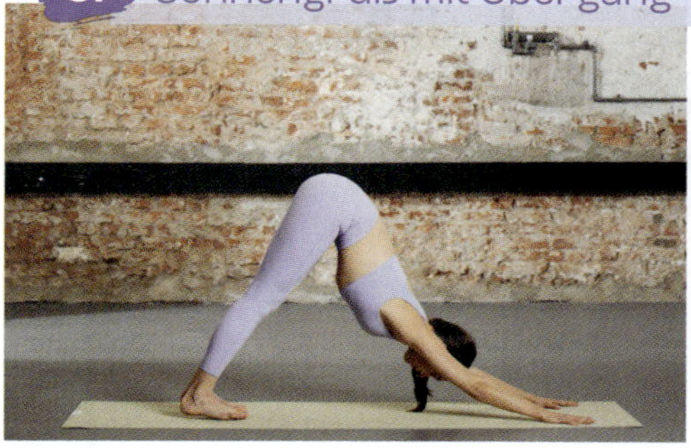

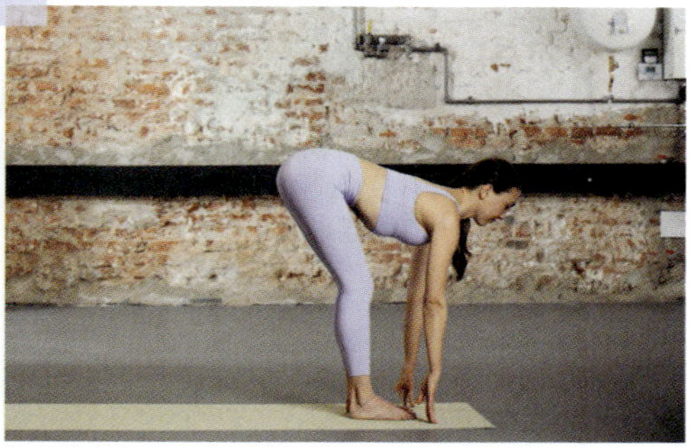

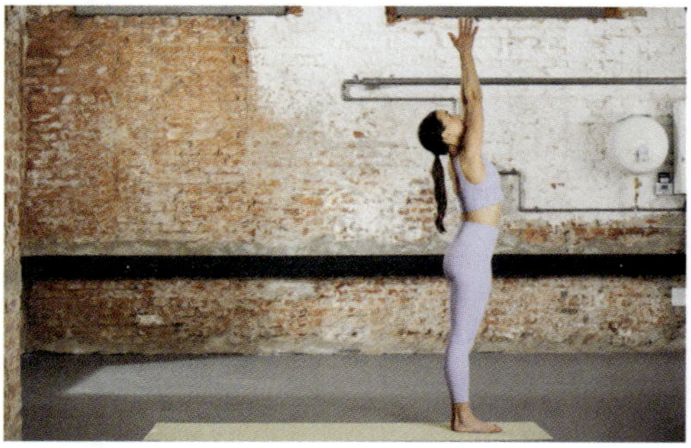

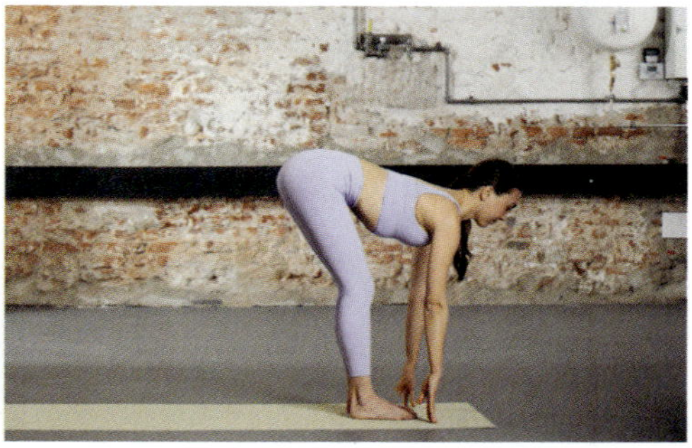

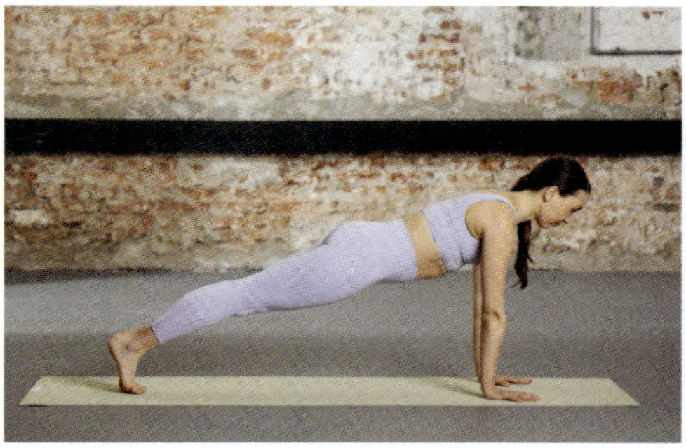

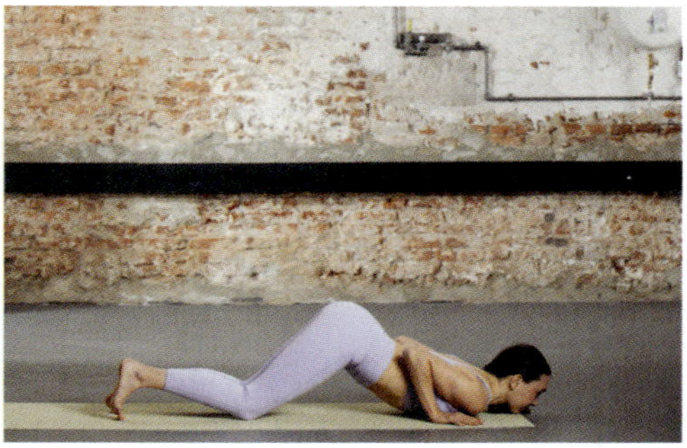

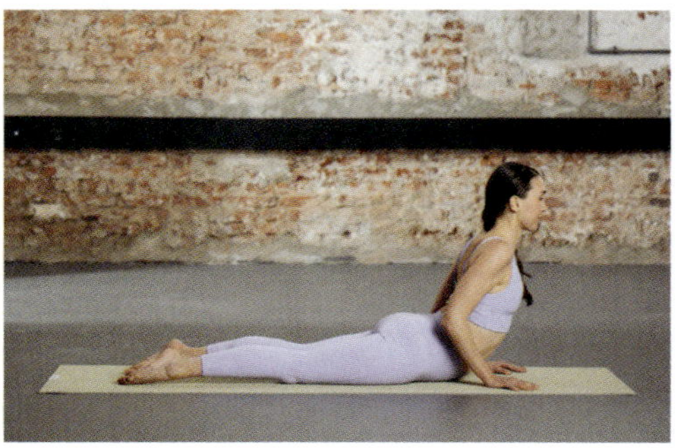

Übe den Sonnengruß etwa 3 Runden. Komme dann zurück in den Herabschauenden Hund.

Den folgenden Flow übst du zuerst rechts.

4. Spider Plank

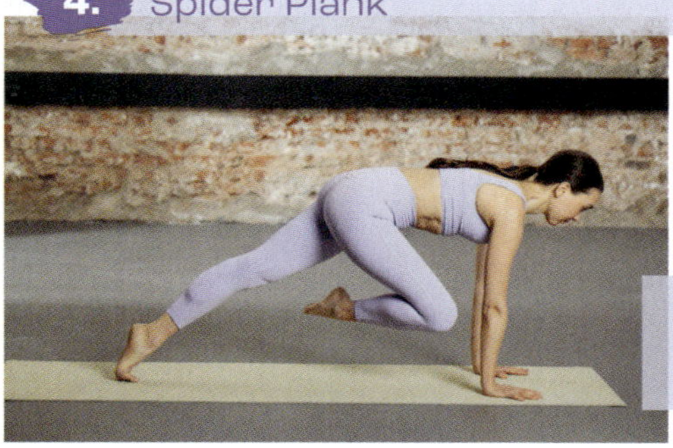

Übe das 3-mal und setze dann den Fuß zwischen deine Hände.

5. High Lunge

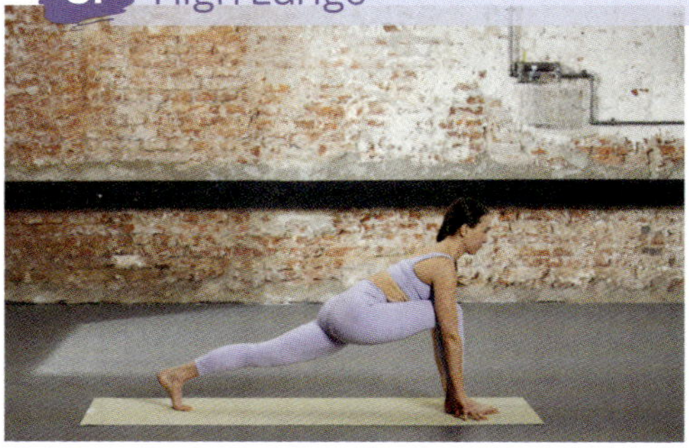

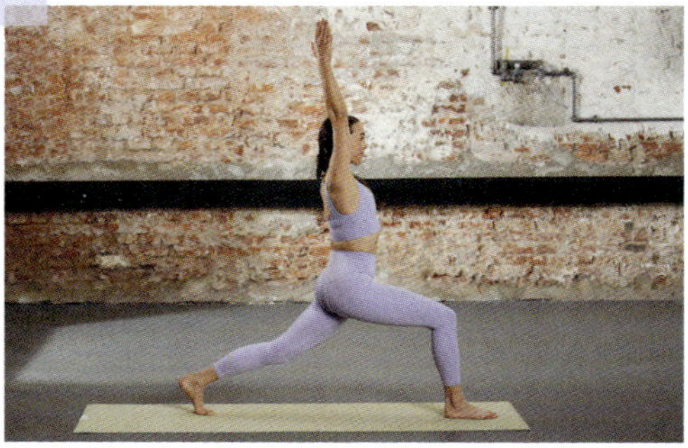

6. Low Lunge – Sprinter

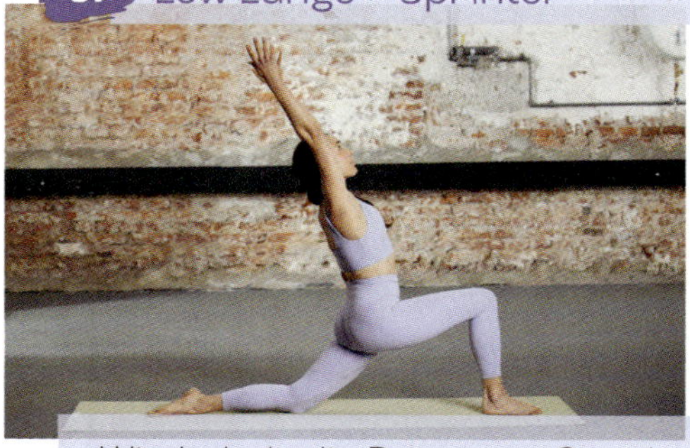

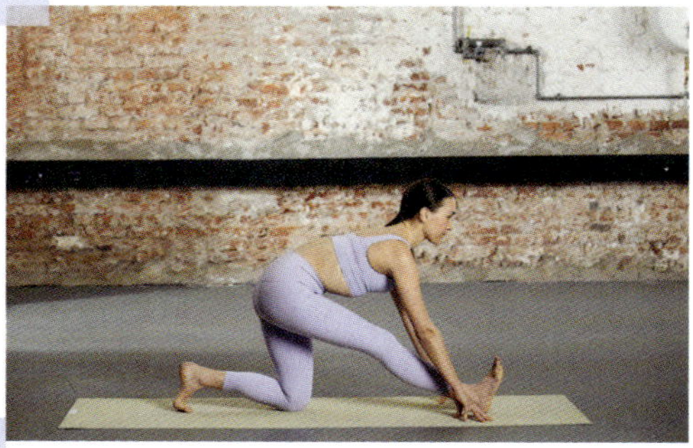

Wiederhole die Bewegung 3-mal.

7. Rotation

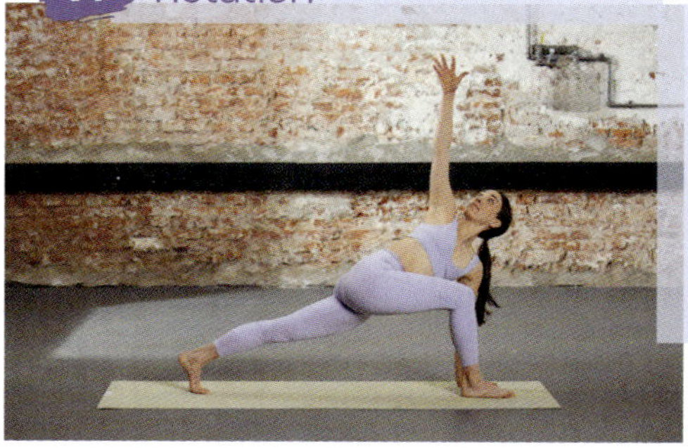

Komme zurück in den Herabschauenden Hund und wiederhole den Flow links.

Komme zurück in den Herabschauenden Hund. Lege anschließend deine Knie ab und komme in Rückenlage.

8. Schulterbrücke

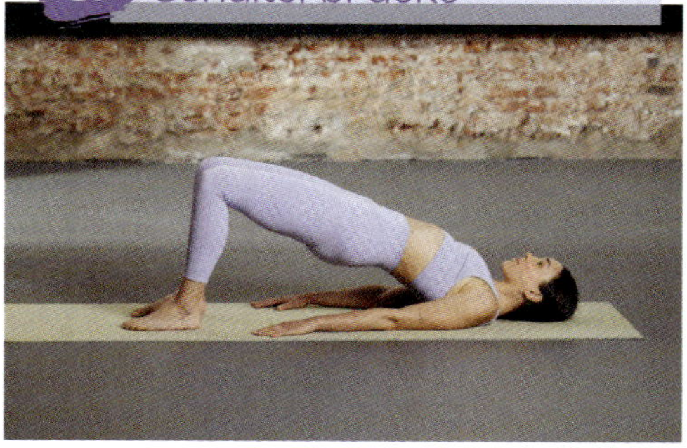

9. Savasana

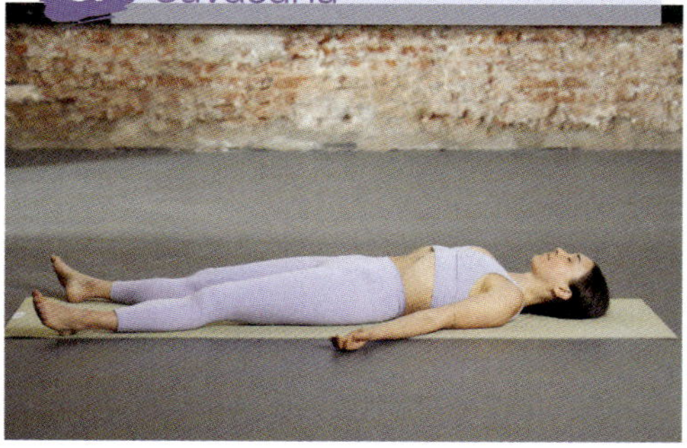

Heart Opener

Einen Neuanfang zu wagen, bedeutet, mutig zu sein und seinem Herzen zu folgen. Dieser Heart-Opener-Flow schenkt dir den Impuls, dieser Intention in der Follikelphase nachzugehen.

1. Position des Kindes

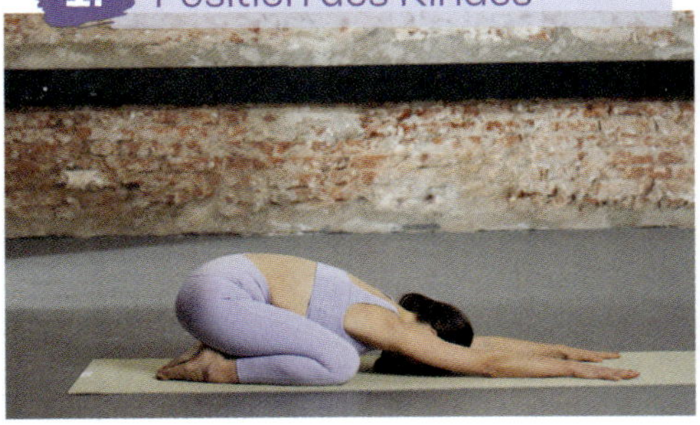

2. Nadelöhr mit den Armen

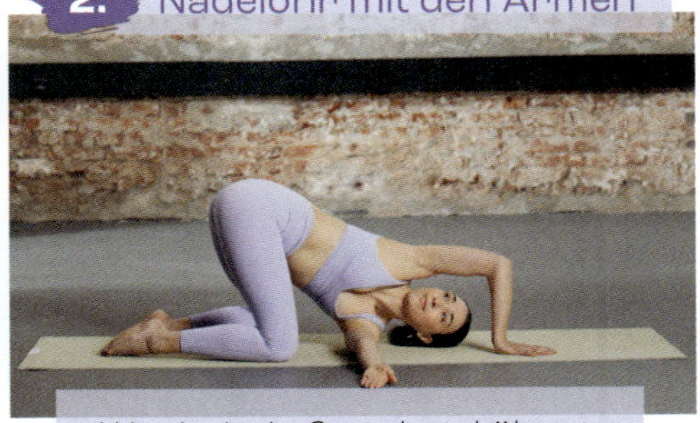

Wiederhole 3-mal und übe dann zur anderen Seite.

3. Herabschauender Hund

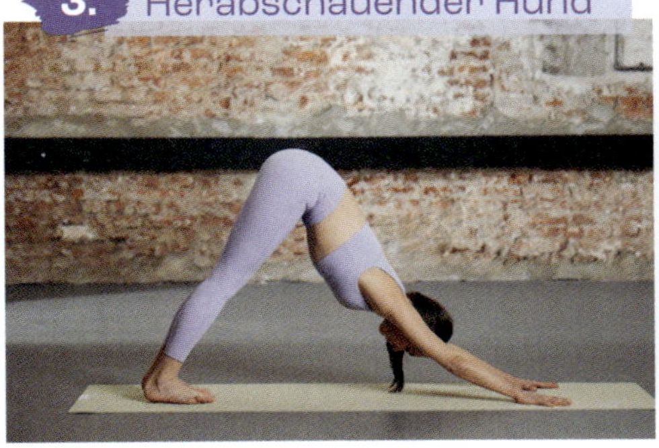

4. Easy Twist mit Rotation

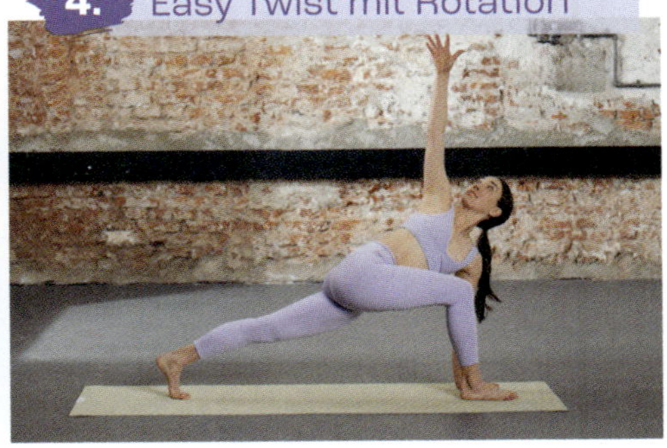

5. High Lunge mit Herzöffner

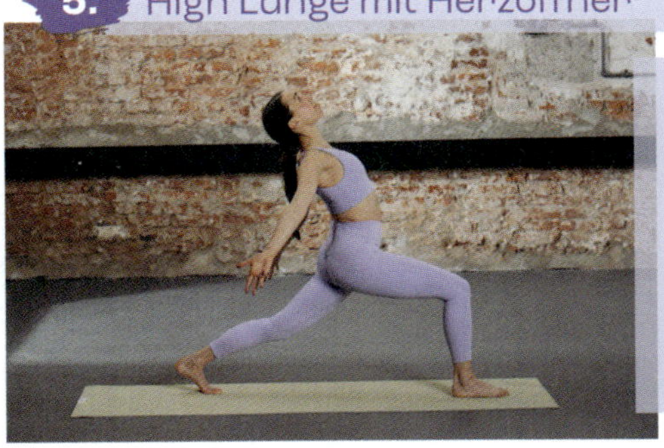

Wiederhole die Bewegungen der Arme dynamisch:

Einatmen: Strecke deine Arme nach oben.

Ausatmen: Öffne dann deine Arme komplett, drehe dabei die Handflächen nach außen.

6. Seitlicher Winkel

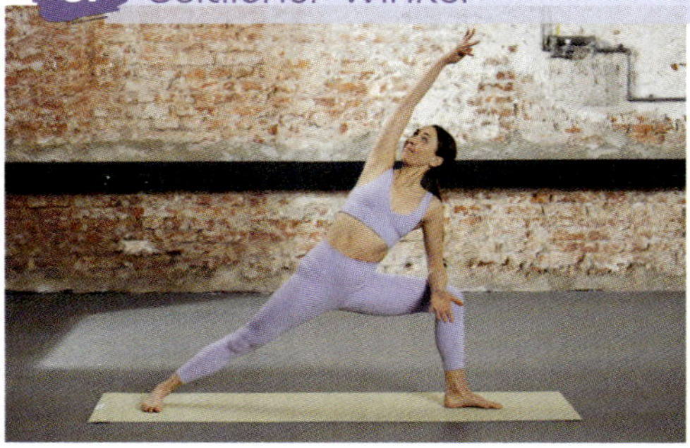

7. Herabschauender Hund

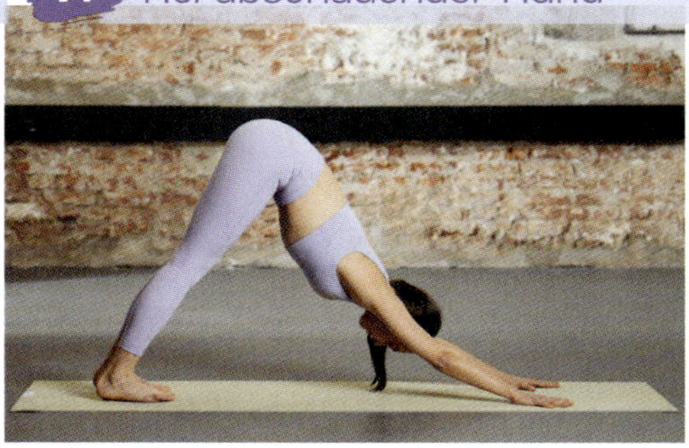

8. Kobra

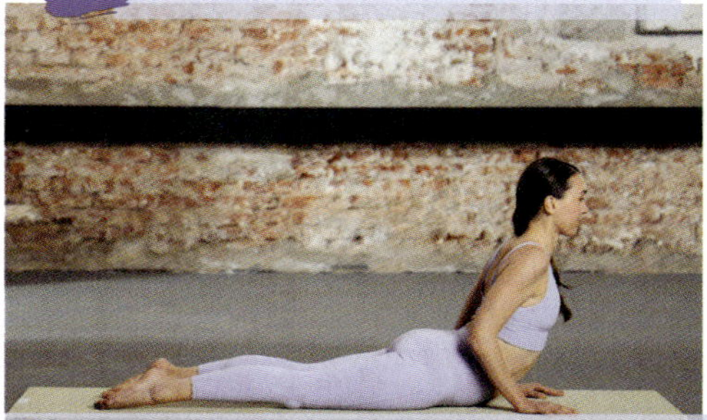

9. Vorbeuge

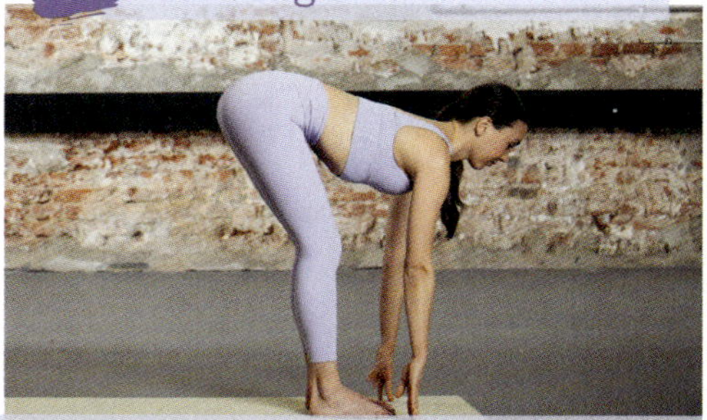

Übe die Abfolge ab 3. nun zur linken Seite und komme anschließend zum Stehen.

10. Tänzer

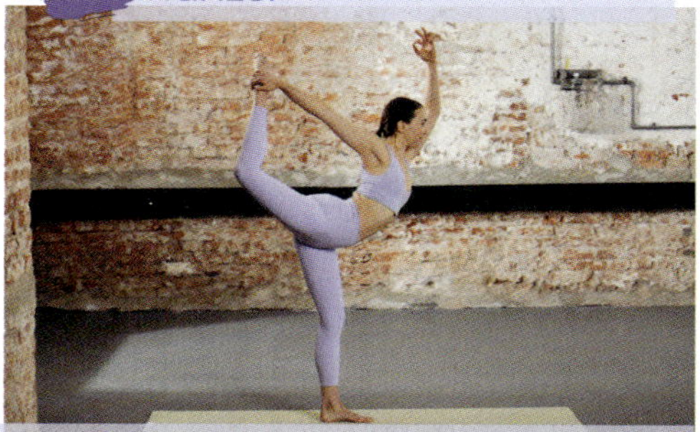

Übe nach rechts und nach links.

Komme zum Sitzen auf deine Yogamatte.

11. Twist im Sitzen

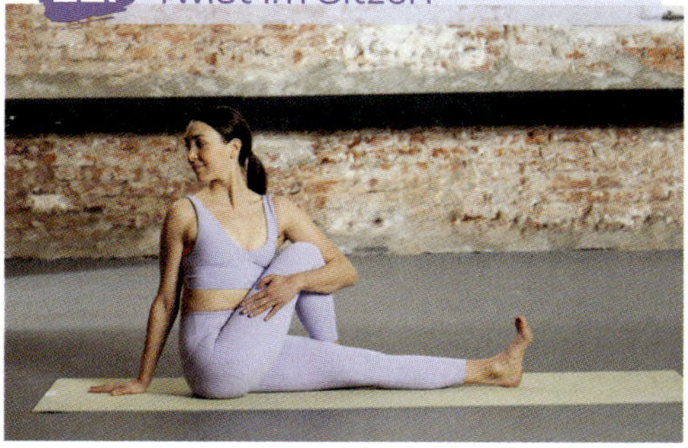

12. Fisch

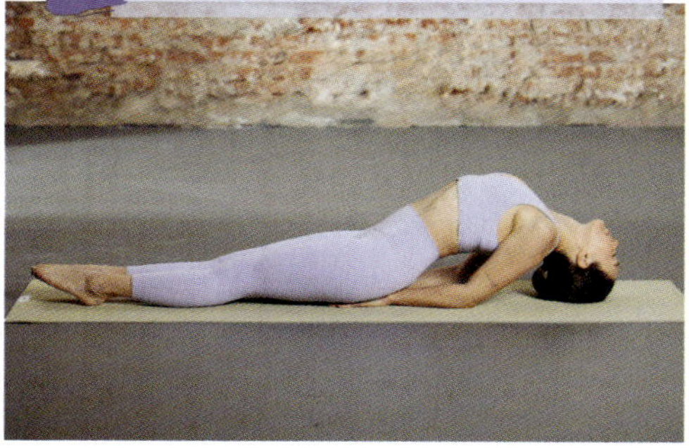

13. Savasana

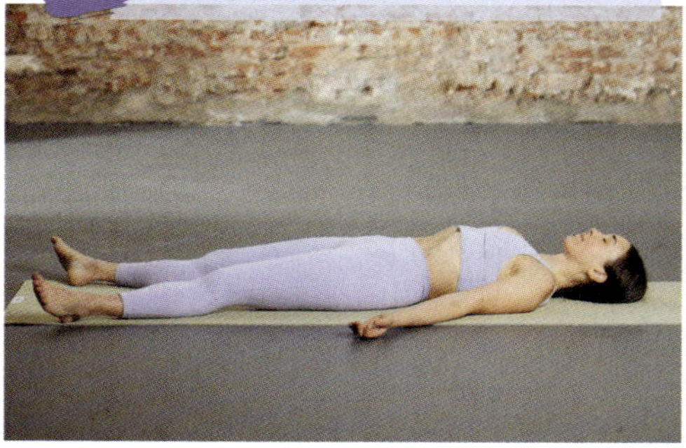

Balance-Flow

Wie oft geht es im Leben um die »richtige« Balance? Sehr oft, oder? Vielleicht sogar immer. Damit du vom High der neuen Energie nicht übermütig wirst, bringt dir dieser Flow die Balance, die es in der Follikelphase braucht.

1. Kombination im Sitzen

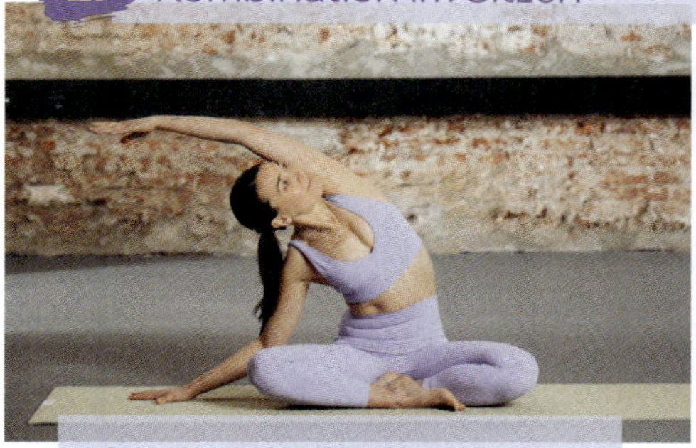

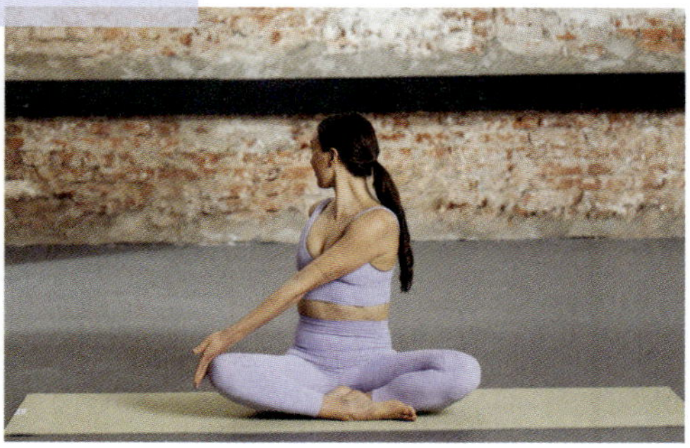

3-mal, dann Seite wechseln.

2. Katze–Kuh

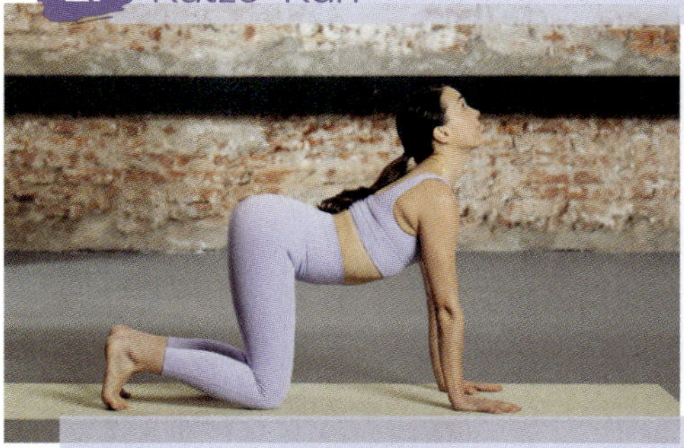

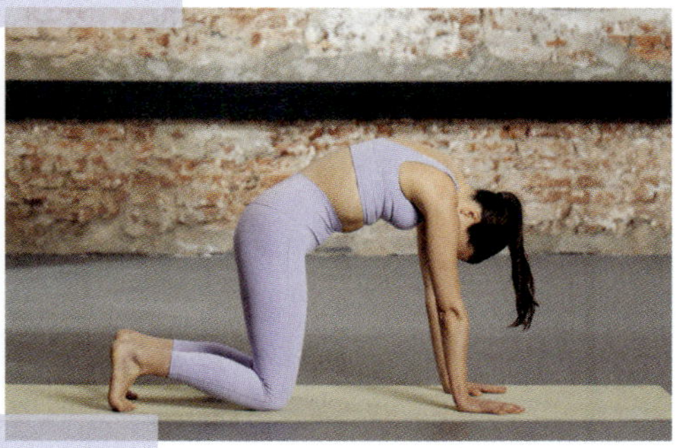

Komme zum Stehen.

Jetzt folgt der Balance-Flow rechts:

3. Baum

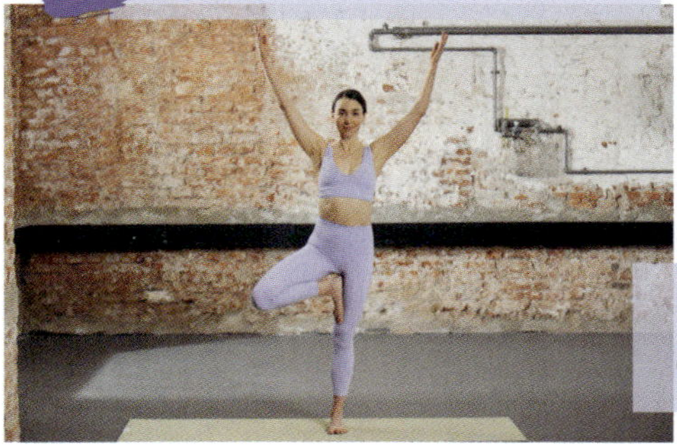

Übe am kurzen Mattenrand, damit es danach gleich weitergehen kann.

4. Krieger 2

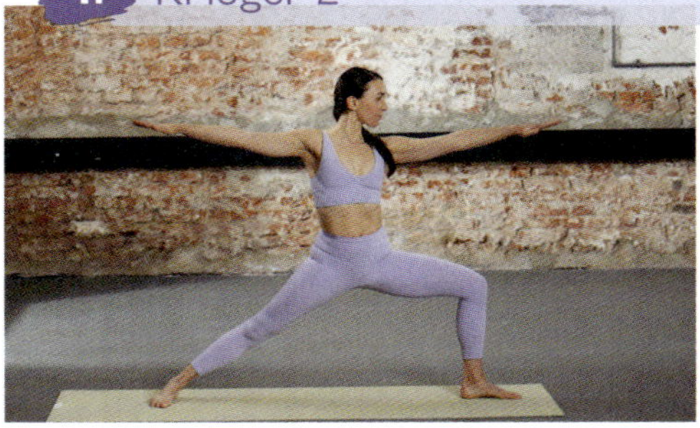

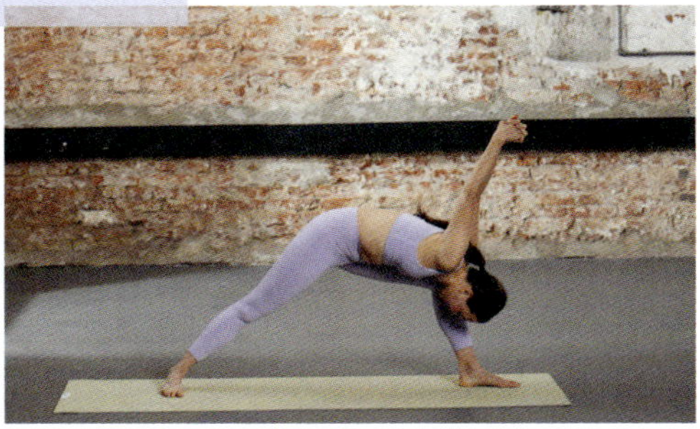

5. Trikonasana

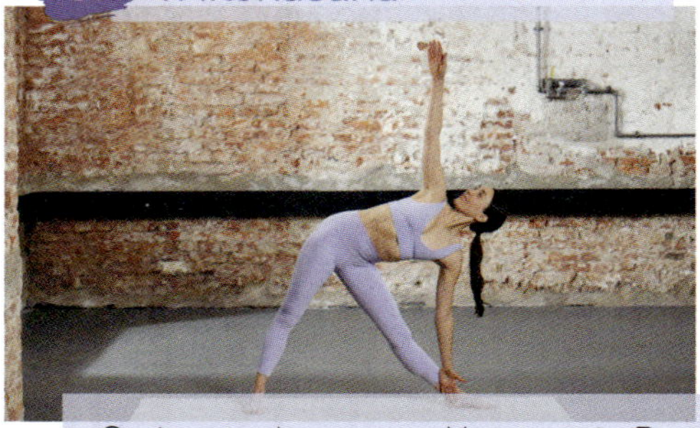

6. Halbmond

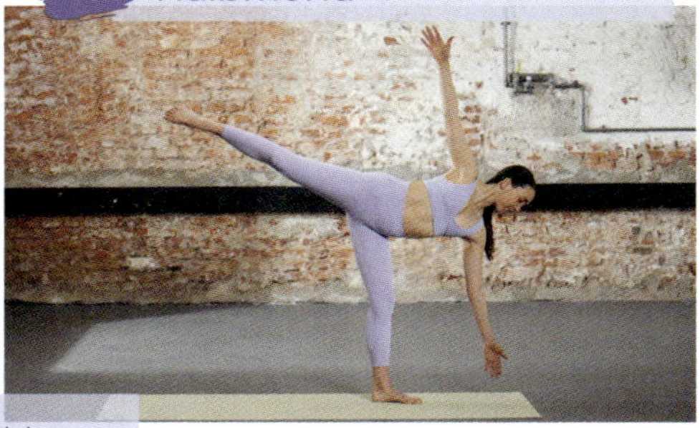

Steige nach vorn und komme in Bauchlage.

7. Heuschrecke

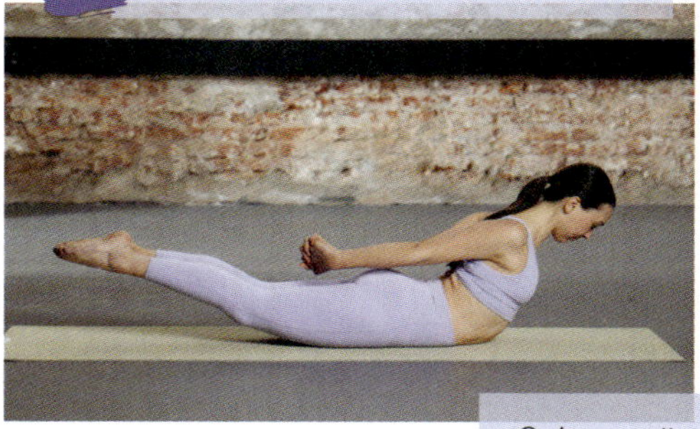

8. Plank

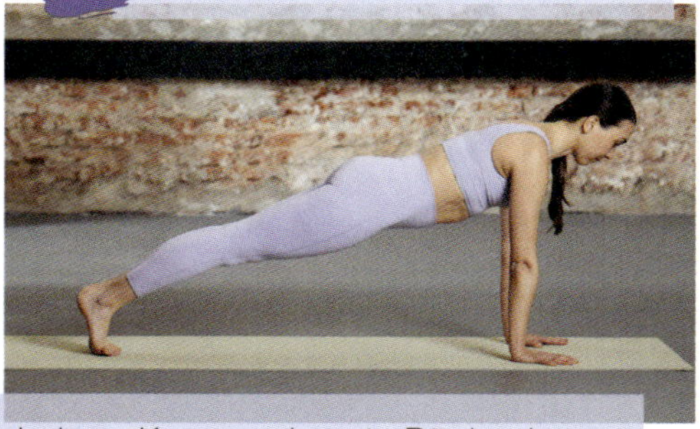

3 Atemzüge halten. Komme dann in Rückenlage.

9. Happy Baby

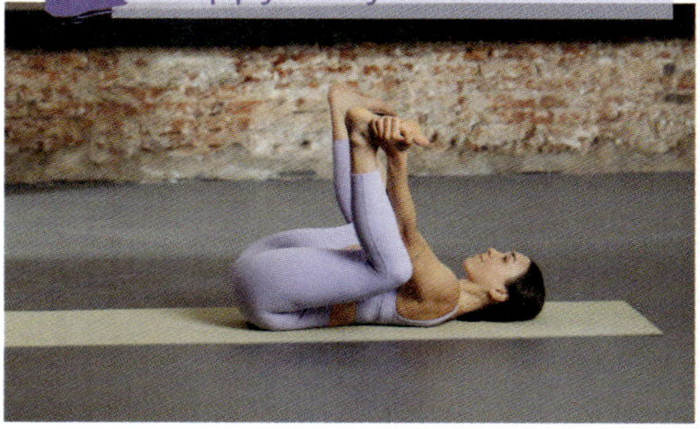

10. Savasana

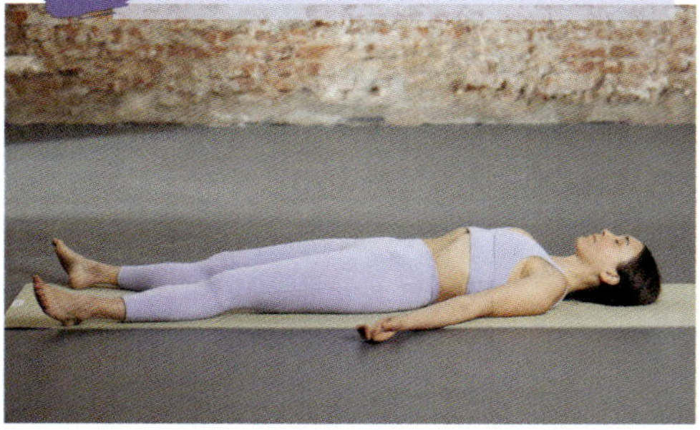

DIE YOGAPRAXIS FÜR DIE OVULATIONSPHASE

Natürlich erwartet dich für diese besondere Zeit deines Zyklus eine besondere Praxis. Sie ist geprägt von kraftvollen Haltungen und Variationen, die dich an der ein oder anderen Stelle herausfordern dürfen. Jetzt ist die Zeit, um Stärke aufzubauen, mental genauso wie körperlich. Knockt dich dein Mittelschmerz aus, übe stattdessen eine Praxis der Menstruationsphase. Was wir aus der Follikelphase mitnehmen, sind Atmung und Sonnengruß. Behalte diese Praxis bei und nutze sie auch während des Eisprungs.

Inner-Strength-Flow

Bevor du auf die Matte kommst und die einzelnen Körperhaltungen einnimmst, nimm bewusst eine innere Haltung der Stärke an. Richte dich Wirbel für Wirbel auf und erinnere dich daran, wie stark du bist. Mithilfe deiner Yogapraxis kannst du dieses Gefühl in deinem gesamten Körper verteilen.

1. Gekreuzte Arme im Sitzen

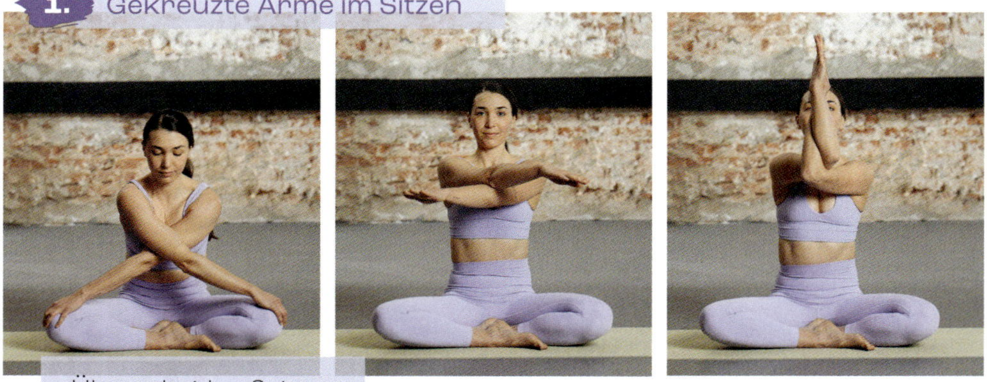

Übe zu beiden Seiten.

2. Core Activation

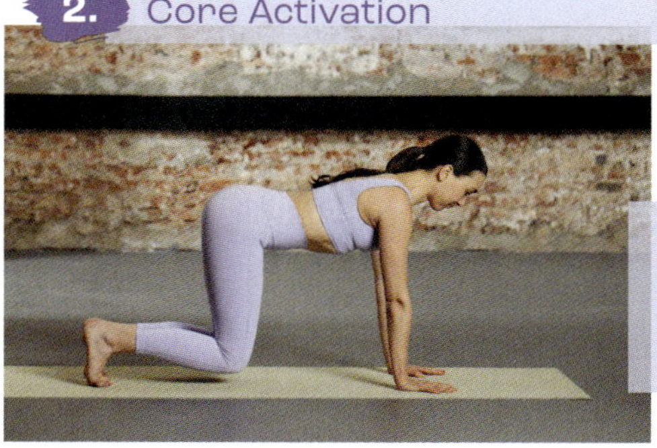

Halte für 3 Atemzüge. Du kannst die Bewegung mehrere Male wiederholen.

3. Herabschauender Hund zu Plank ...

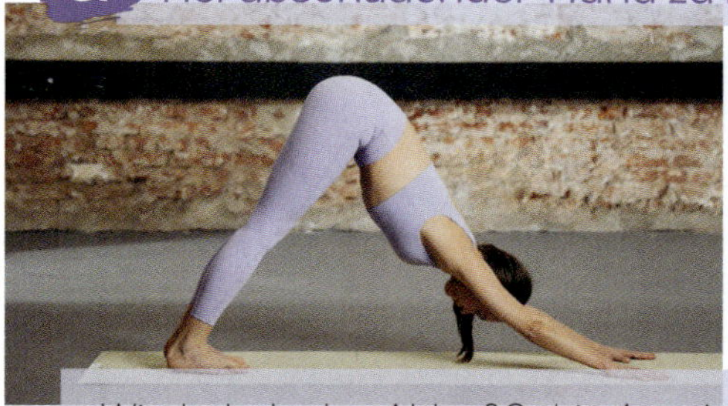

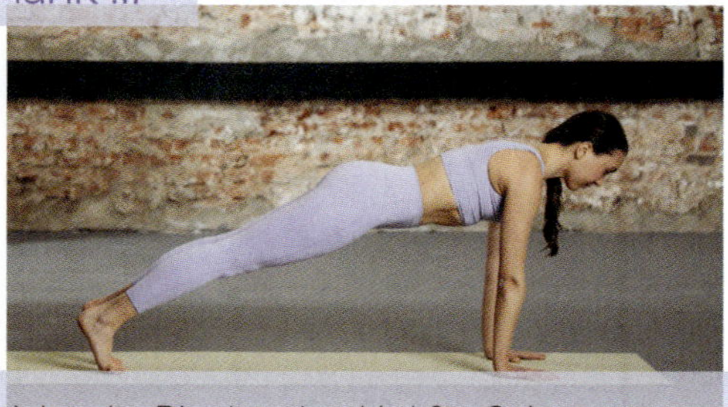

Wiederhole den Ablauf 3- bis 4-mal. Halte die Plank jedes Mal für 3 Atemzüge.

4. Heraufschauender zu Herabschauender Hund

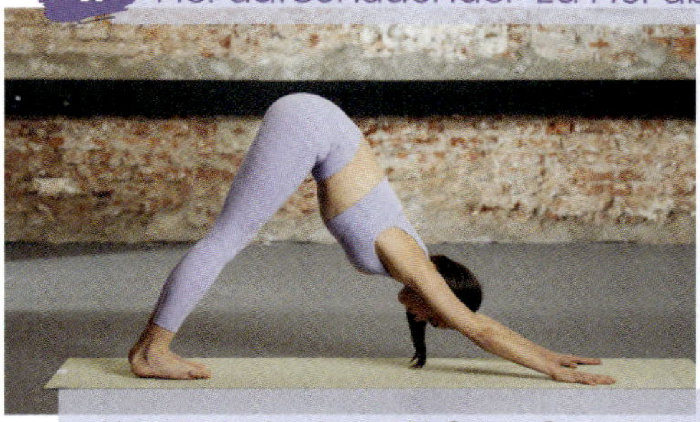

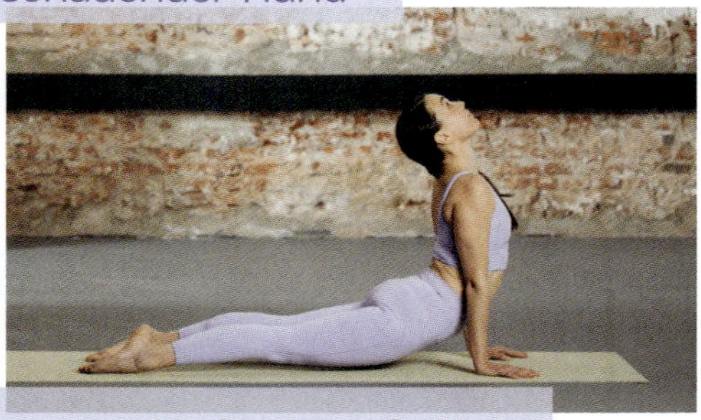

Wiederhole diese Abfolge 3-mal. Komme anschließend zum Stehen.

5. Goddess

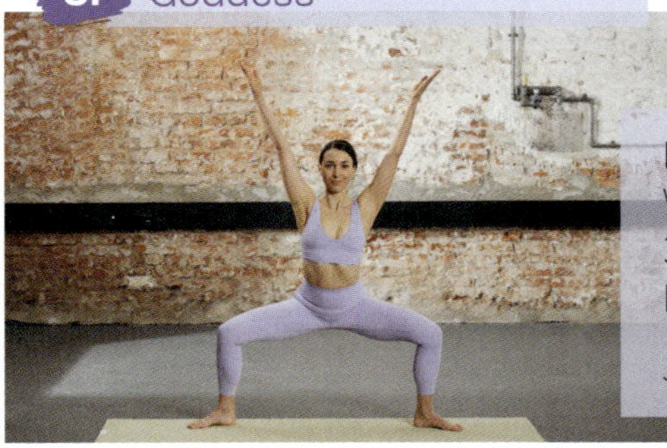

Halte die Endposition für 3 Atemzüge. Wiederhole die Bewegung dynamisch 3- bis 5-mal. Komme dann zurück in den Herabschauenden Hund.

Jetzt folgt der Strength Flow rechts:

6. Dynamischer High Lunge

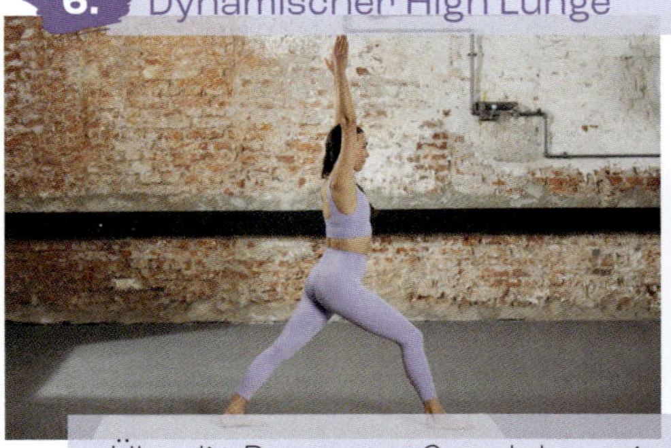

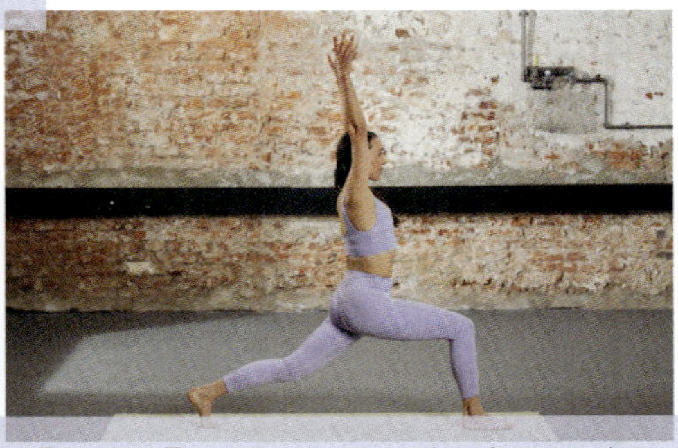

Übe die Bewegung 3-mal dynamisch. Bei der Einatmung strecke das vordere Bein und hebe deine Arme. Bei der Ausatmung beuge dein vorderes und hinteres Knie und komme tief. Wenn du magst, senke dabei deine Arme.

7. Krieger-3-Flow

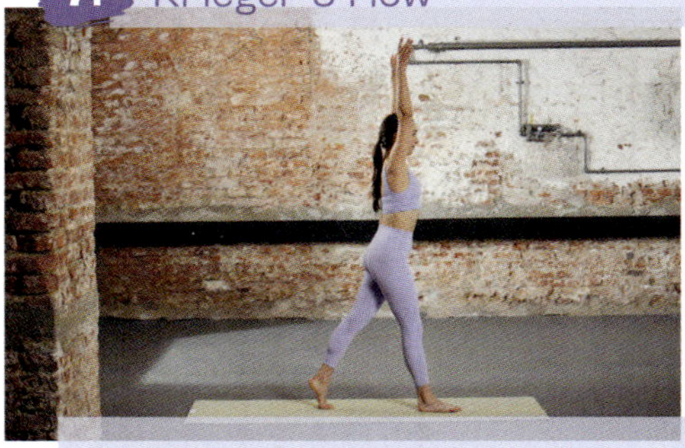

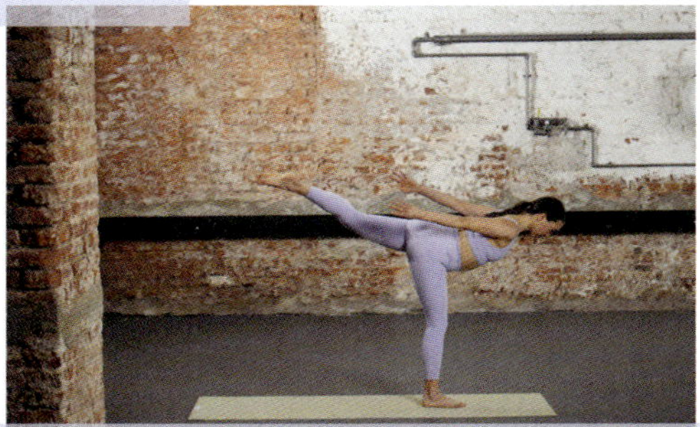

Hebe dein hinteres Bein ab. Richte dich langsam auf und komme zurück in Krieger 3. Wiederhole diese Abfolge 3-mal. Setze dann dein hinteres Bein wieder ab.

8. Gedrehter Winkel

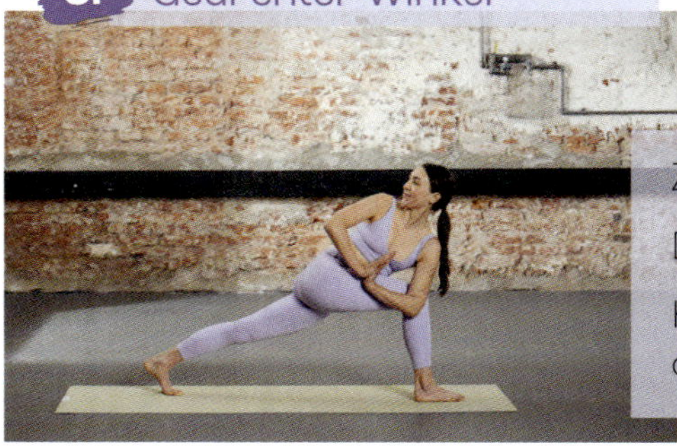

Zurück in den Herabschauenden Hund.

Den ganzen Flow zur linken Seite üben.

Komme danach über den Herabschauenden Hund in den Kniestand.

9. Dynamischer Seitstütz

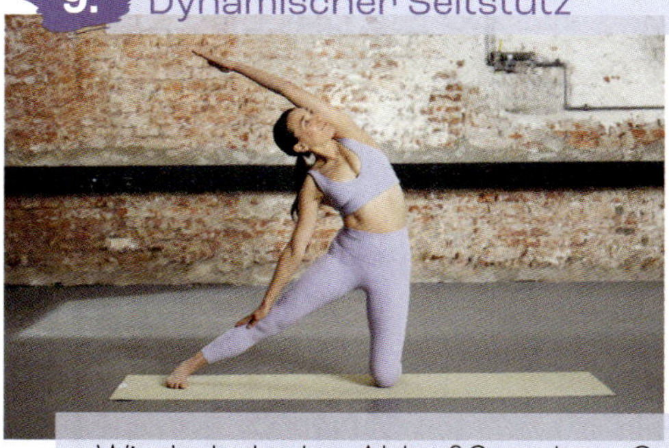

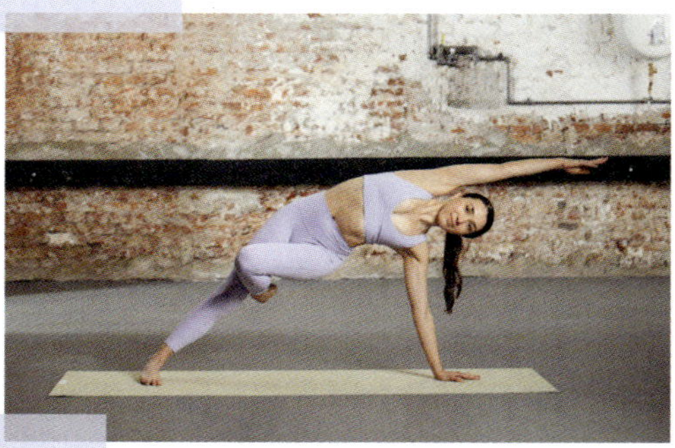

Wiederhole den Ablauf 3-mal pro Seite.

10. Liegende Rotation

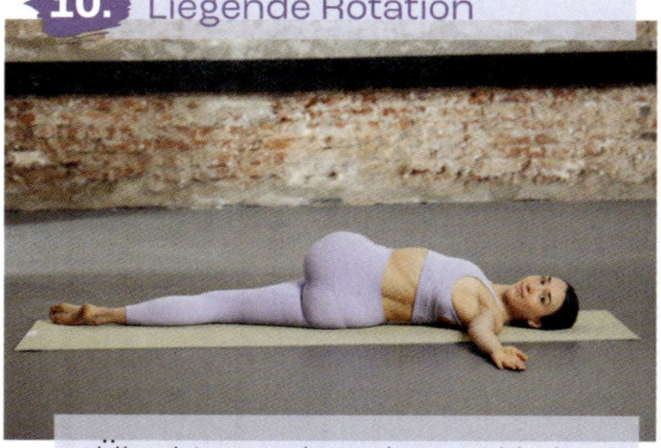

Übe hier nach rechts und links.

11. Savasana

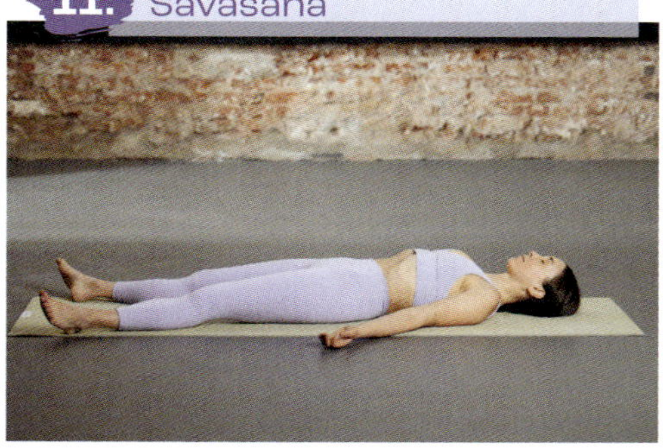

Warrior-Flow

Die Kriegerhaltungen stehen im Yoga für Präsenz, Stärke und Zuversicht. Ganz im Hier und Jetzt zu sein, bündelt all deine Energie und macht dich so zur stärksten Version deiner selbst.

1. Katze-Kuh

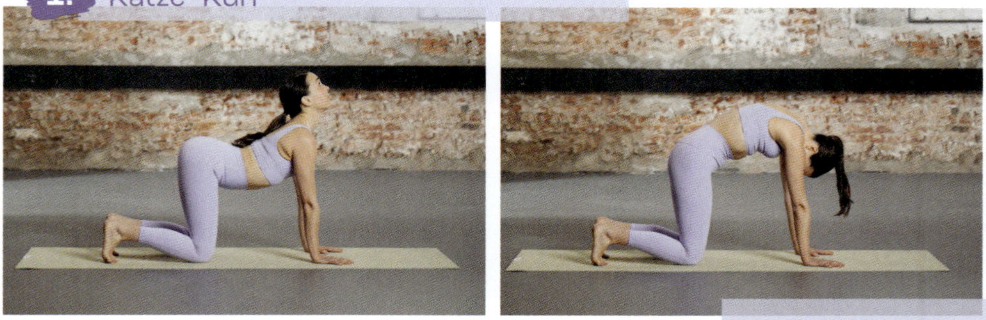

Komme zum Stehen.

2. Sonnengruß mit Stuhl (Seite 206)

Übe 3 bis 4 Runden und komme in den Herabschauenden Hund.

3. Krieger 1 / High Lunge

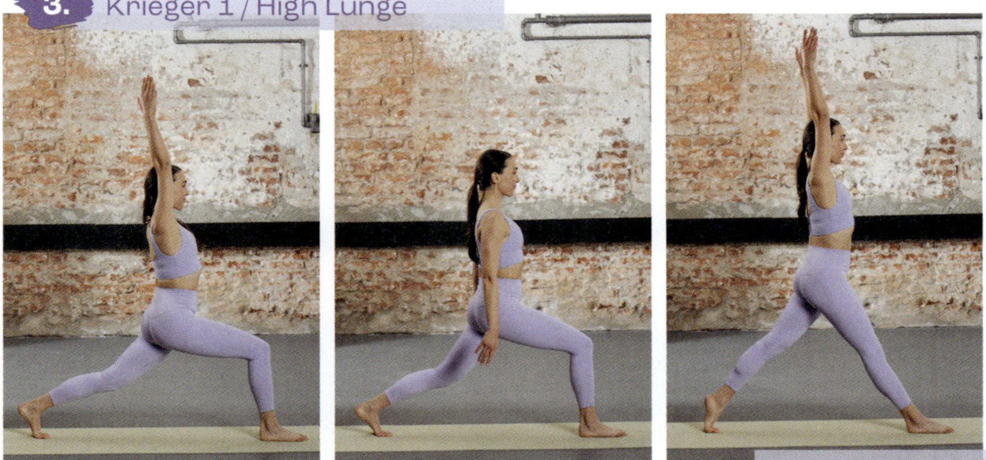

Öffne direkt in …

4. Krieger-2-Variation

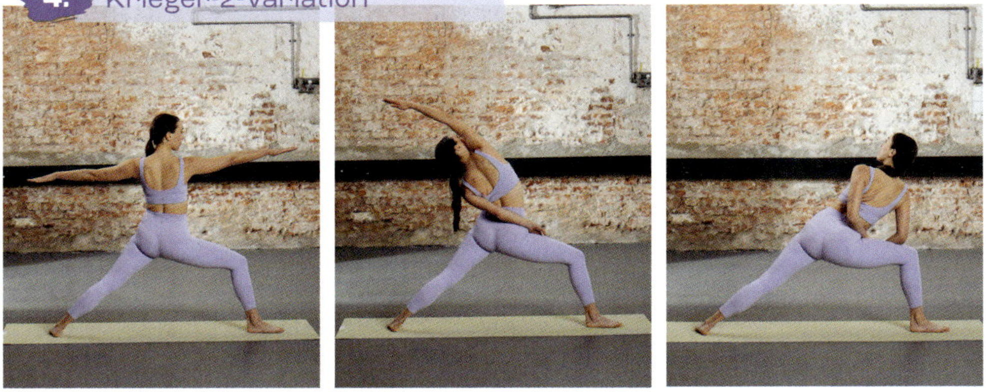

5. High Lunge mit Armen

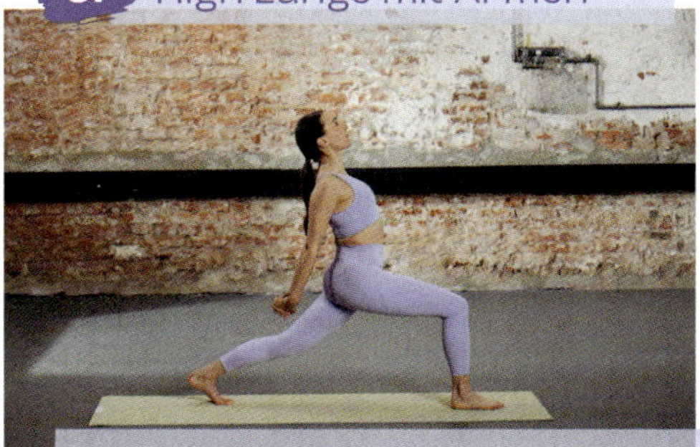

6. Krieger 3

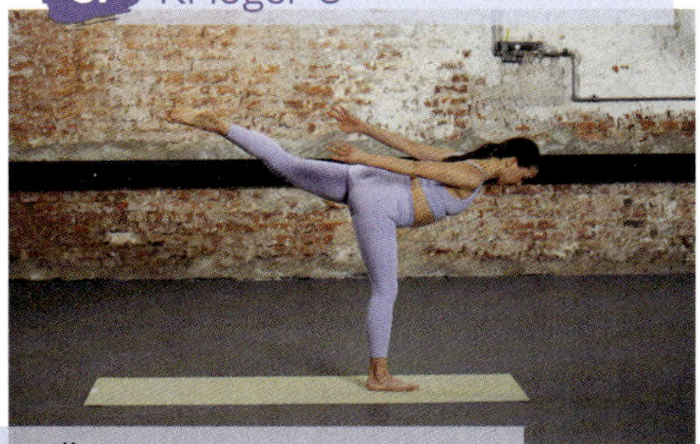

Zurück in den Herabschauenden Hund. Übe die Folge nach links. Komme danach in Rückenlage.

7. Schulterbrücke

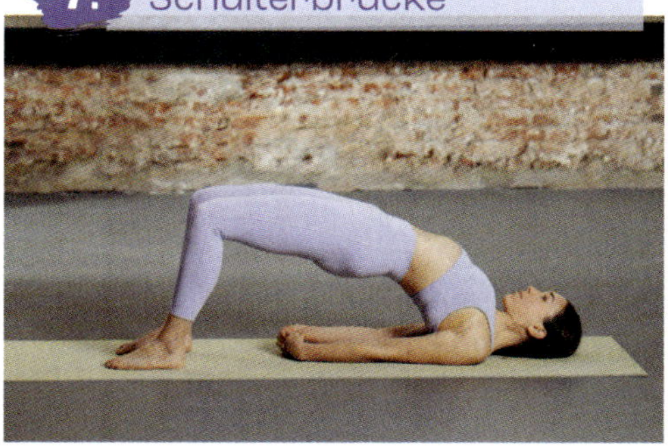

8. Liegendes Nadelöhr

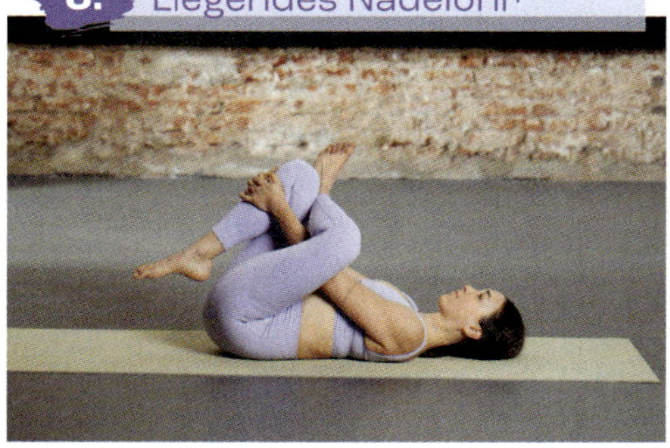

9. Savasana

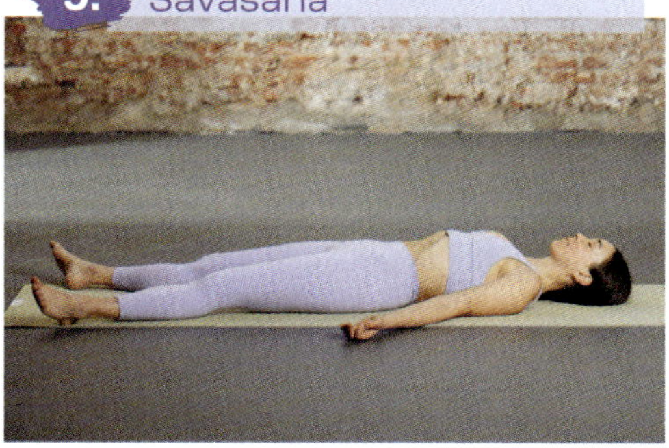

Twists for Fire

Rotationen haben wundervolle Wirkungen. Sie regen den gesamten Organismus an und bringen dein inneres Feuer zum Glühen, sorgen aber gleichzeitig dafür, dass es nicht zu hoch auflodert und zerstörerische Ausmaße annimmt. Das Feuer darfst du in diesem Flow genauso spüren wie die Achtsamkeit, die du für all die Energie entwickelst.

1. Rotation im Sitzen

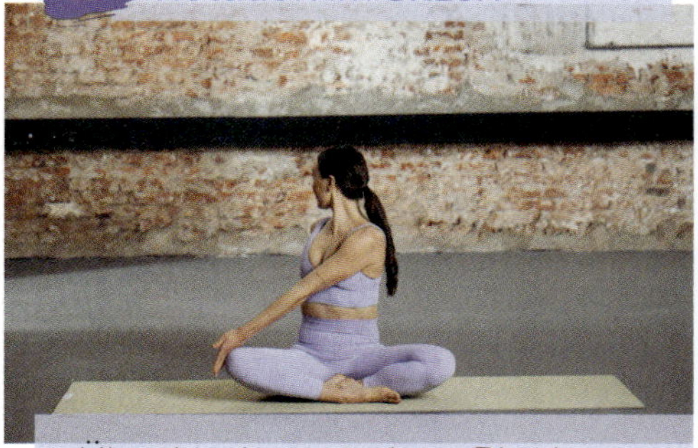

Übe das dynamisch im Rhythmus deiner Atmung 3-mal pro Seite.

2. Nadelöhr mit den Armen

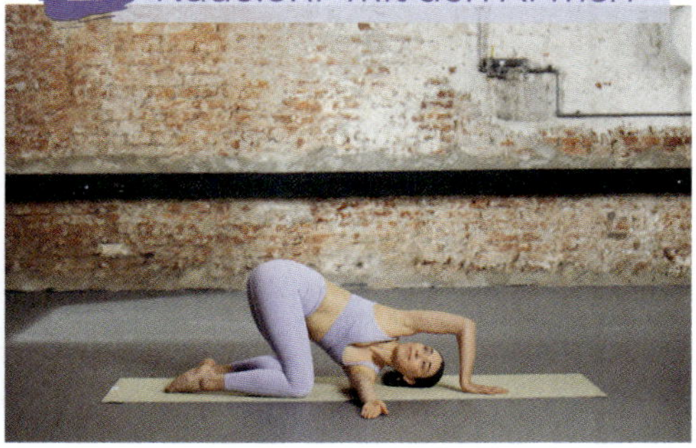

3. Herabschauender Hund

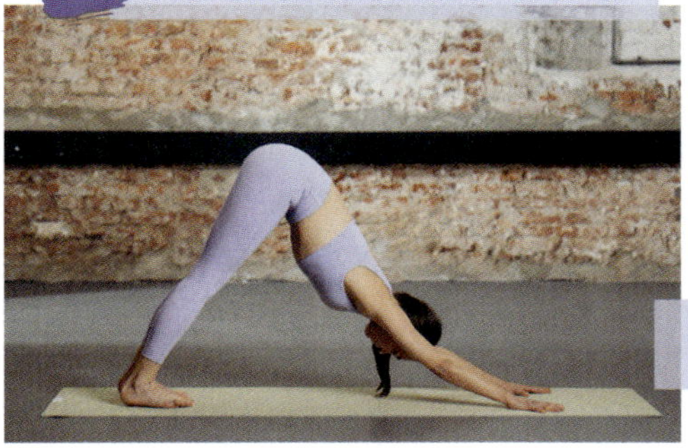

Nun folgt der Flow rechts:

4. Knee to Chest

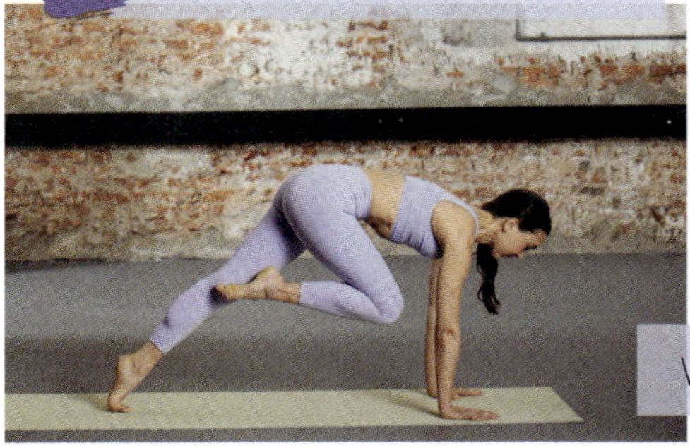

Wiederhole die Bewegung 3-mal.

5. Low Lunge mit Twist

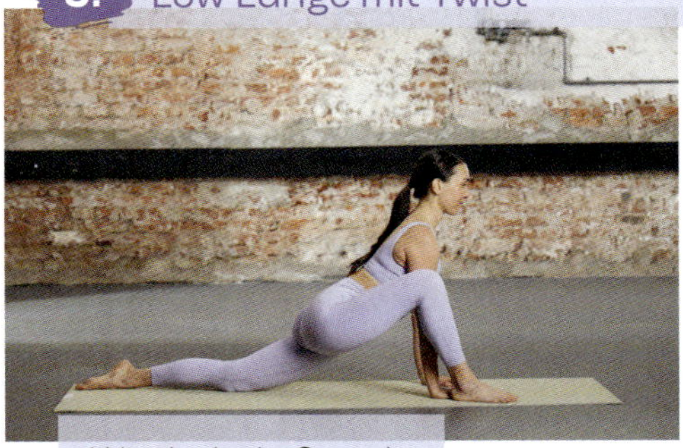

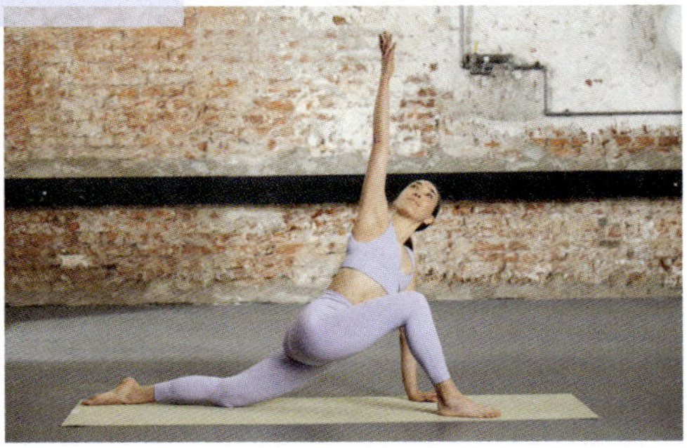

Wiederhole 3-mal.

6. Gedrehter Winkel

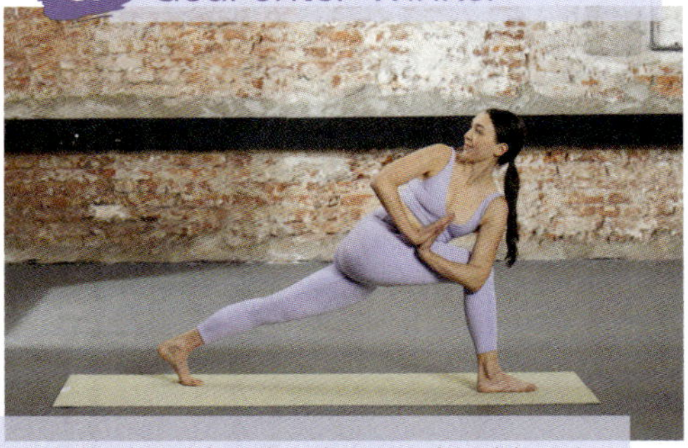

Zurück in den Herabschauenden Hund. Nun den Flow zur linken Seite üben.

7. Seitlicher Winkel

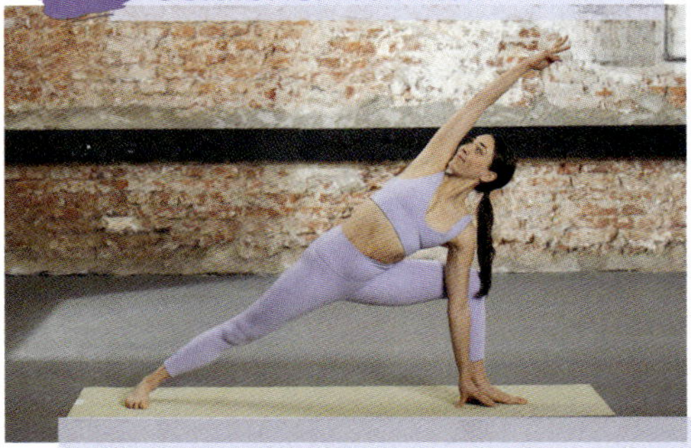

Danach zurück in den Herabschauenden Hund und zur linken Seite üben.

8. Dynamisches Kamel

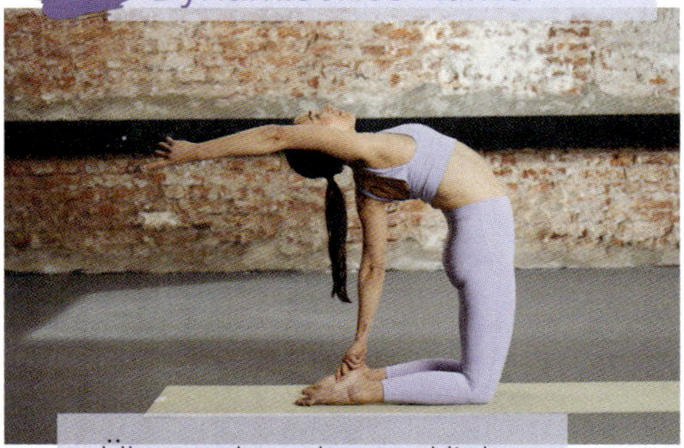

Übe nach rechts und links.

9. Liegende Rotation

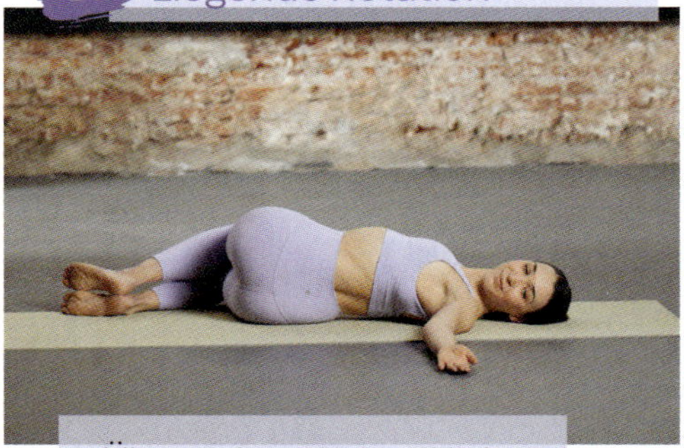

Übe nach rechts und links.

10. Liegender Schmetterling

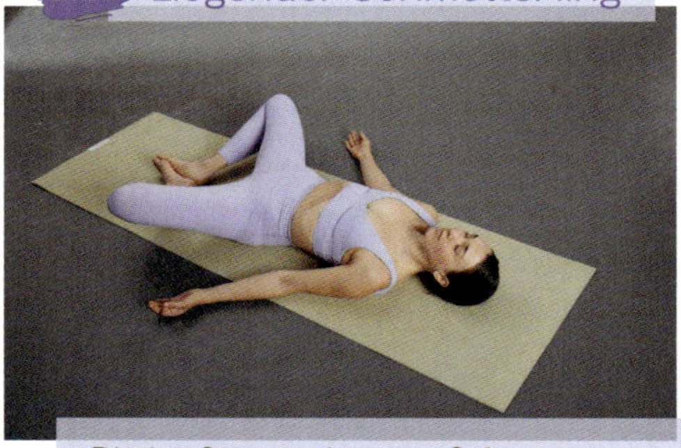

11. Savasana

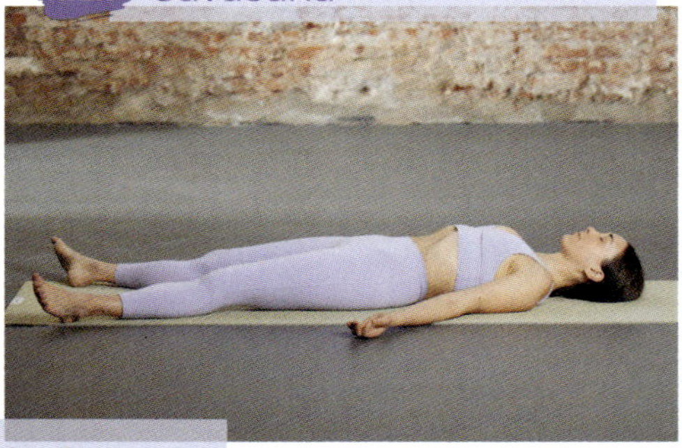

Bleibe für mindestens 3 Atemzüge in der Position.

DIE YOGAPRAXIS FÜR DIE LUTEALPHASE

In der ersten Hälfte der Lutealphase kannst du weiterhin die Flows der Follikel- und Ovulationsphase üben. Denk aber daran, dass du durch eine sanftere Praxis deinen Körper auf die Energieveränderung während dieser Phase vorbereiten kannst. In dieser Zeit des Zyklus darf es weicher werden. Wir kümmern uns um Hüfte und Herz, um Emotionen zu lösen und deine Weiblichkeit einzuladen.

Softer Hip-Opener-Flow

Um Schmerzen vorzubeugen und die bevorstehende Menstruation vorzubereiten, hilft es, Becken und Hüfte zu öffnen. Dort können sich besonders viele Spannungen ansammeln, die du mit dieser Einheit liebevoll verabschieden kannst.

1. Liegendes Nadelöhr

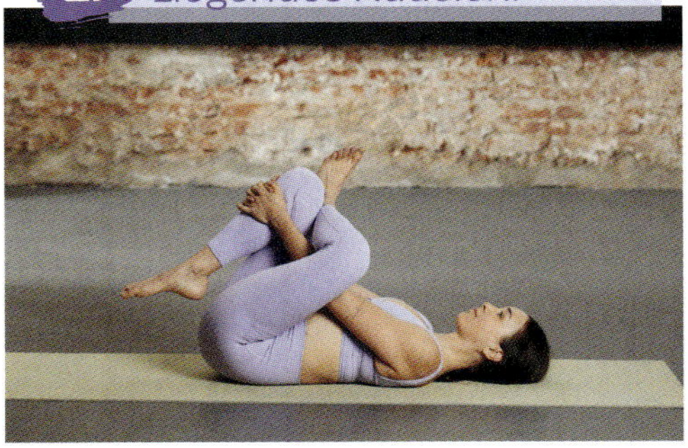

2. Position des Kindes

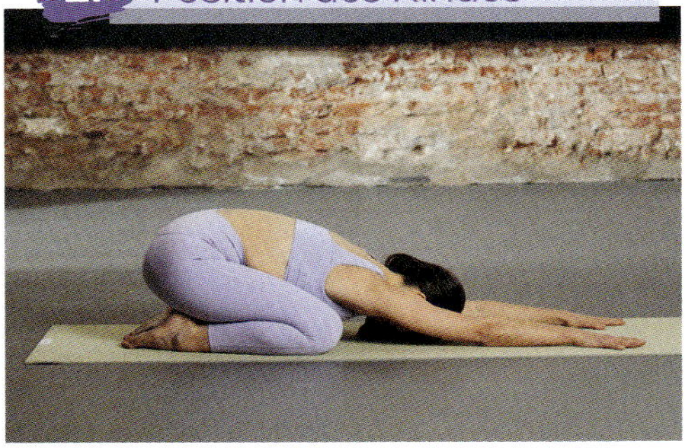

3. Kobra

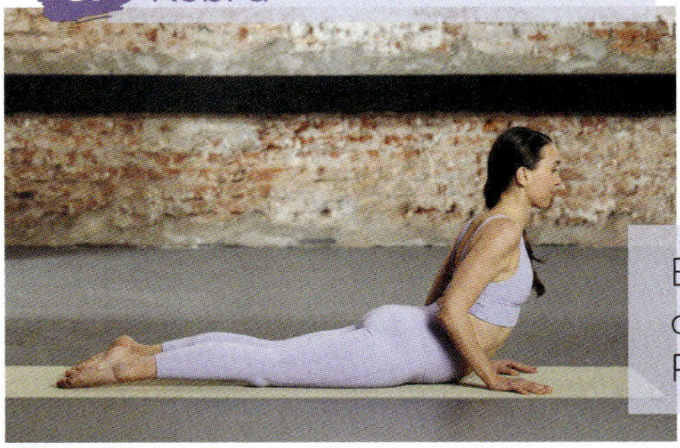

Bewege dein Becken hin und her, nimm deinen Kopf etwas mit und kreiere Raum in deiner gesamten Vorderseite.

4. Herabschauender Hund

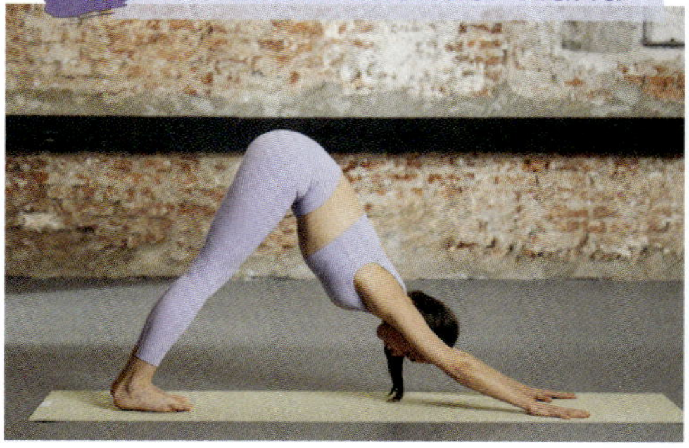

5. Eidechse rechts

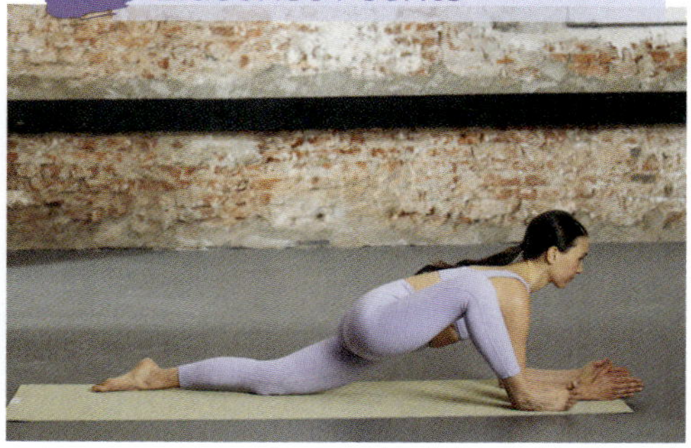

6. Tiefe Hocke

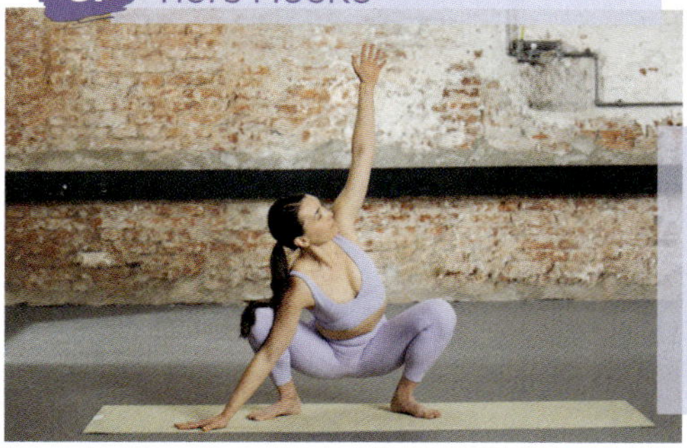

Steige mit dem rechten Bein nach hinten und wiederhole die Eidechse auf der linken Seite. Komme dann zurück in die Tiefe Hocke.

Komme anschließend zum Stehen.

7. Stehende Vorbeuge

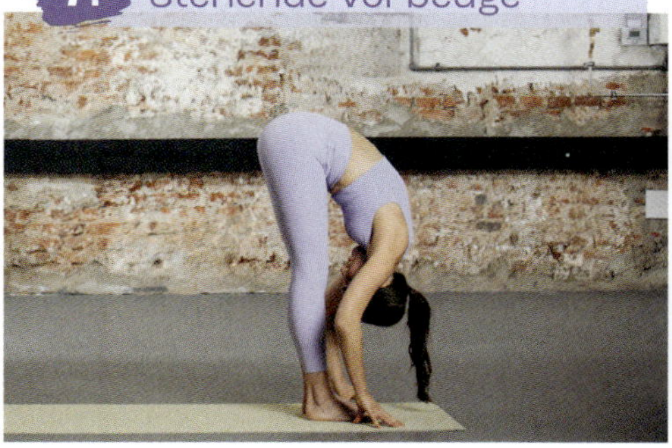

8. Goddess

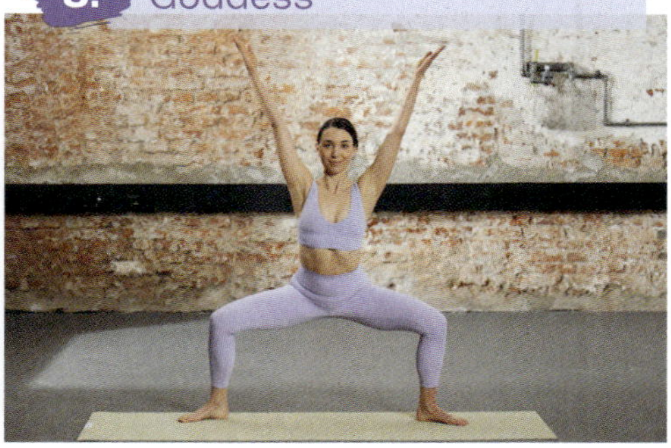

9. Krieger 2 und Seitlicher Winkel

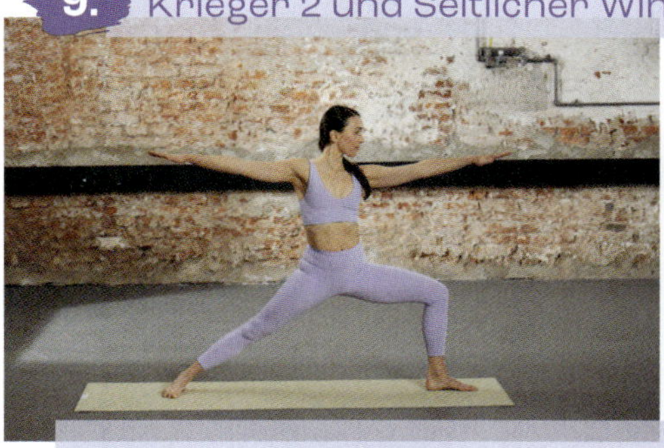

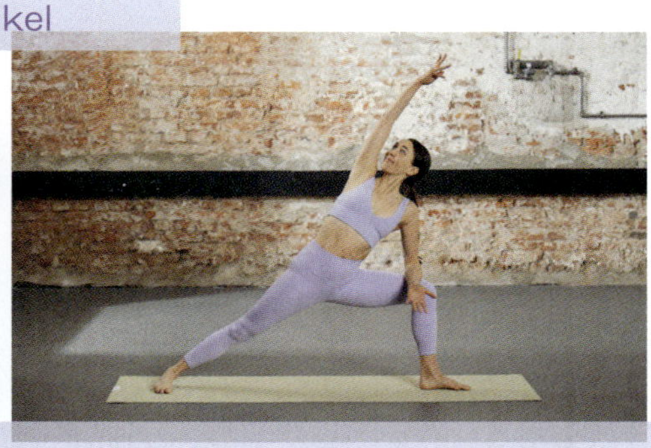

Wiederhole diese Abfolge 3-mal dynamisch.

Komme dann zurück in Goddess und wiederhole die Übung zur anderen Seite.

10. Herabschauender Hund

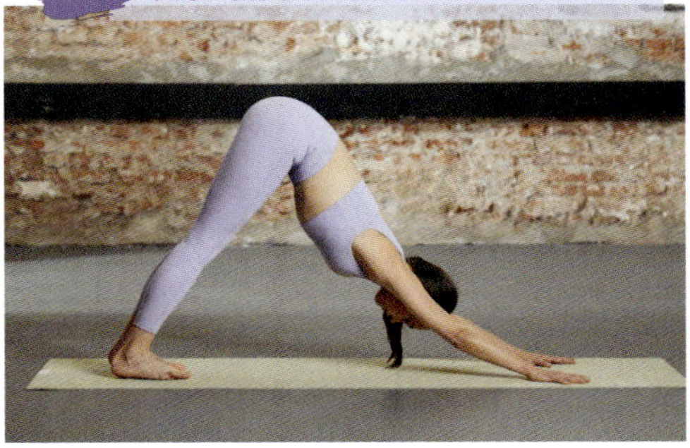

11. Taube

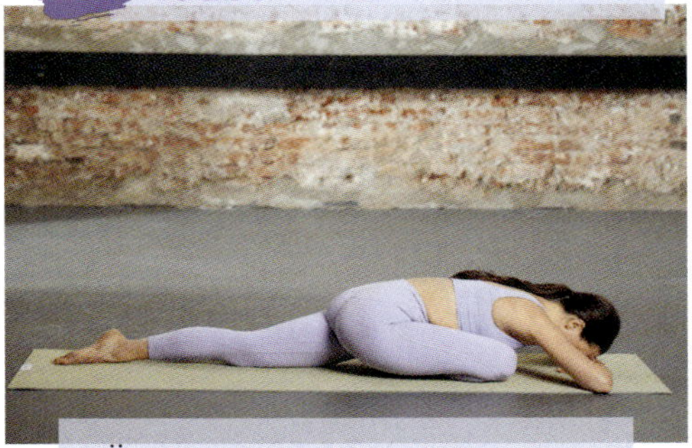

Übe nach rechts und links und komme danach in Rückenlage.

12. Schulterbrücke mit Block

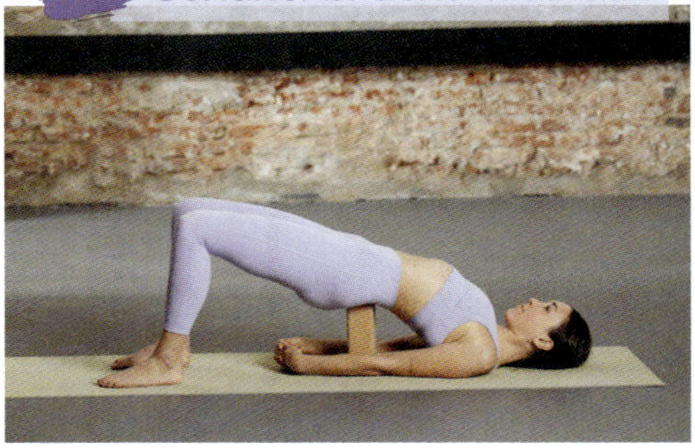

13. Happy Baby

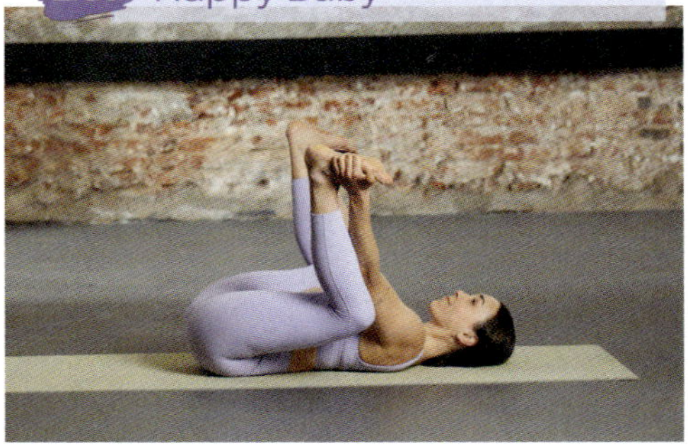

14. Savasana

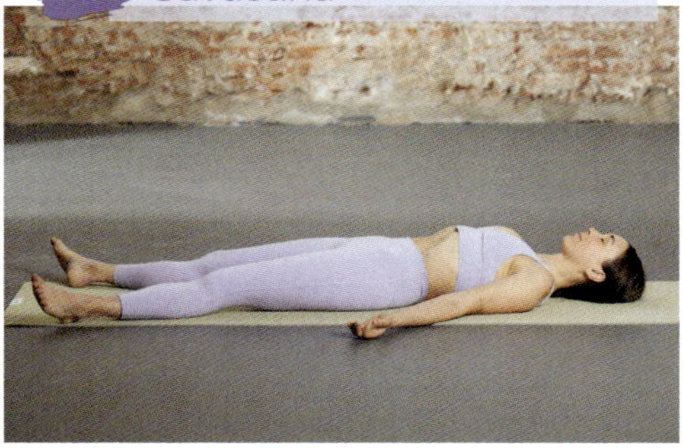

Yin-Yoga Hip Opener

Gleiches Spiel, aber noch sanfter, nämlich im Yin-Stil. Denke daran, dass die Haltungen hier lange, also drei bis fünf Minuten, gehalten werden dürfen. Weniger ist mehr: Weniger Asanas zu üben, kann hier mehr sein.

1. Halbe Libelle mit Seitneigung

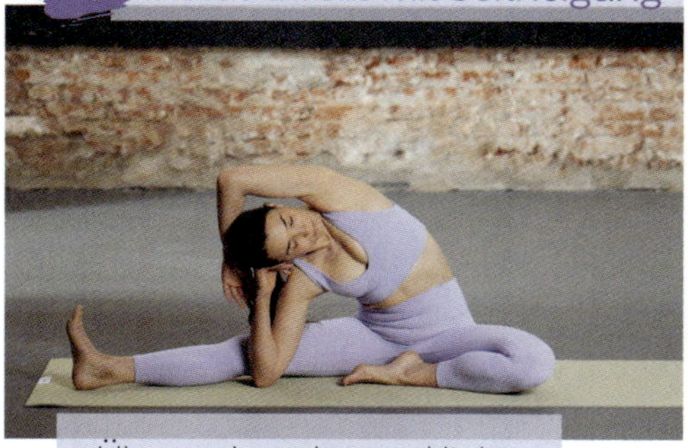

Übe nach rechts und links.

2. Sitzender Schmetterling

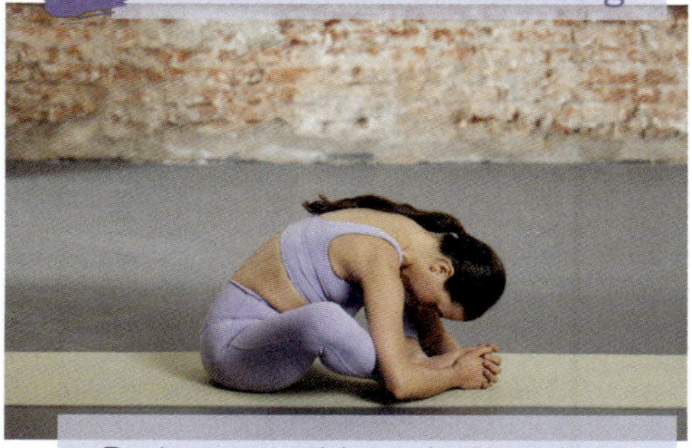

Du kannst wählen, ob du in der aufgerichteten oder vorgebeugten Haltung üben möchtest.

3. Grätsche

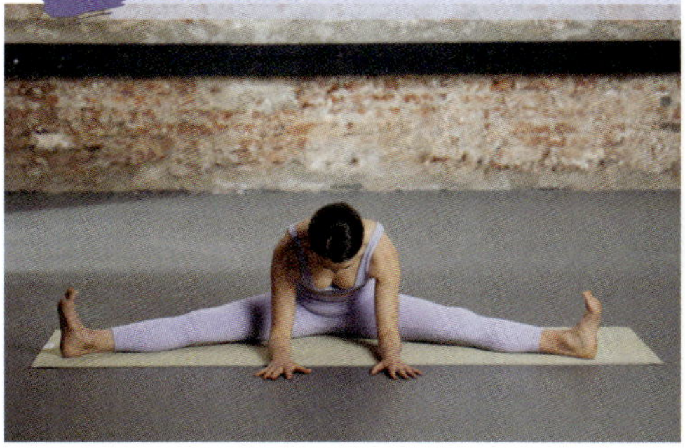

4. Eidechse

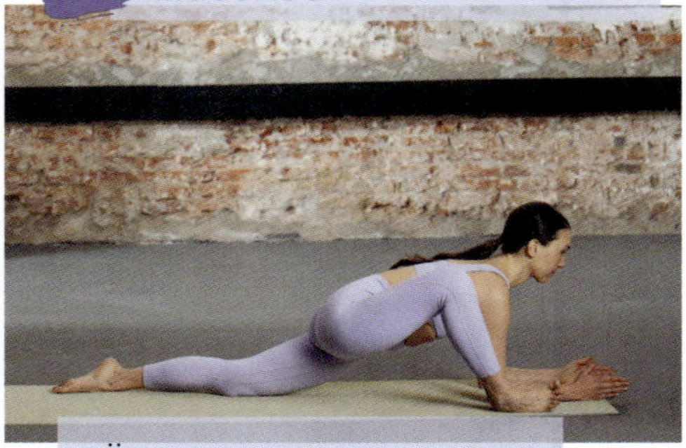

Übe nach rechts und links.

5. Halber Frosch

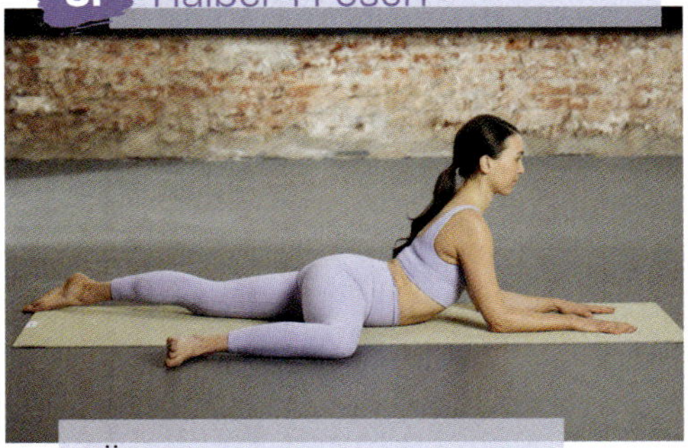

Übe nach rechts und links.

6. Liegende Rotation

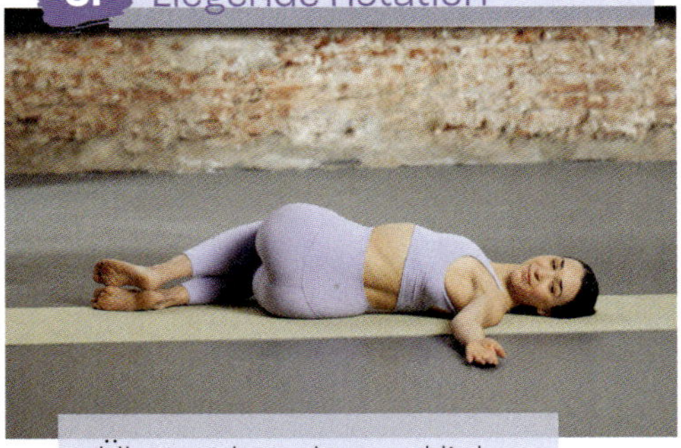

Übe nach rechts und links.

7. Happy Baby

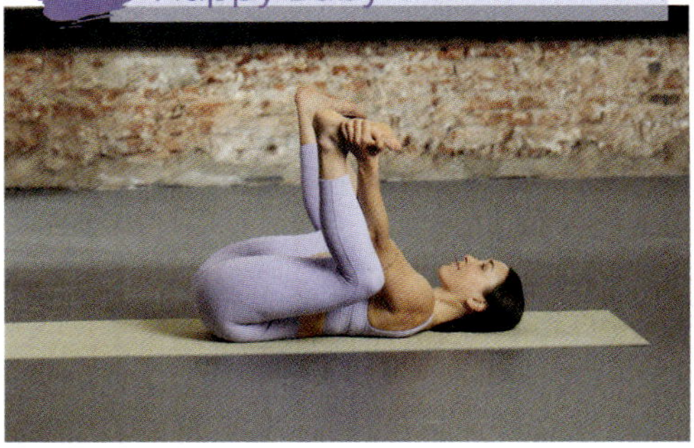

8. Savasana

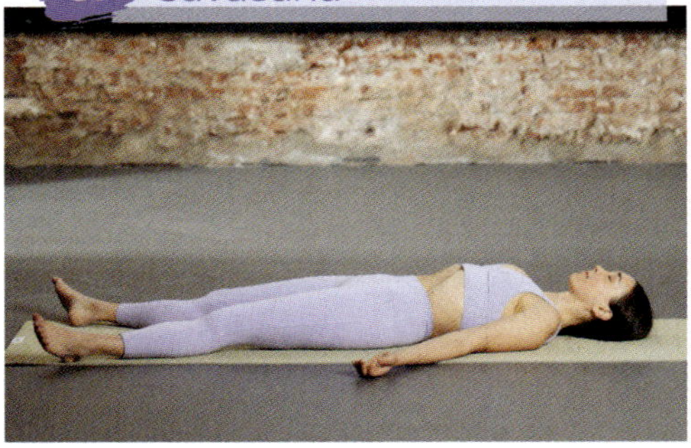

Yin-Yoga Heart Opener

Nicht nur das Öffnen der Hüfte kann bei PMS helfen und deinen Körper auf die kommende Menstruation vorbereiten. Vor allem bei seelischen Beschwerden kann dir diese herzöffnende Yin-Yoga-Folge mehr Sanftheit schenken. Bei der Herzöffnung versuchen wir, in alle Richtungen Platz zu schaffen, sowohl im Brustbereich als auch auf der Rückseite. So kann dein Herz in alle Richtungen strahlen.

1. Sphinx

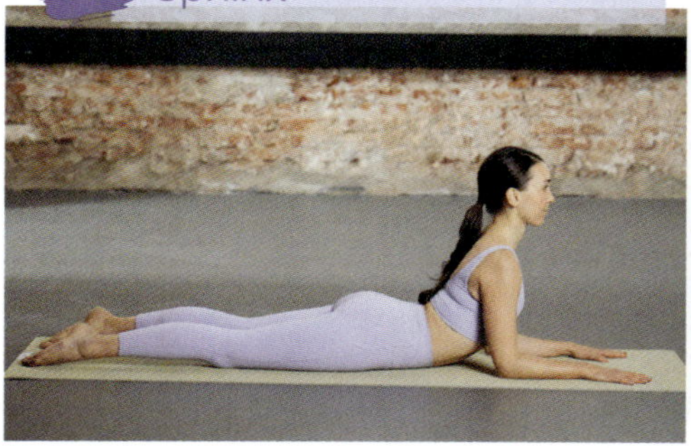

2. Liegender Schmetterling

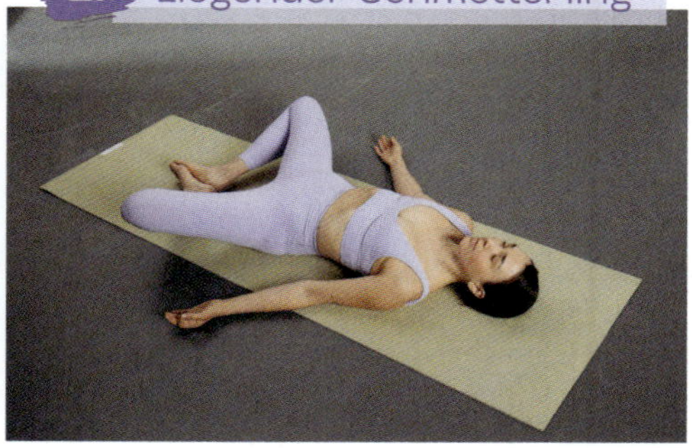

3. Adlerarme im Sitzen

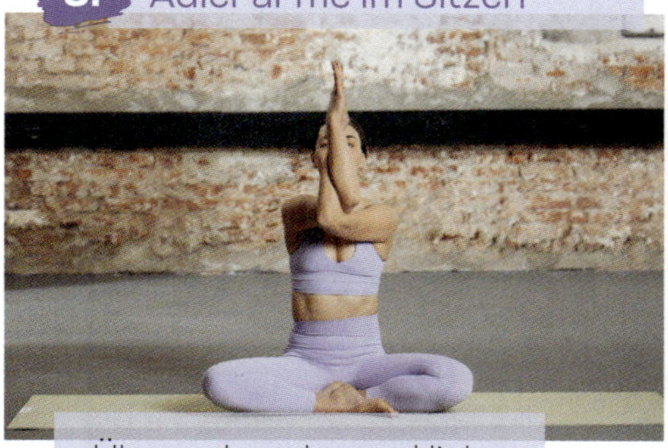

Übe nach rechts und links.

4. Position des Kindes

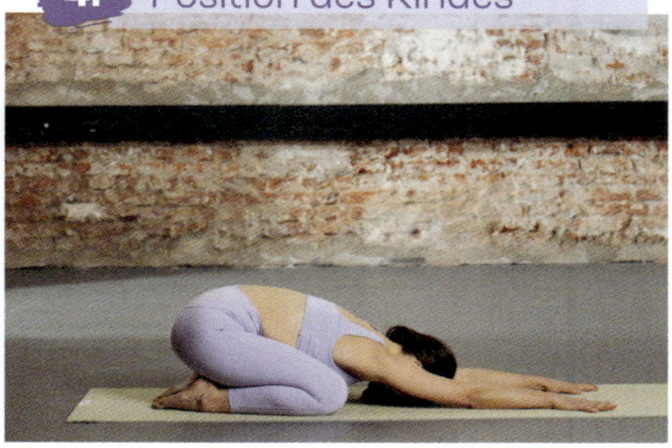

5. Einbeinige Vorbeuge

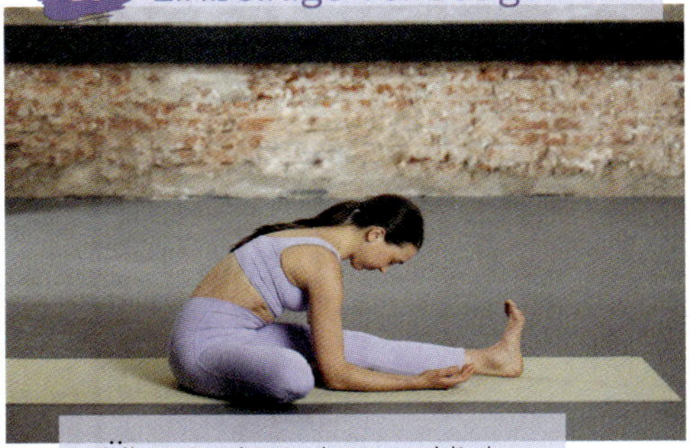

Übe nach rechts und links.

6. Schulterbrücke

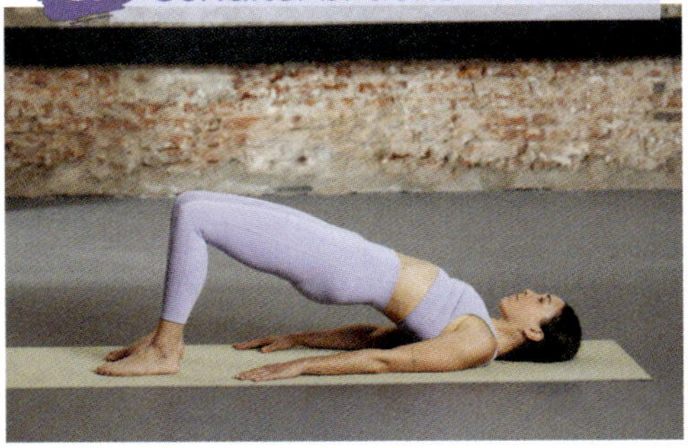

7. Liegende Rotation

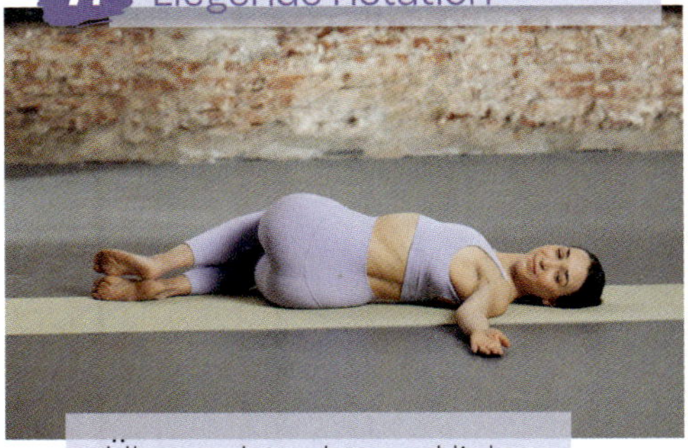

Übe nach rechts und links.

8. Savasana

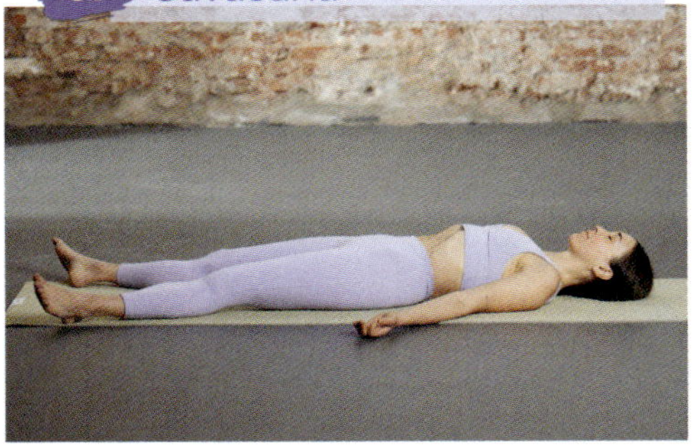

ERSTE HILFE BEI MENSTRUATIONS-BESCHWERDEN: DIESE YOGAFLOWS HELFEN

Ich möchte dir hier etwas an die Hand geben, das dir in Akutsituationen helfen kann. Glaub mir, die Yogamatte auszurollen, macht die Dinge immer besser. Lass sie zu deinem Safe Space werden, um sowohl körperlich als auch emotional mit den Beschwerden klarzukommen. Die Flows hier bestehen jeweils aus wenigen Haltungen, da ich sie unkompliziert und gerade deshalb effizient gestalten wollte. Wenn du dich damit besser fühlst, kannst du die Flows so oft du möchtest wiederholen. Alle bauen außerdem auf der Atmung auf – das kennst du bereits. Nimm dir Zeit dafür.

Yogaflow bei PMS

PMS hat so viele Gesichter und wie bereits beschrieben kann es sich ganz unterschiedlich äußern. Dennoch gibt es einige Haltungen, die energetisch und ganzheitlich fast allen Frauen in dieser Situation helfen können. Fließe extra langsam durch die einzelnen Asanas und nimm dir Zeit, so tief zu atmen, dass sich die Schmerzen langsam auflösen.

1. Halbe Libelle mit Seitneigung rechts

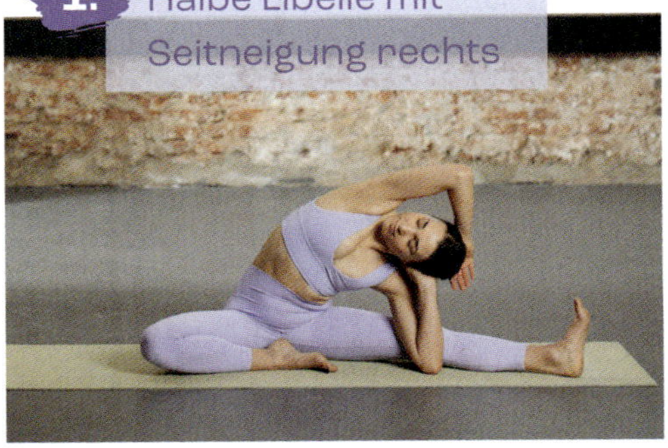

2. Einbeinige Vorbeuge rechts

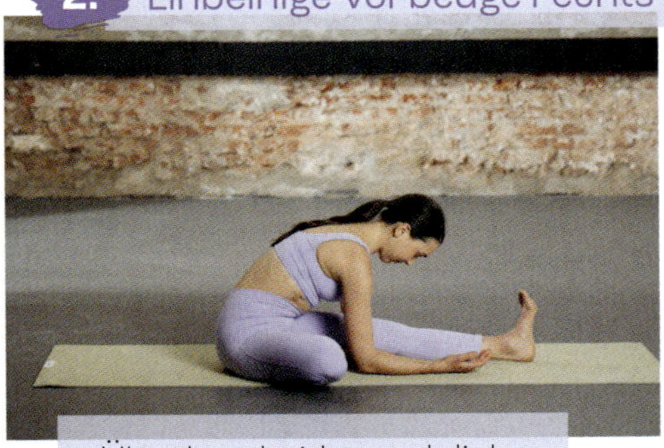

Übe dann beides nach links.

3. Tiefe Hocke

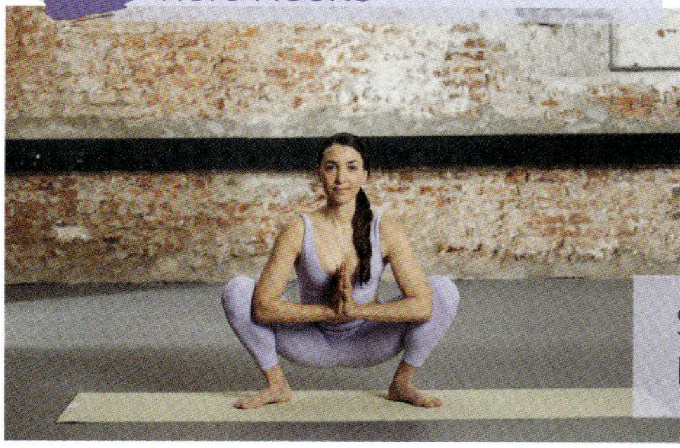

Steige mit deinem linken Bein nach hinten, für ...

4. Sprinter und Easy Twist rechts

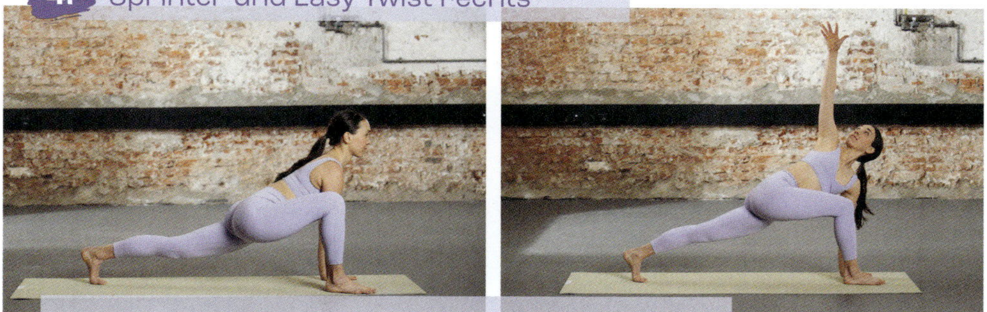

Bewege dich hier ruhig etwas mit der Hüfte hin und her.

5. Tiefe Hocke

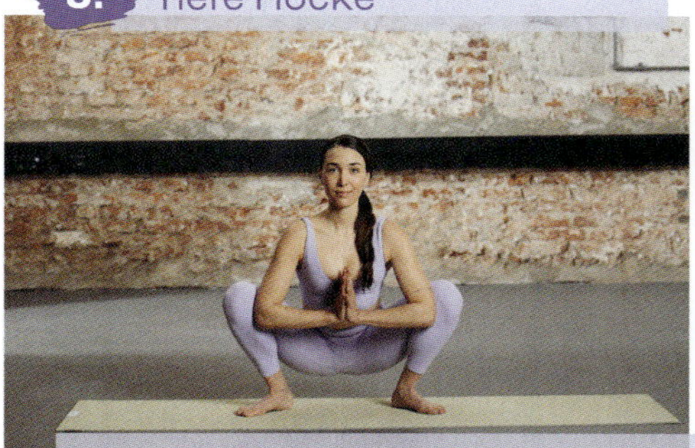

6. Schulterbrücke

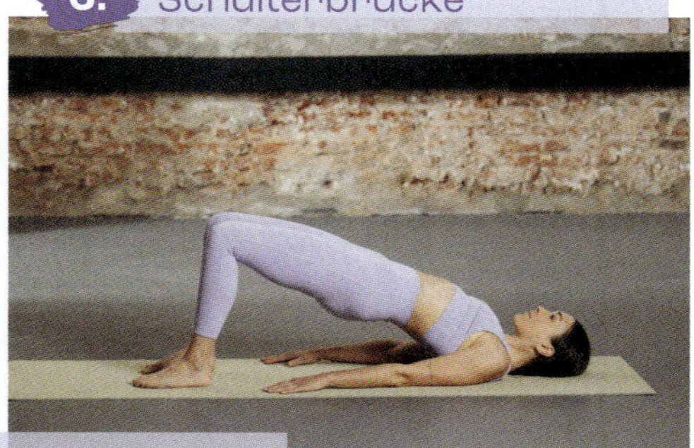

Nun Sprinter und Easy Twist zur anderen Seite üben.

Komme danach in Rückenlage.

Yogaflow bei Unterleibskrämpfen

Bei Krämpfen neigen wir dazu, uns klein zusammenzurollen. Was wirklich hilft, um die Muskulatur zu lockern und Spannungen zu lösen, ist bewusstes und tiefes Atmen. Um Krämpfe zu lindern, ist es außerdem gut, die Durchblutung im Becken anzuregen, indem wir den Fokus auf folgende Asanas legen. Übe alles ruhig und im Flow.

1. Dynamischer Schmetterling

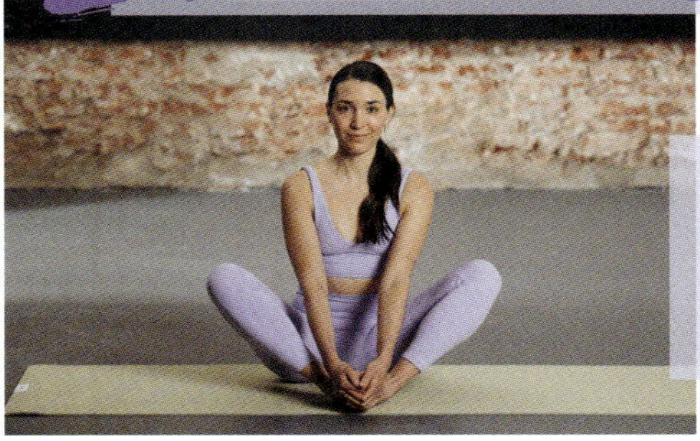

Lasse deine Knie aus der Hüfte einige Male auf und ab bouncen. Verweile zum Schluss 3 Atemzüge in der Haltung.

2. Position des Kindes zu Kobra

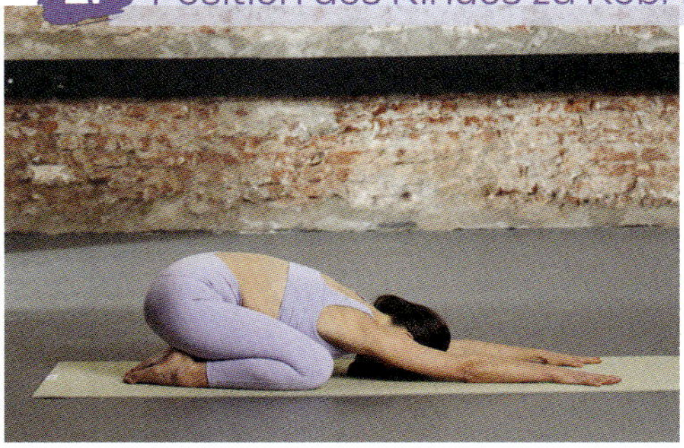

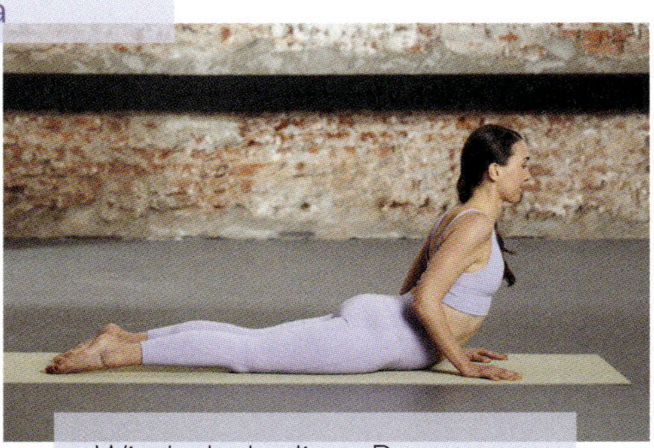

Wiederhole diese Bewegung dynamisch 3- bis 5-mal.

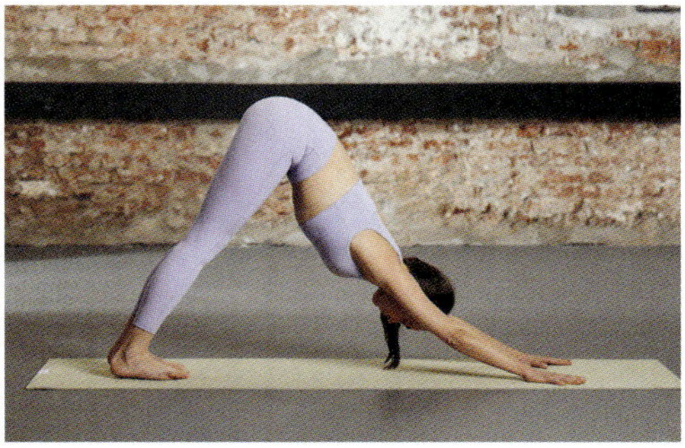

3. Easy Twist zu Low Lunge

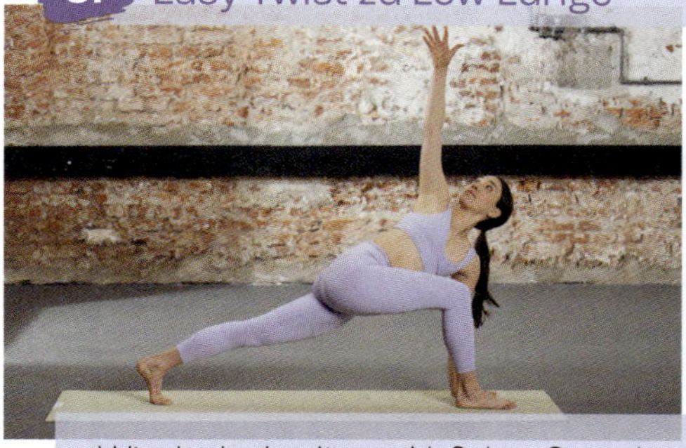

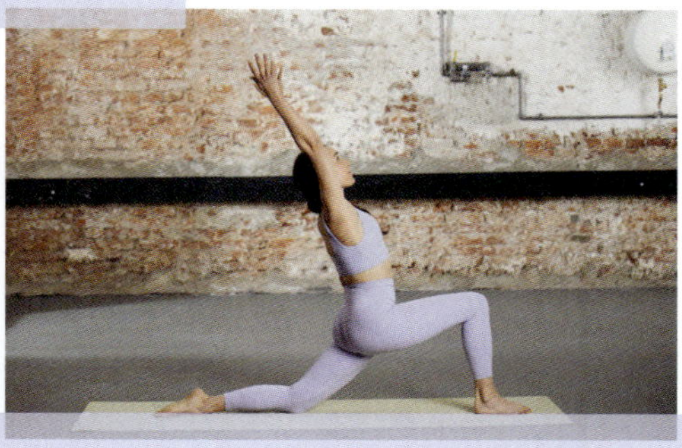

Wiederhole diese Abfolge 3-mal.

Steige dann zurück in den Herabschauenden Hund und wiederhole die Folge auf der linken Seite.

Komme danach zum Sitzen.

4. Grätsche

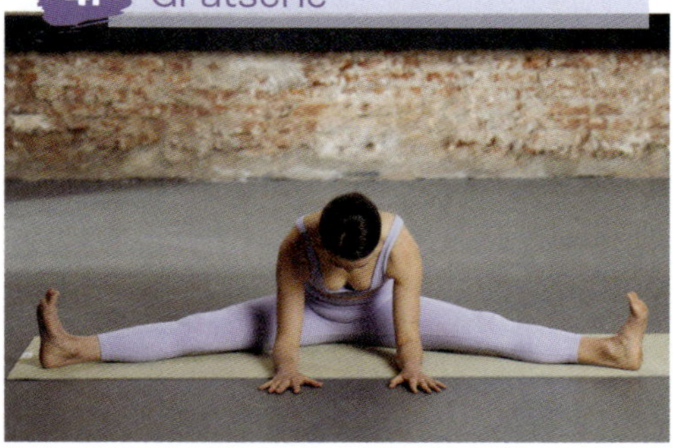

Yogaflow bei Stimmungsschwankungen

Körper und Geist gehören zusammen. So wie sich unsere Stimmung auf unsere Körperhaltung auswirken kann (nach vorn gefallene Schulter, wenn wir traurig sind, oder eine offene Haltung, wenn wir uns freuen), können wir unseren Körper nutzen, um die innere Haltung zu verändern.

1. Sonnengruß

Fließe durch einige Runden Sonnengruß.

2. Herabschauender Hund

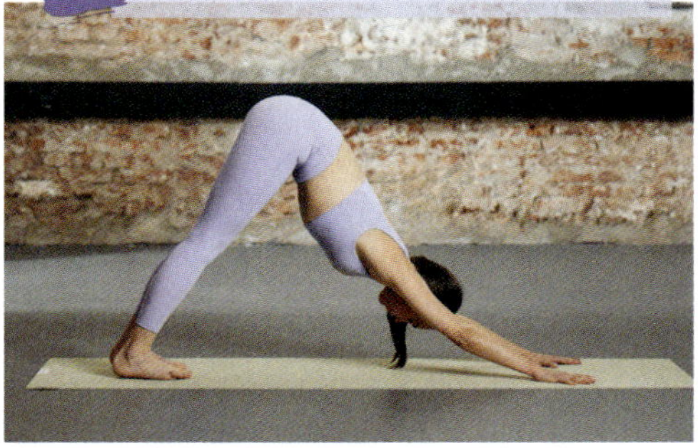

3. Krieger 2 zu Friedvoller Krieger

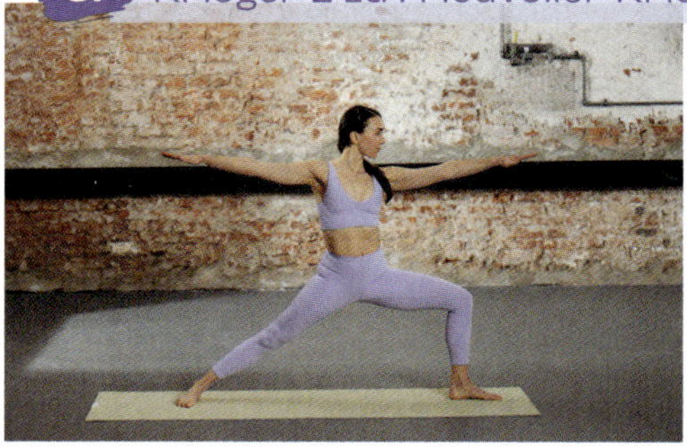

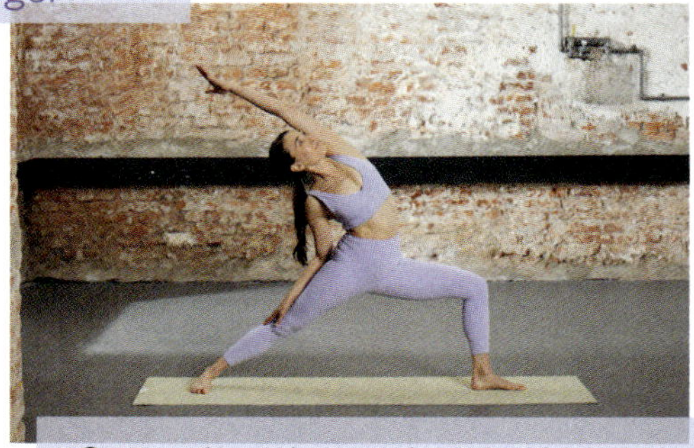

Steige danach zurück in den Herabschauenden Hund und wiederhole die Folge zur anderen Seite.

Komme danach in Rückenlage.

4. Schulterbrücke

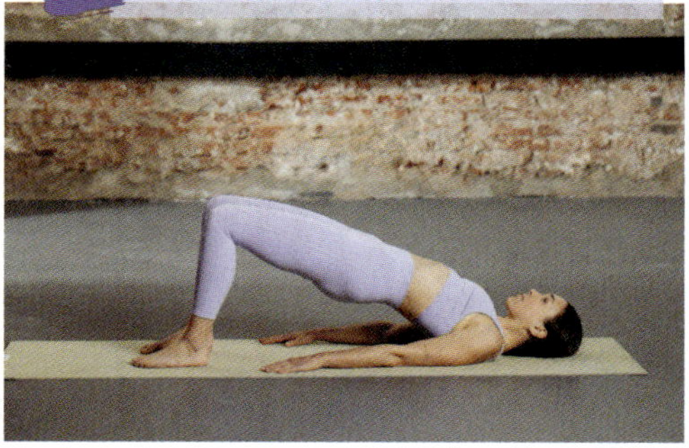

Yogaflow bei Heißhunger

Bevor du dich über die nächste Tafel Schokolade hermachst, rolle deine Yogamatte aus. Stressbedingter und zyklusabhängiger Heißhunger kann nämlich wegbewegt werden. Dieser Miniflow lenkt deine Gedanken weg von scheinbar unstillbaren Gelüsten und kann gleichzeitig Stress reduzieren, der Hauptgrund hormoneller Heißhungerattacken.

1. Krieger 3

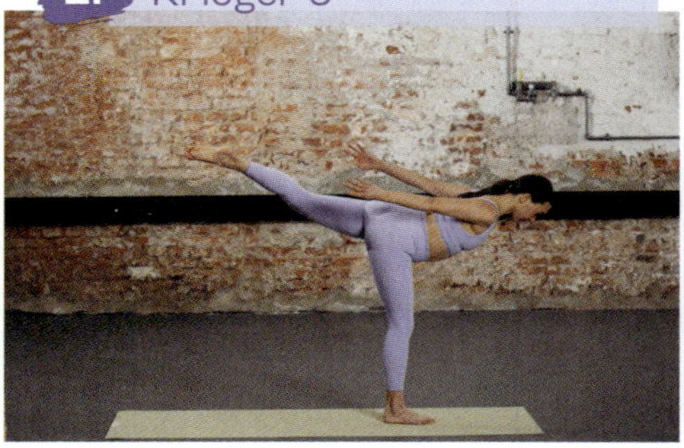

2. High Lunge

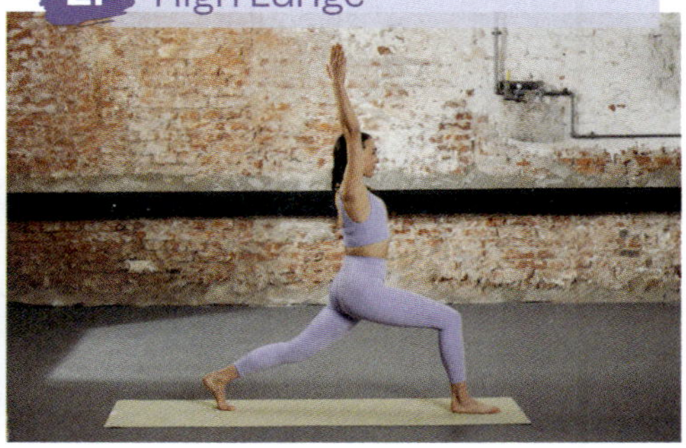

3. Easy Twist

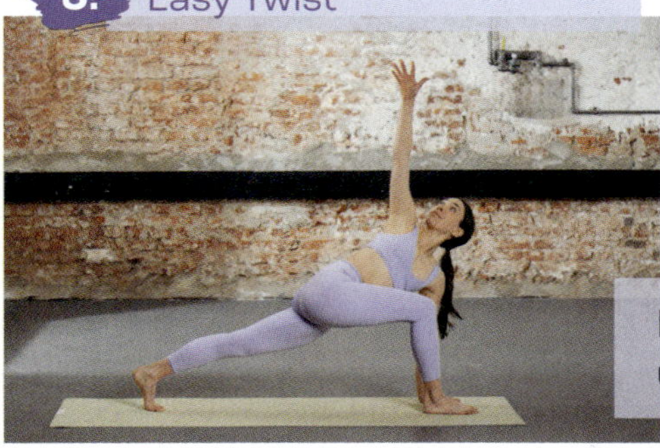

Komme danach zum Stehen zurück und übe die Positionen zur anderen Seite.

4. Grätsche

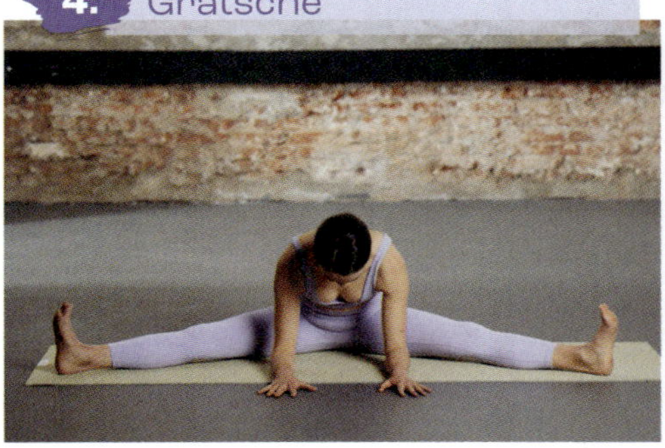

5. Schulterbrücke

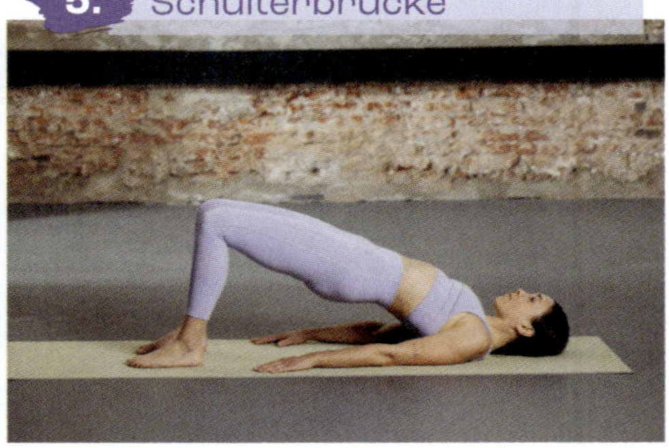

Yogaflow bei Eisprungschmerzen

Ähnliches Spiel wie bei Menstruationsbeschwerden: Atme richtig tief in deinen Unterleib ein und schicke den Schmerz mit jeder Ausatmung bewusst aus deinem Körper hinaus. Die Praxis ist sanft und langsam. Verweile ruhig einige Atemzüge oder sogar Minuten in den einzelnen Haltungen.

1. Sufi-Kreis

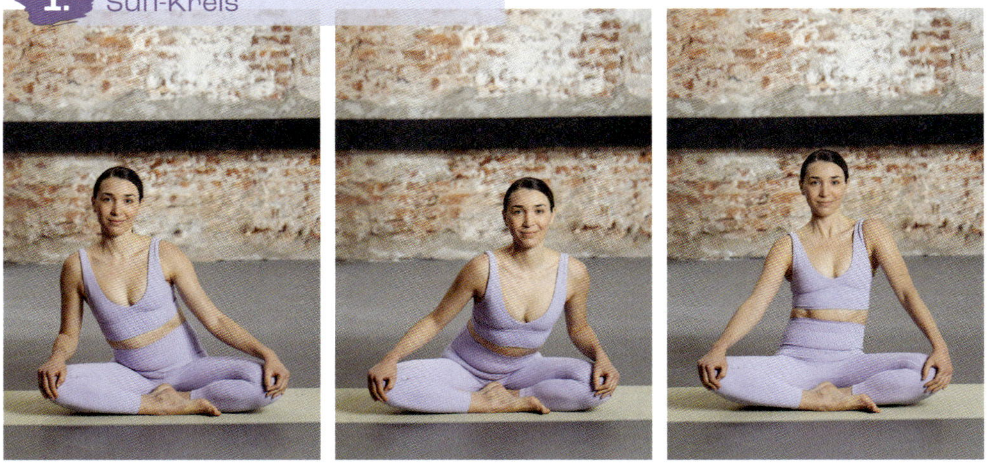

2. Sitzender dynamischer Schmetterling

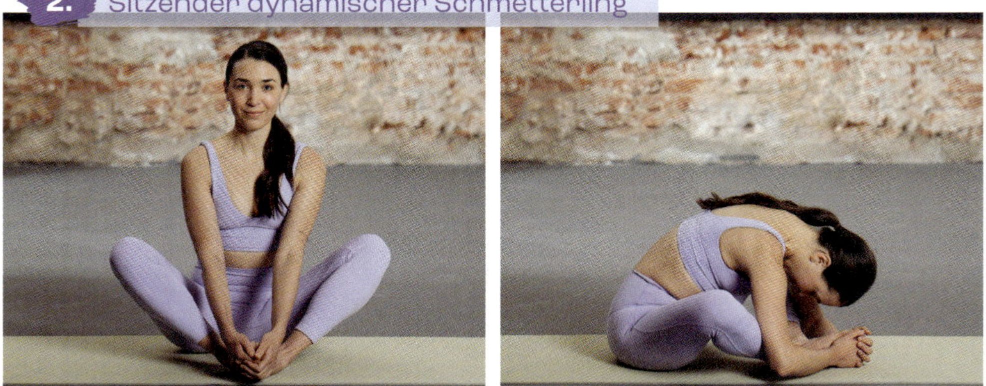

Beginne mit den dynamischen Bewegungen. Nach einigen Wiederholungen komme in die Vorbeuge und bleibe dort für 3 Atemzüge.

3. Grätsche

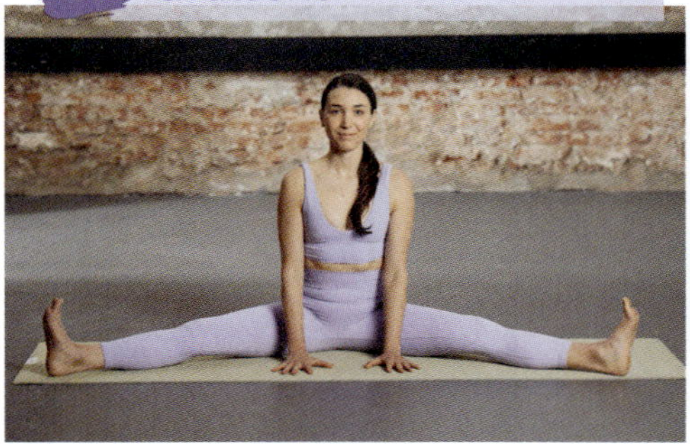

4. Libelle rechts

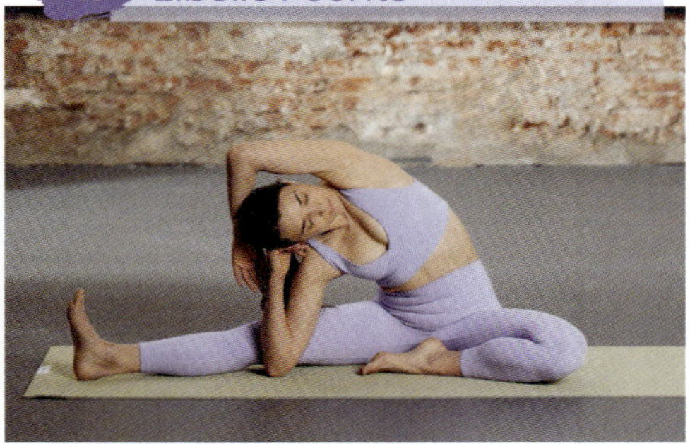

5. Korkenzieher rechts

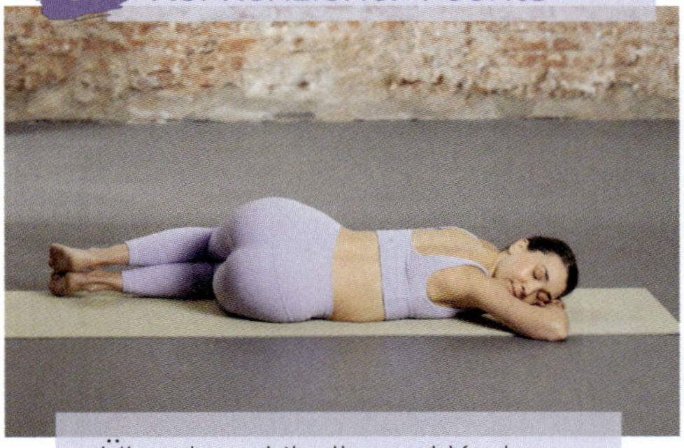

Übe dann Libelle und Korkenzieher zur linken Seite.

6. Savasana

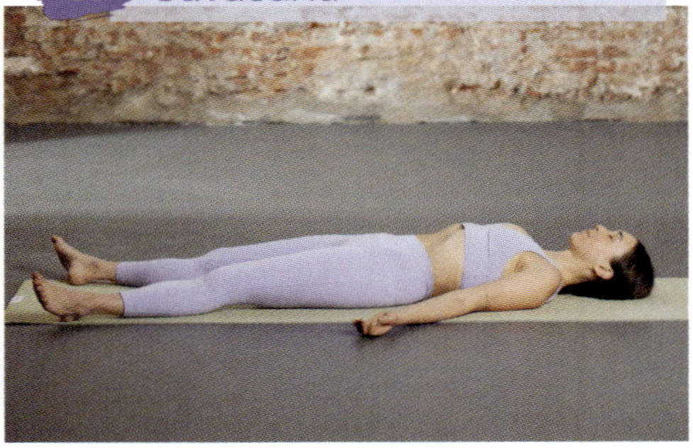

Yogaflow bei PCOS

Diese »Beschwerde« ist nichts Kurzfristiges, ganz klar. Deshalb kannst du diesen Flow regelmäßig in deine Zyklusbalance-Praxis einbauen. Was bei PCOS hilft, ist einerseits Bewegung, andererseits bewusste Pausen und Herunterfahren. Das Stresslevel darf reduziert werden. Deshalb treffen in dieser Praxis ganz bewusst Yin- und Yang-Energie aufeinander.

1. Sonnengruß

Siehe Seite 203

2. Stuhl

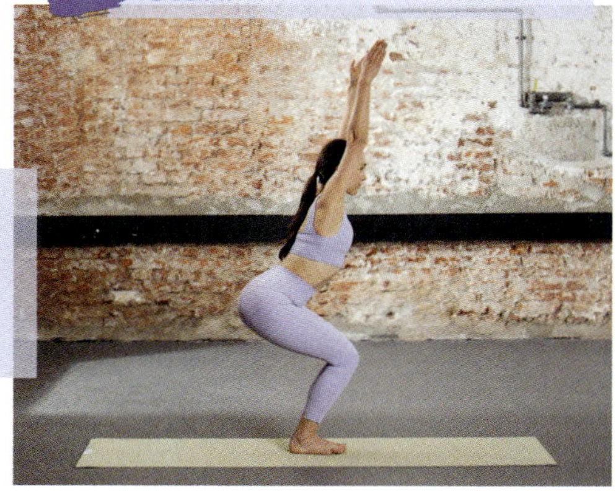

Halte die Übung dynamisch: Setze dich beim Ausatmen tief in den Stuhl und richte dich bei der Einatmung auf. Wiederhole die Abfolge 3-mal.

3. Krieger 1 in Gedrehten Winkel

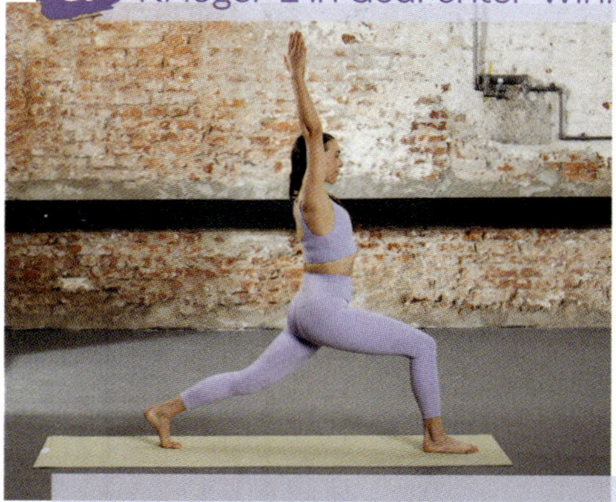

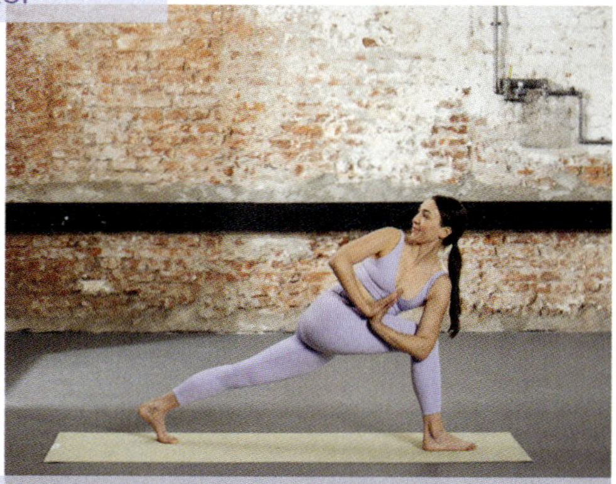

Wiederhole das 3-mal dynamisch und wechsle anschließend die Seite.

4. Kamel

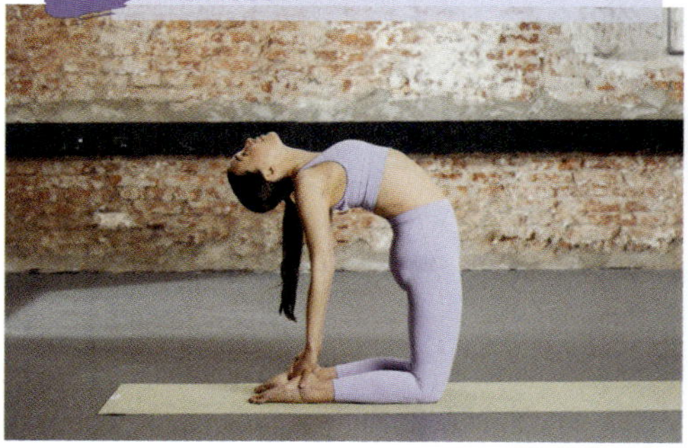

5. Twist im Sitzen

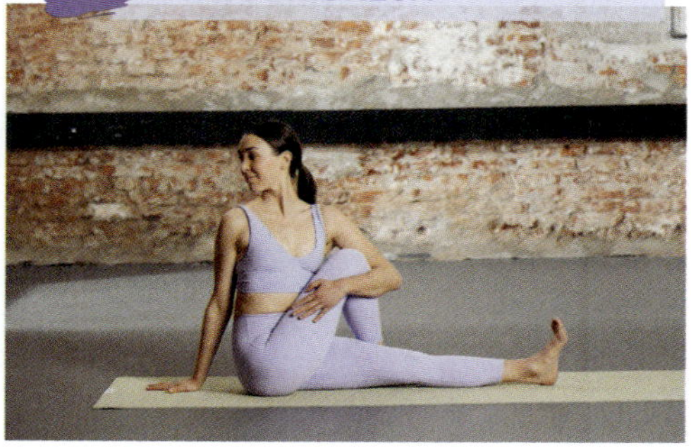

6. Viparita Karani

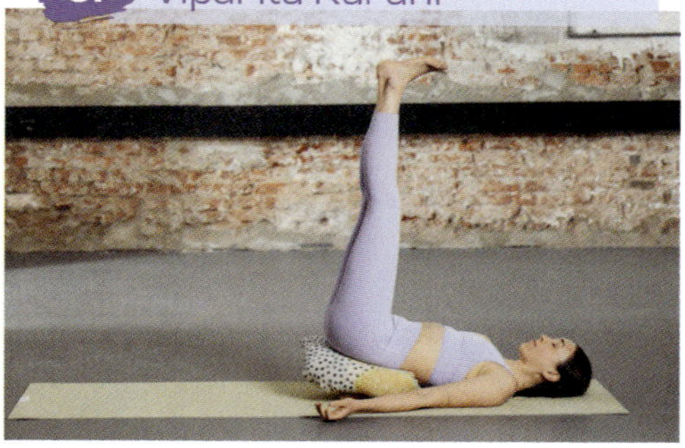

Yogaflow bei Amenorrhö

Um bei ausbleibender Menstruation deinen Zyklus wieder in Schwung zu bringen, ist das Wichtigste wohl, deinen Körper aus dem Stress, den er womöglich empfindet, herauszuholen. Yoga ist ideal dafür, ruhig und verbunden mit einer tiefen Atmung.

1. Nadelöhr mit den Armen

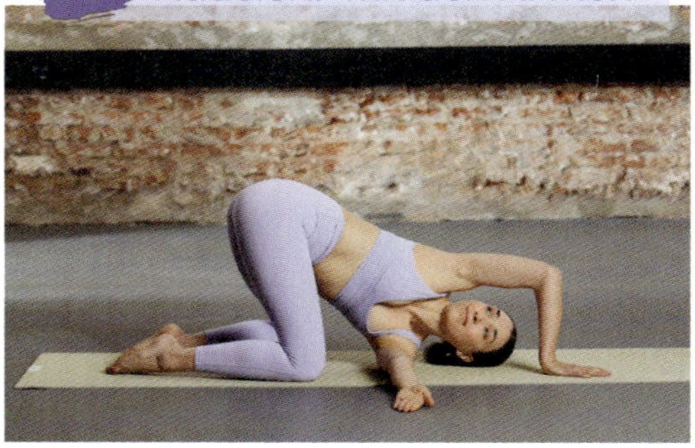

2. Dynamische Katze-Kuh

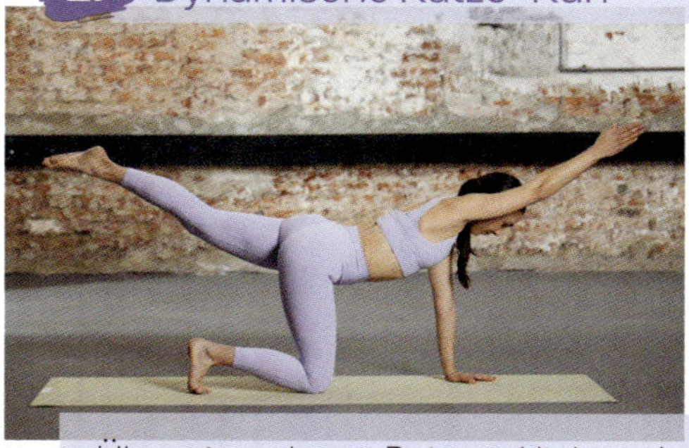

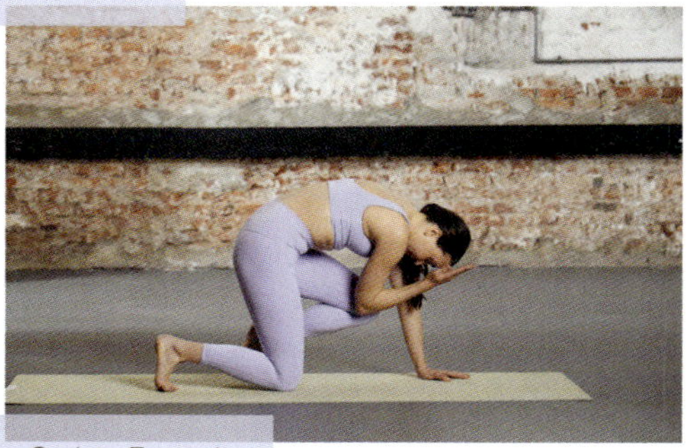

Übe mit rechtem Bein und linkem Arm 3- bis 5-mal.

3. Dynamische Eidechse rechts

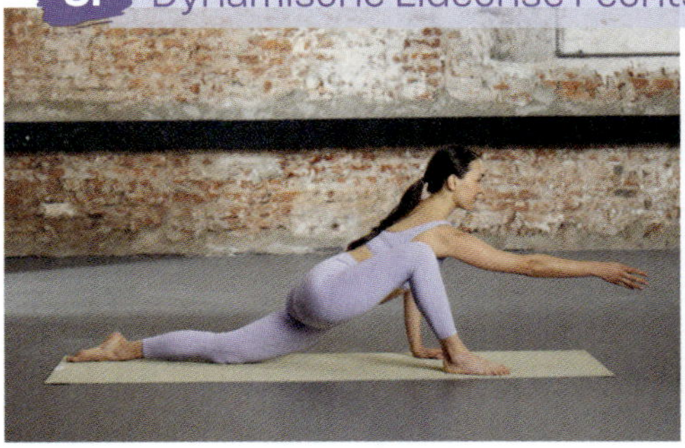

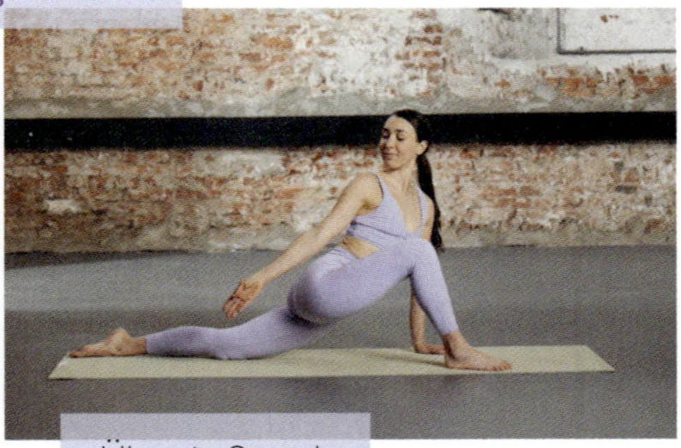

Übe sie 3-mal.

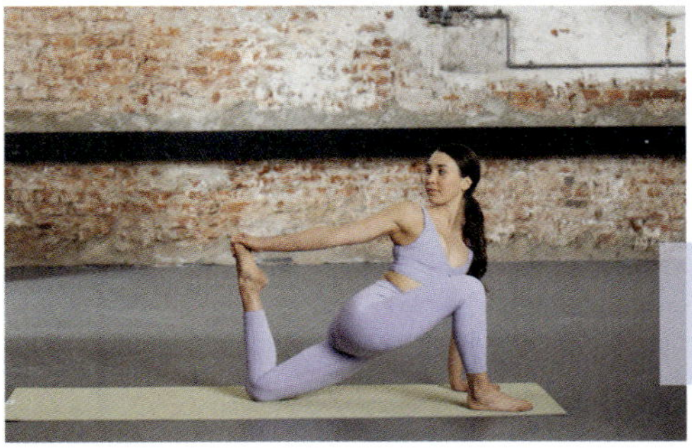

Greife dann den hinteren Fuß.

4. Position des Kindes

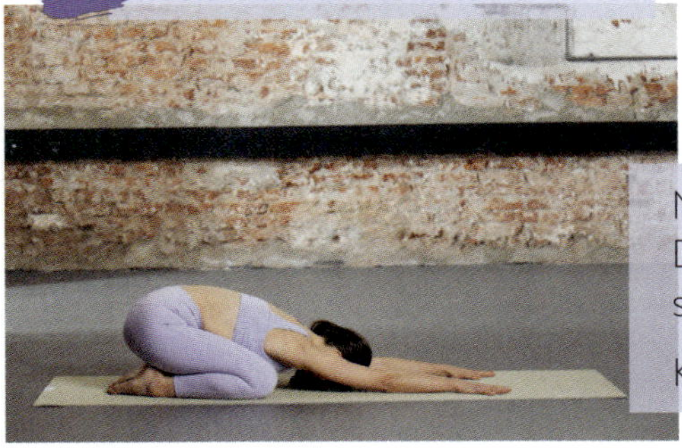

Nun alles zur anderen Seite: Nadelöhr, Dynamische Katze-Kuh und Dynamische Eidechse.

Komme danach zum Liegen.

5. Happy Baby

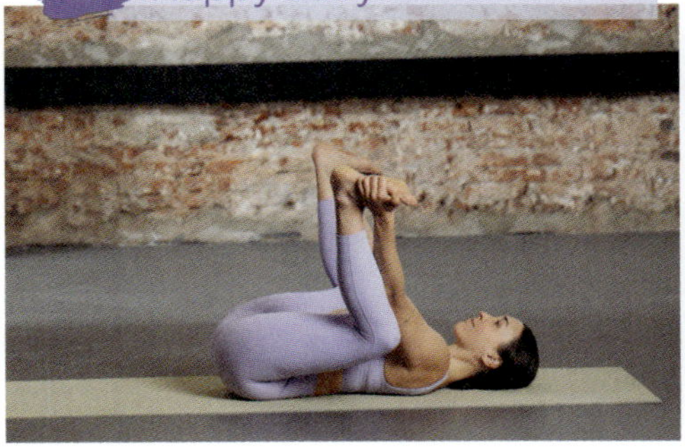

6. Viparita Karani

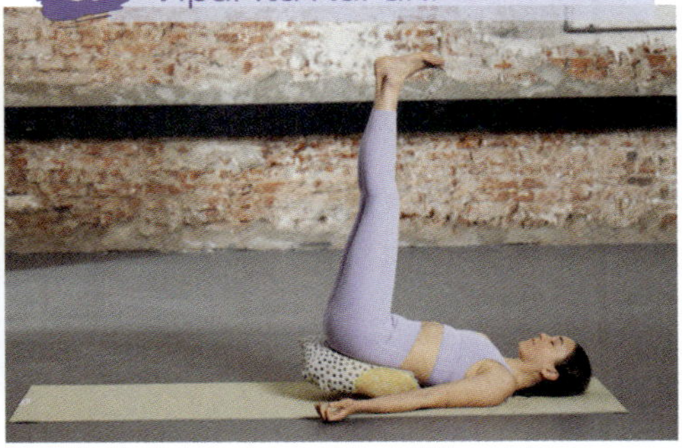

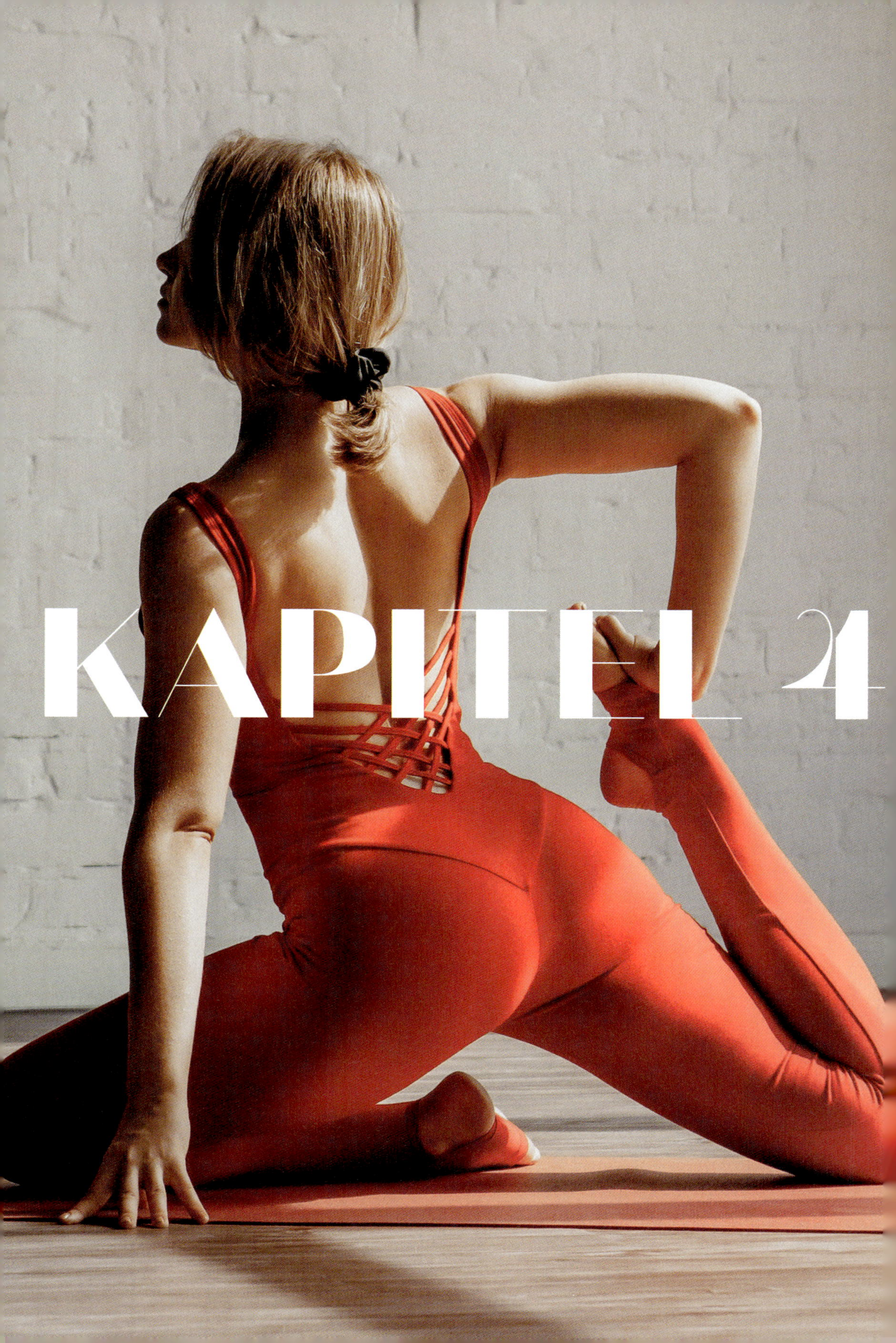
KAPITEL 4

Die einzelnen Asanas für deine Zyklusbalance

Damit du all die Haltungen (noch) besser kennenlernen kannst, hier ein Überblick über alle Asanas, die in den Flows praktiziert werden. Je öfter du sie übst, umso mehr wirst du sie verstehen – das meine ich nicht theoretisch, sondern vor allem praktisch und körperlich. Das Wichtigste: Vertraue und höre auf deinen Körper. Das bedeutet, dass du nicht den Körper an eine Haltung anpassen solltest, sondern die Haltungen an den Körper.

Denk daran, bei allen Asanas, die einseitig sind, auch die andere Seite zu üben. Viel Spaß.

Die Atmung, mit der alles beginnt

Atmen ist für deine Zyklusbalance das einfachste, grundlegendste und vielleicht effektivste Mittel. Deshalb gehört sie zu jeder Praxis, wirklich zu jeder. Sie lässt sich auch als superkurze Morgenroutine einbauen, um dein Nervensystem sofort am Morgen zu zentrieren und zu beruhigen. Gleiches gilt für den Abend.

Basic-Atmung

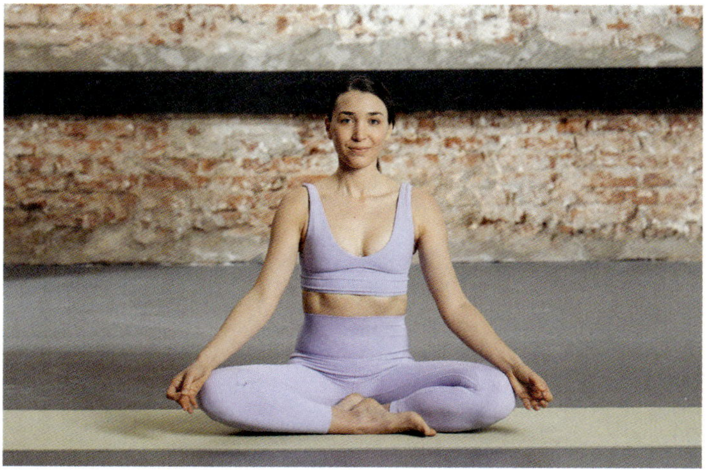

1. Komme in eine bequeme Sitzposition.
2. Lege deine Hände auf den Knien oder im Schoß ab. Entspanne deine Schultern und deinen Kiefer – bewege ihn gern ein bisschen hin und her, halte dann deinen Mund geschlossen, lasse sich deine Zahnreihen aber nicht berühren. Entspanne deine Stirn.
3. Nimm etwa 5 Atemzüge, tief durch die Nase ein und aus. Richte dabei mit jeder Einatmung deine Wirbelsäule etwas auf, mit jeder Ausatmung spüre die Erdung über deine Sitzbeinhöcker. Spüre, wie du ruhiger wirst.

Der Sonnengruß

Der Sonnengruß steht für (neue) Energie und er kann auch Energie in Bewegung bringen. Du findest ihn in den Flows der Follikel- und Ovulationsphase. Du kannst ihn auch während der Menstruation, vor allem gegen Ende, üben, falls du dich danach fühlst. Achte darauf, dass du ihn mit deiner Atmung synchronisierst, das bedeutet, die Atmung leitet die Bewegung an. Für jeden Atemzug gibt es eine Bewegung.

1. Beginne am kurzen Mattenrand. Komme in einen stabilen Stand, erde deine Füße bewusst, balanciere dein Gewicht zwischen Großzehballen, Kleinzehballen und Fersen aus. Richte dein Becken auf, deine Schultern sind hinten und unten, dein Kopfscheitel zieht nach oben.
2. Atme ein, hebe deine Arme über den Kopf.
3. Atme aus, lasse deinen Oberkörper nach unten sinken, beuge deine Knie.
4. Atme ein, hebe deinen Oberkörper, sodass deine Wirbelsäule in die Länge gezogen wird.
5. Atme aus, setze deine Hände auf die Matte und steige nach hinten in eine Plank. (Hier kannst du auch einen Zwischenatemzug nehmen.)
6. Lege deine Knie ab.
7. Lasse dein Brustbein Richtung Matte sinken.
8. Atme ein, schlängele dich nach vorn in die Kobra.
9. Atme aus, schiebe dich zurück in den Herabschauenden Hund.
10. Atme ein, mache einen Schritt nach vorn, hebe dabei den Blick.
11. Atme aus, komme in die Vorbeuge.
12. Atme ein, hebe die Arme über die Seite nach oben und komme mit der Ausatmung zum Stehen.

Übe den Sonnengruß einige Male. Lasse dich nicht stressen, sondern finde dein Tempo.

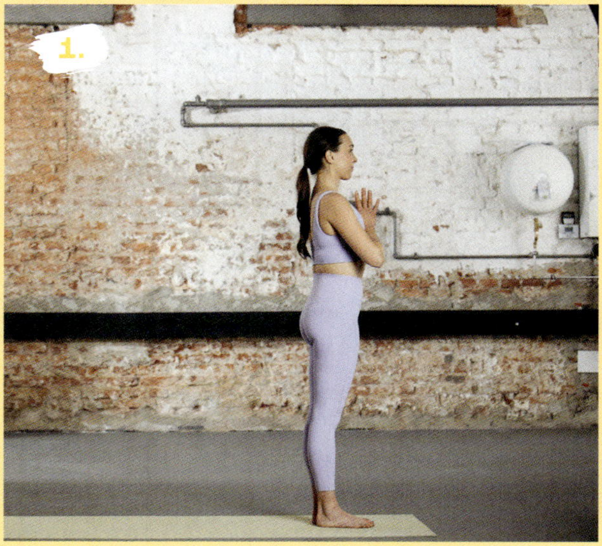
1.

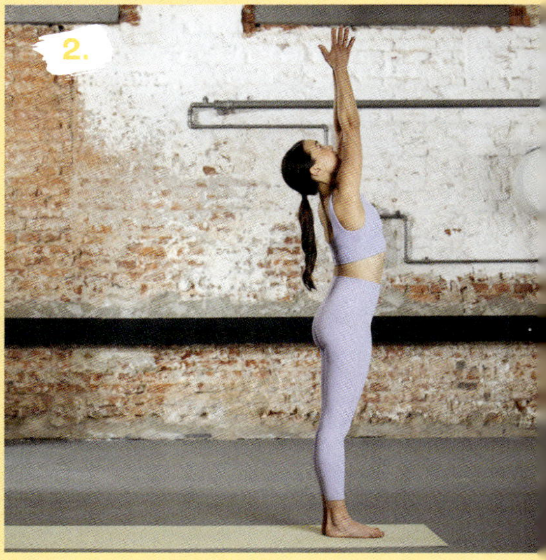
2.

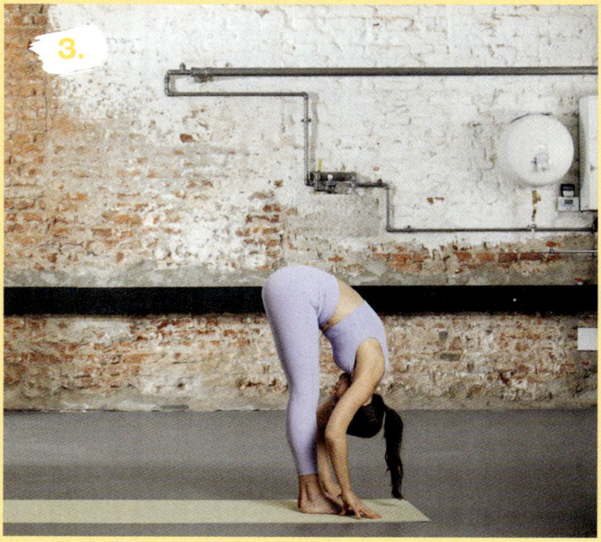
3.

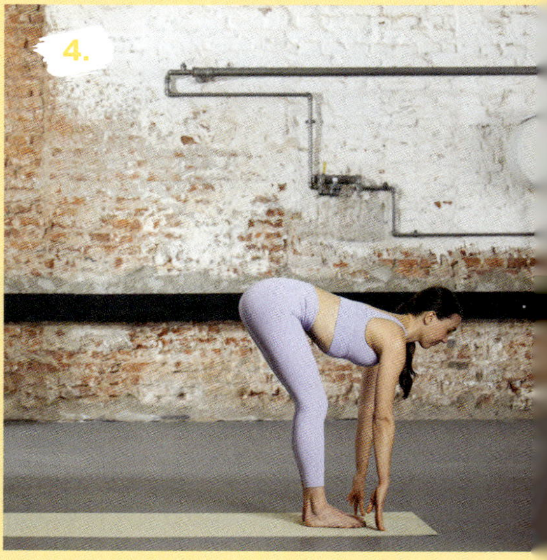
4.

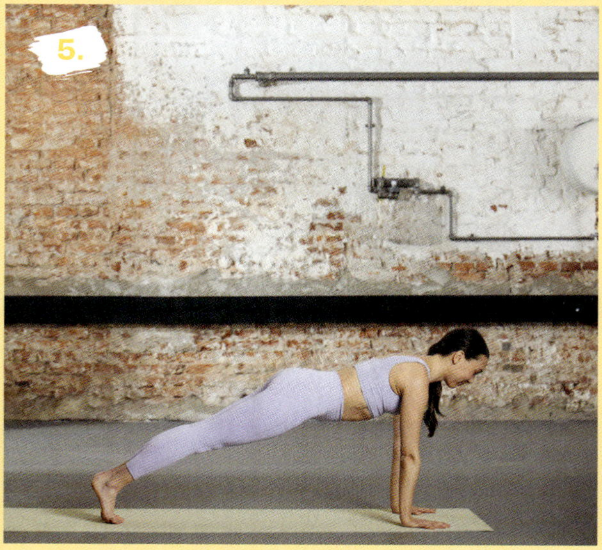
5.

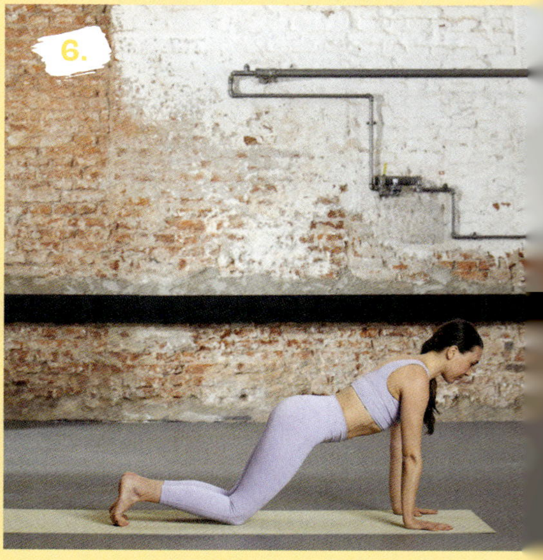
6.

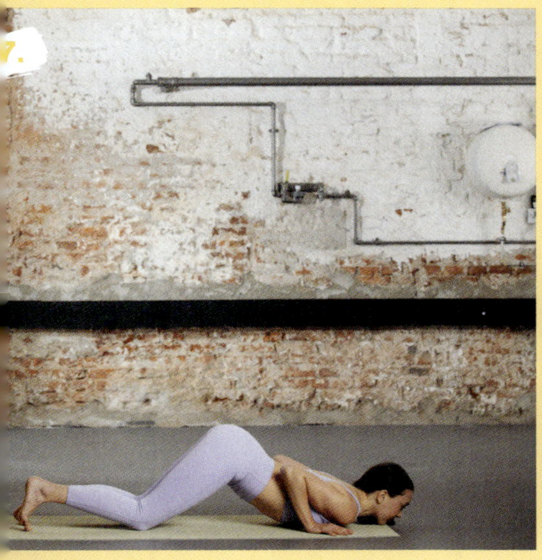
7.

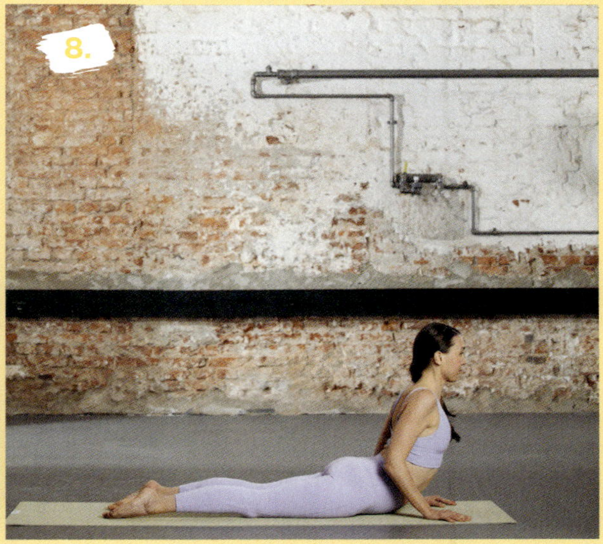
8.

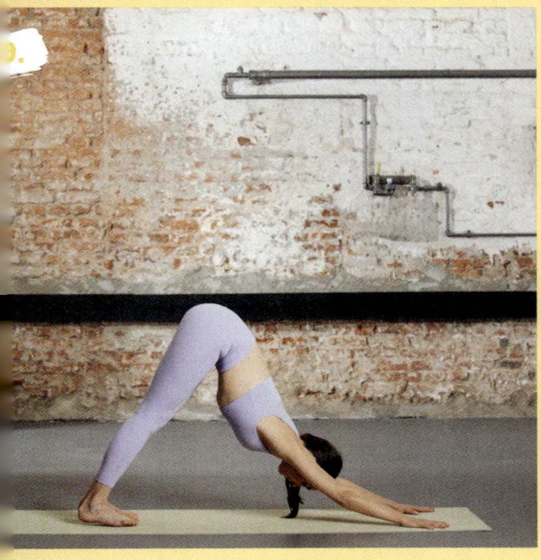

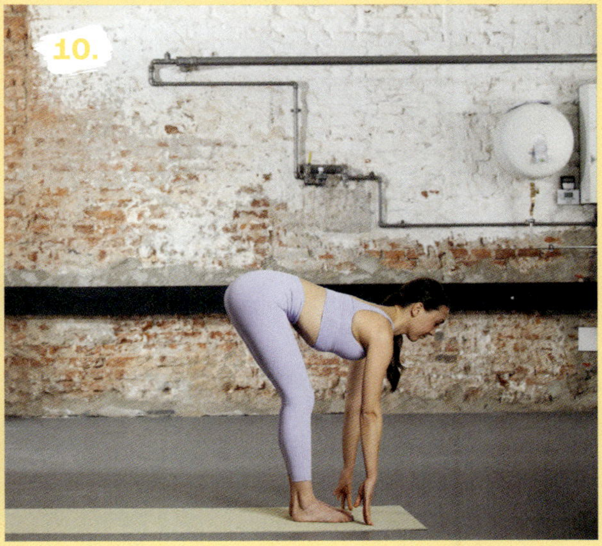
10.

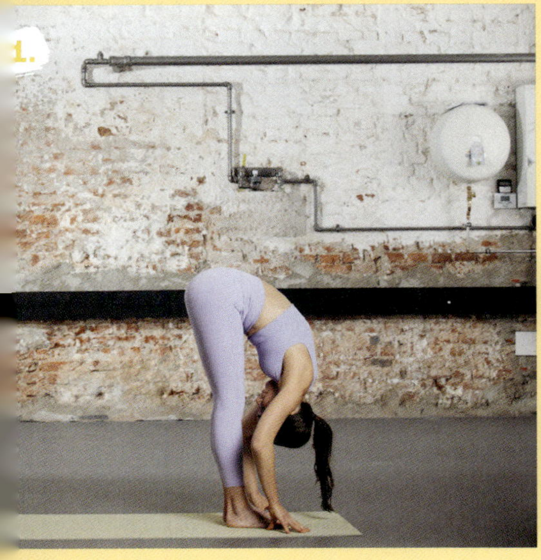

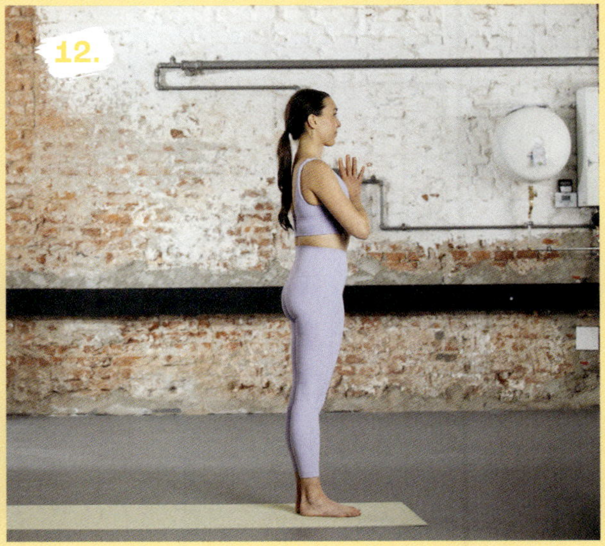
12.

Sonnengruß mit Stuhl

Das ist eine Variation, die noch kraftvoller ist und sich dann eignet, wenn du dich auspowern willst. An den Grundhaltungen ändert sich wenig, hinzu kommt der Stuhl sowie der Heraufschauende Hund.

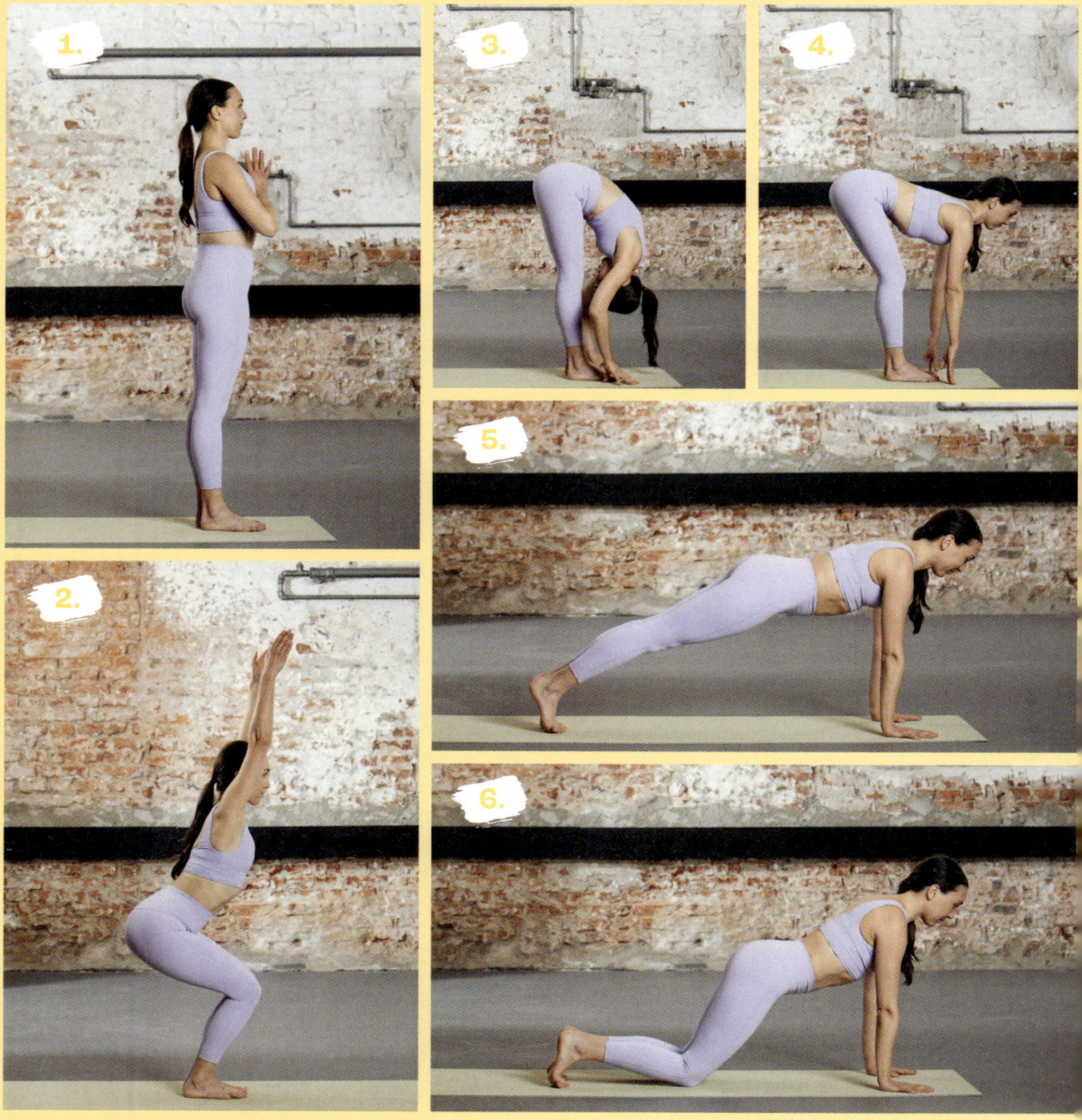

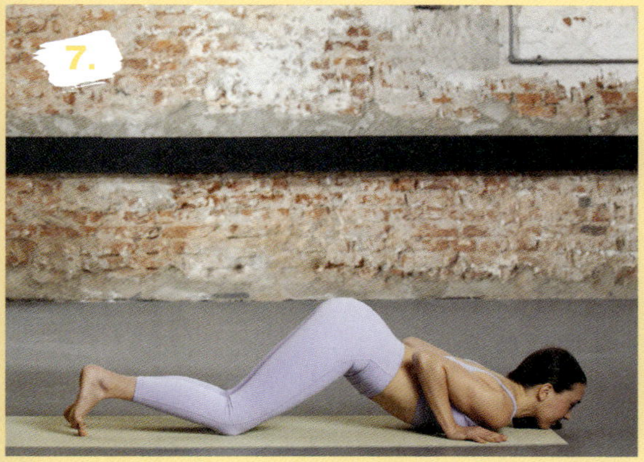
7.

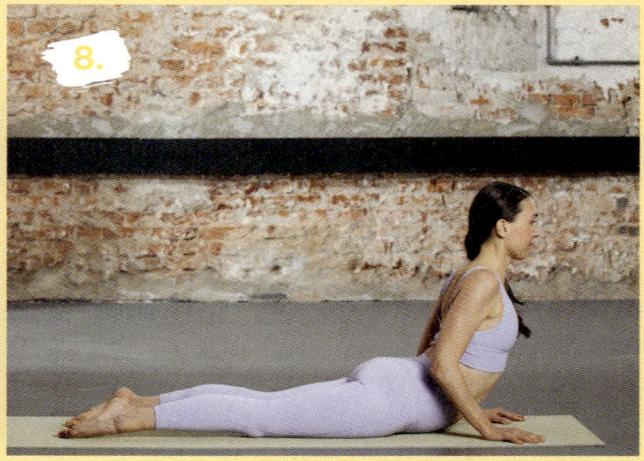
8.

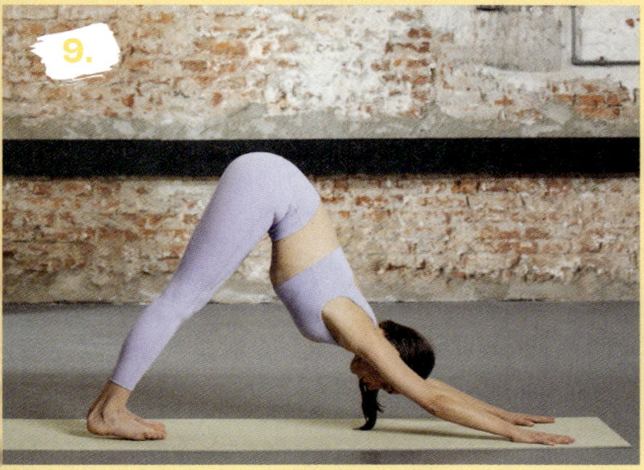
9.

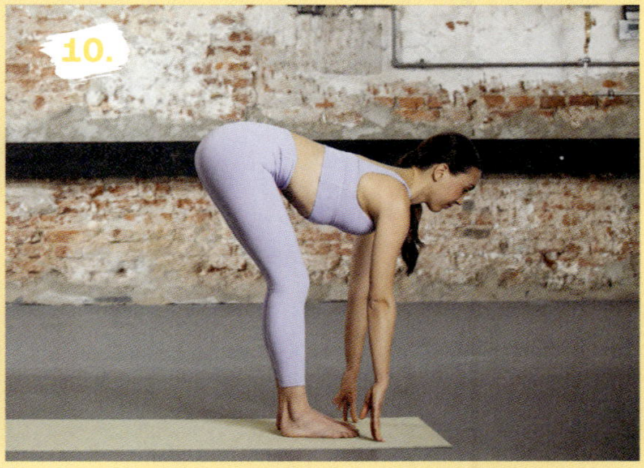
10.

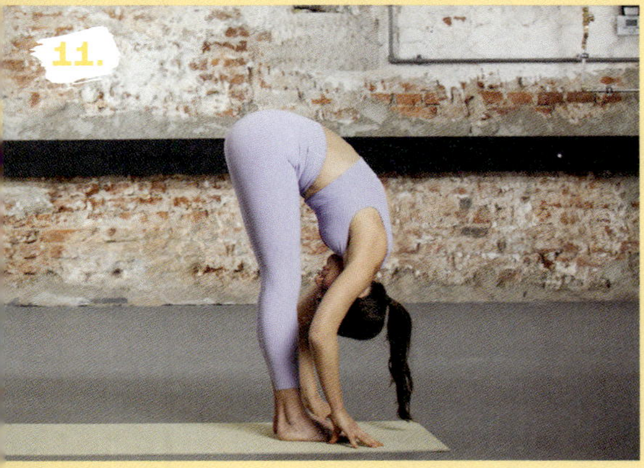
11.

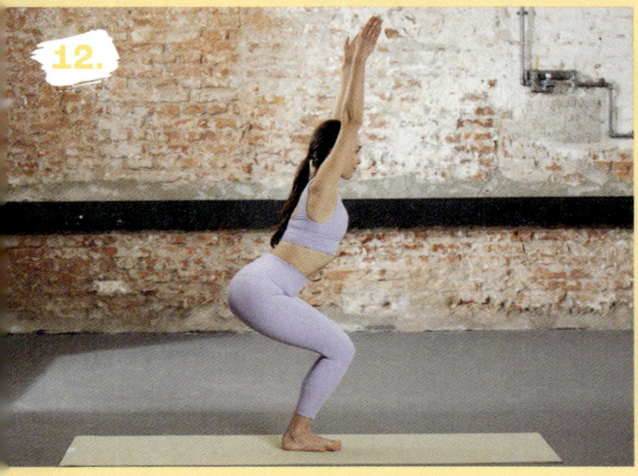
12.

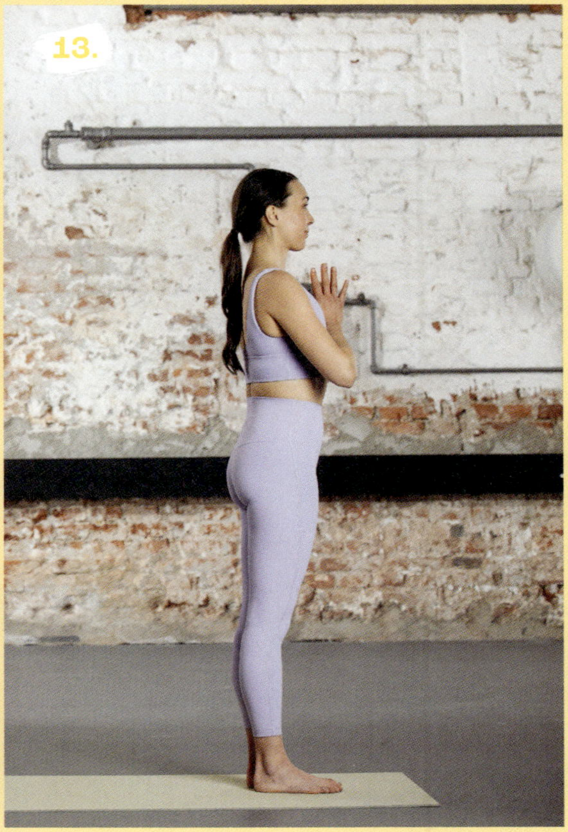
13.

SITZENDE, KNIENDE UND LIEGENDE HALTUNGEN

Sufi-Kreise

Beginne im Schneidersitz. Erde dich über deine Sitzbeinhöcker und richte deine Wirbelsäule auf. Deine Hände liegen auf den Knien. Male dynamische Kreise aus deinem Becken heraus nach rechts, vorn, links und hinten. Wechsle nach ein paar Runden die Richtung.

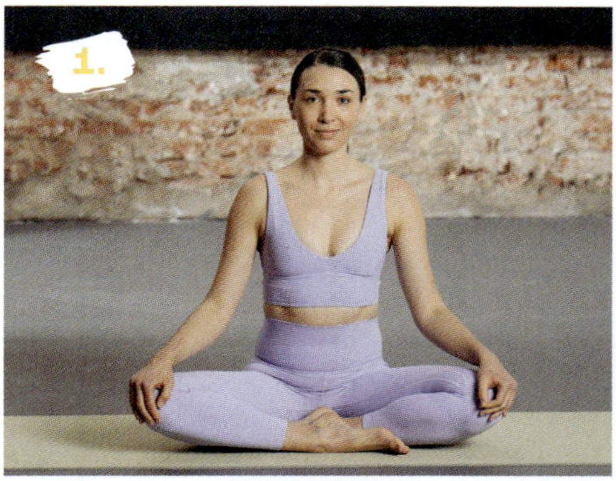

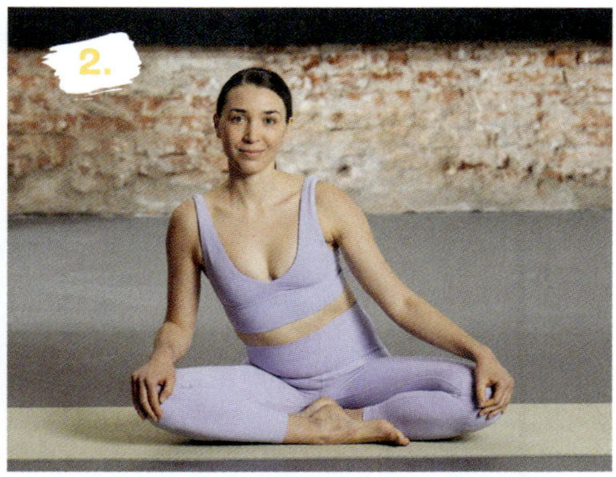

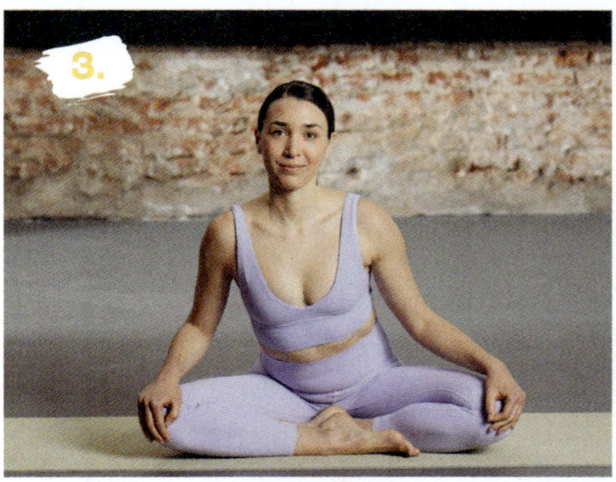

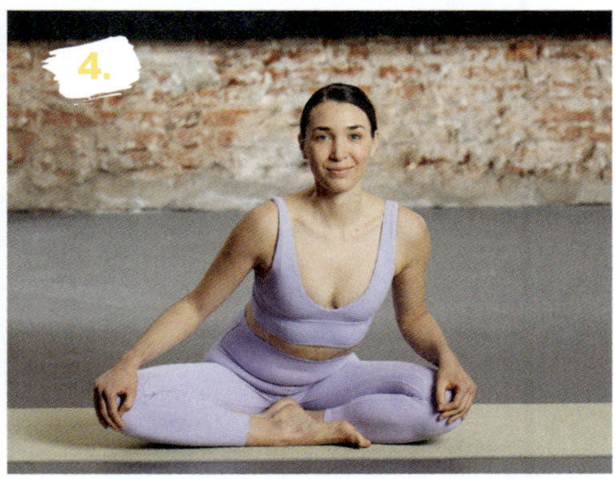

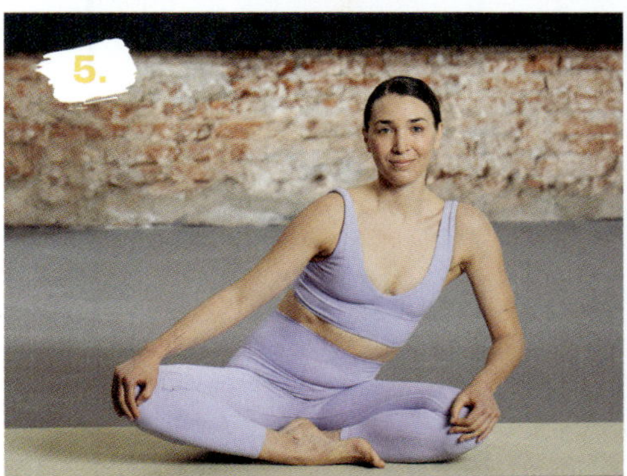

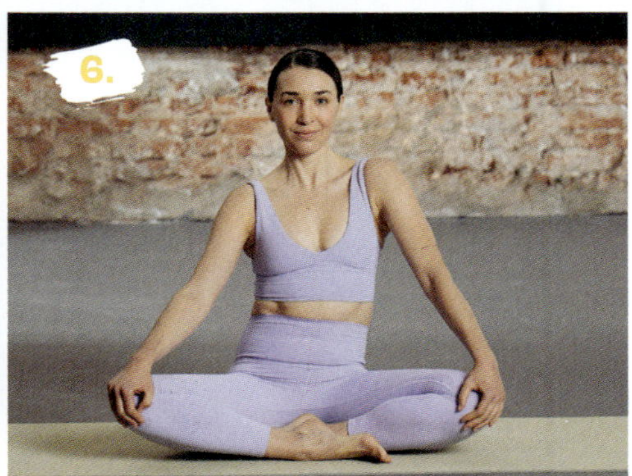

Flankendehnung im Sitzen

1. Beginne im Sitzen. Hebe mit der Einatmung die Arme nach oben.
2. Lehne dich mit der Ausatmung auf die rechte Seite. Setze deine Hand auf den Boden ab, Sitzbeinhöcker bleiben beide gut geerdet.
3. Komme mit der Einatmung zurück zur Mitte, mit der Ausatmung nach links. Alternativ kannst du für 3 Atemzüge auf einer Seite bleiben und dann die Seite wechseln.

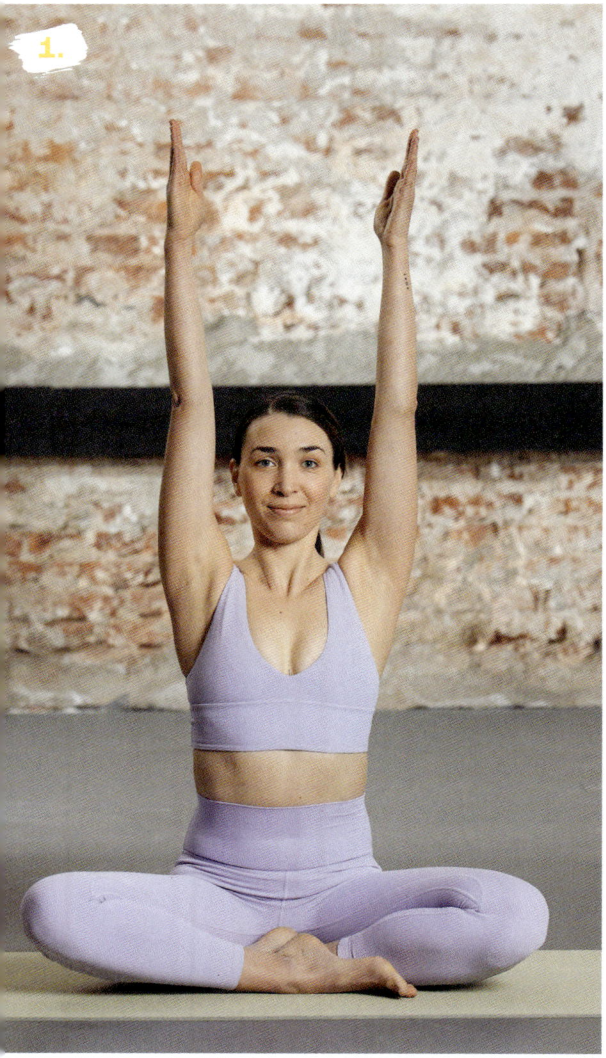

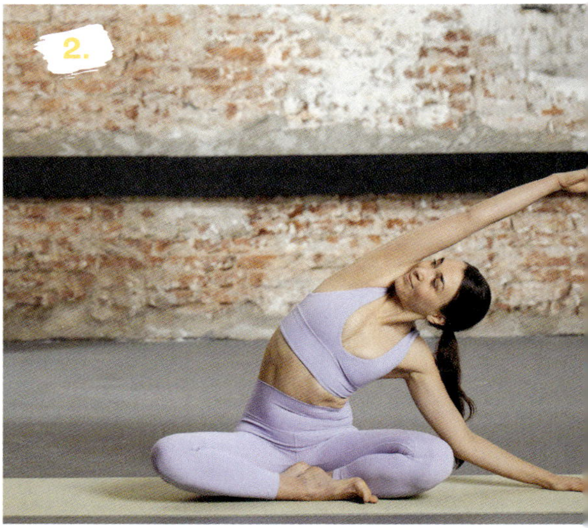

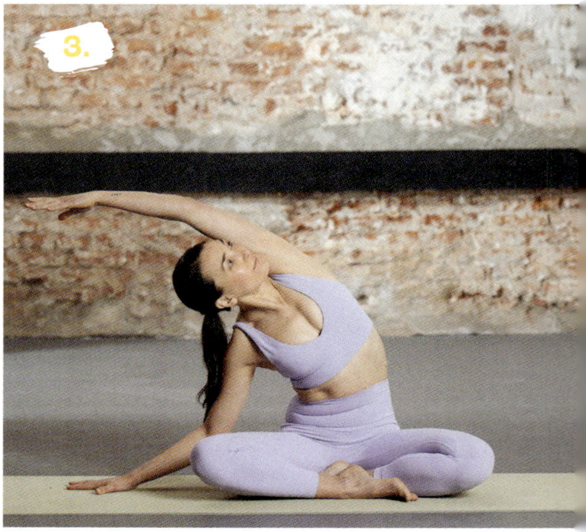

Rotation im Sitzen

1. Hebe im Sitzen deine Arme mit der Einatmung nach oben.
2. Drehe dich mit der Ausatmung in eine Rotation. Lege deine rechte Hand auf dein linkes Knie, die linke Hand stellst du hinter dir auf. Komme mit der Einatmung zurück zur Mitte, drehe mit der Ausatmung zur anderen Seite. Auch hier kannst du 3 Atemzüge in der Rotation bleiben. Richte dabei mit jeder Einatmung deine Wirbelsäule auf, drehe dich mit der Ausatmung tiefer in die Rotation.

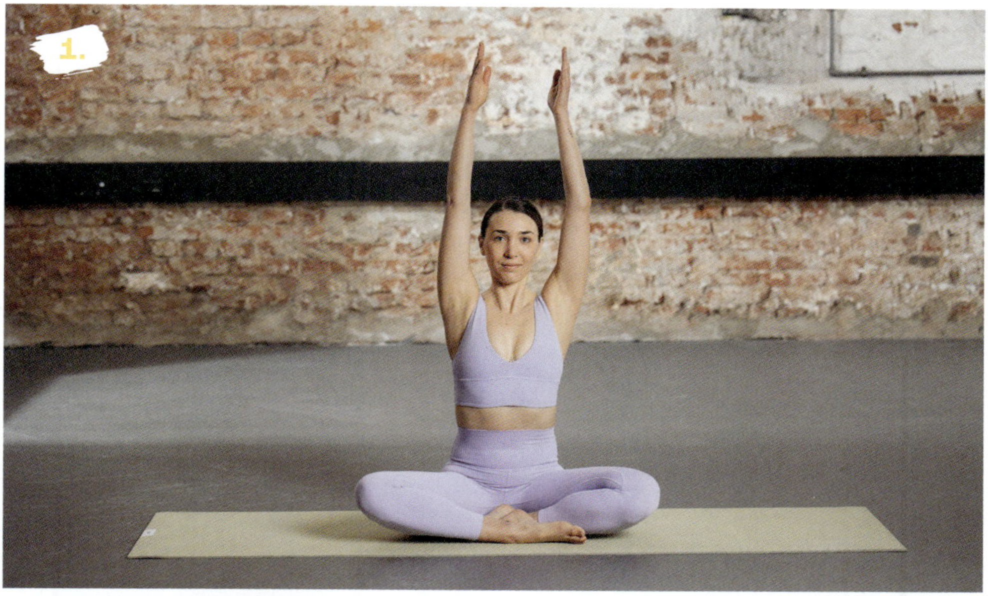

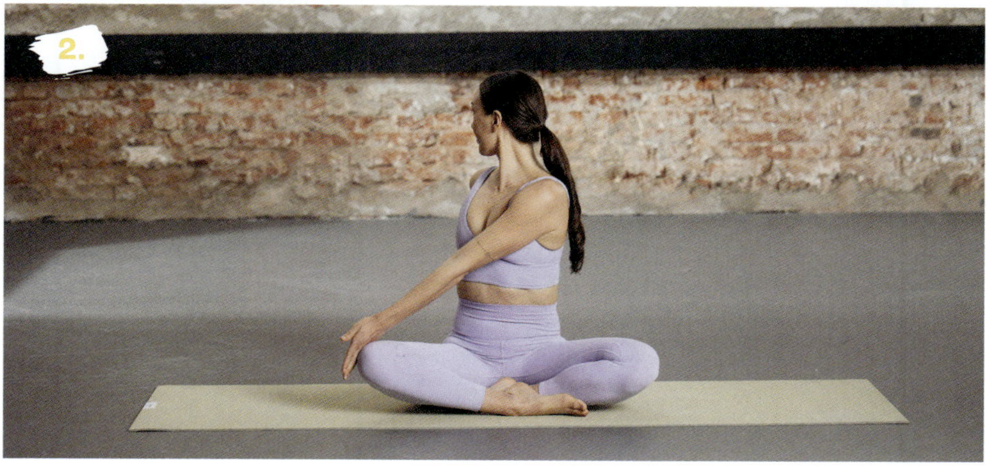

Adlerarme im Sitzen

1. Bringe vor deinem Körper den rechten Arm über den linken.
2. Beuge deine Ellenbogen, bringe die Handflächen zusammen. Ziehe die Ellenbogen nach vorn oben und die Hände weg von deinem Gesicht.

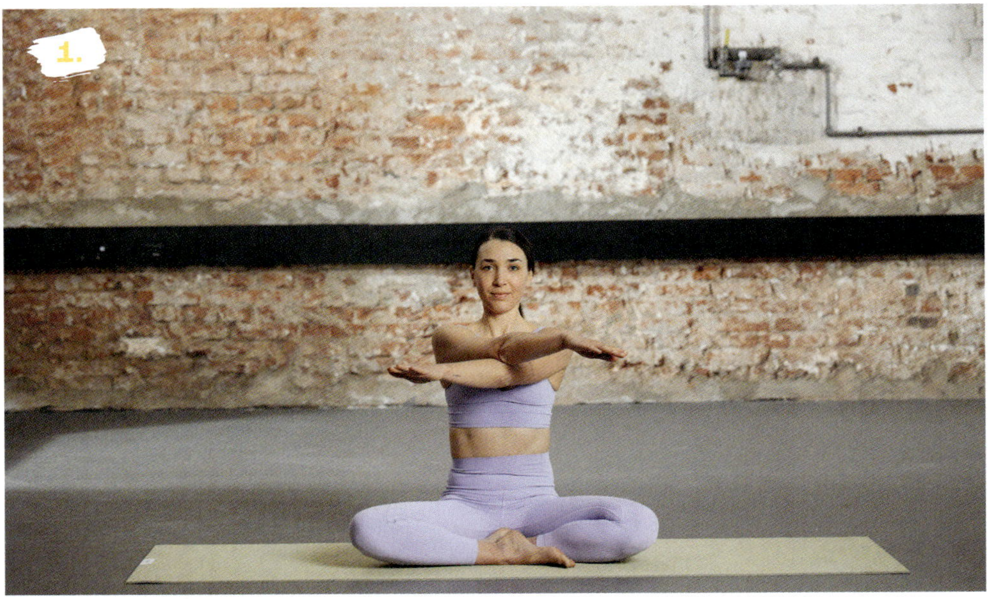

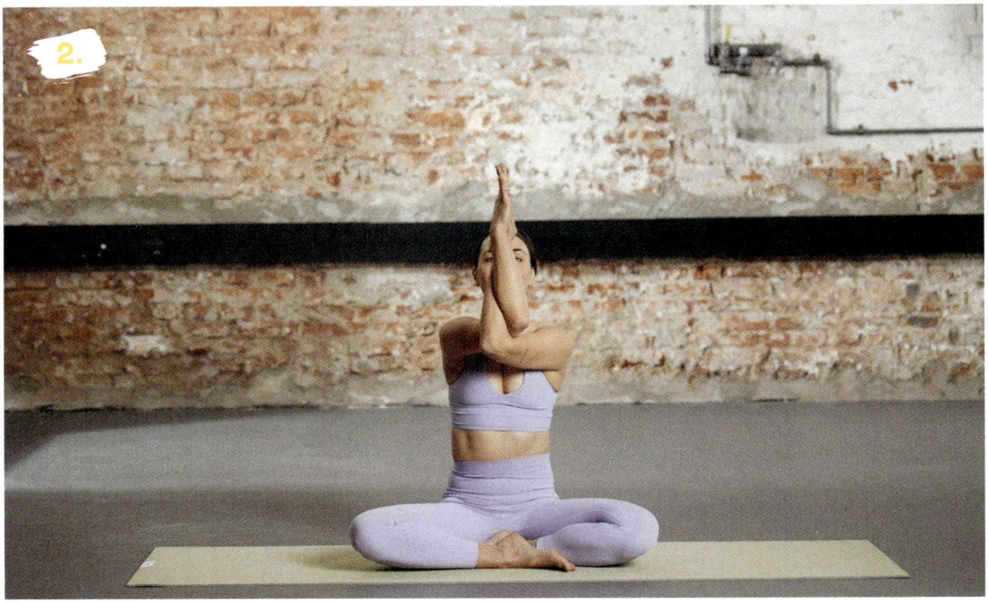

Tiefe Hocke

1. Stelle dich etwas breiter als schulterbreit hin. Deine Füße sind beide nach außen gedreht und deine Hände kommen vor deiner Brust zusammen.
2. Beuge nun deine Beine so tief, wie du kannst. Achte dabei auf einen geraden Rücken und presse deine Ellbogen gegen die Knie.
3. Optional kannst du dich zur Seite aufdrehen. Strecke dabei einen Arm nach oben und lege die Hand des Armes, zu dessen Seite du dich aufdrehst, flach auf den Boden ab.

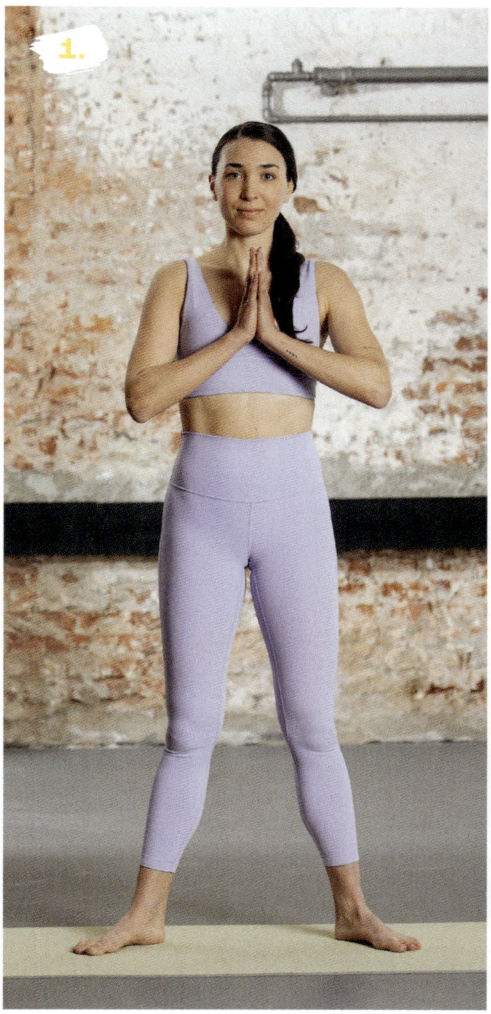

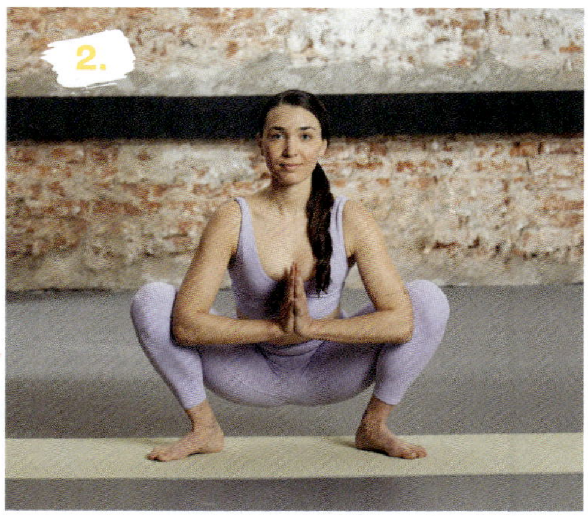

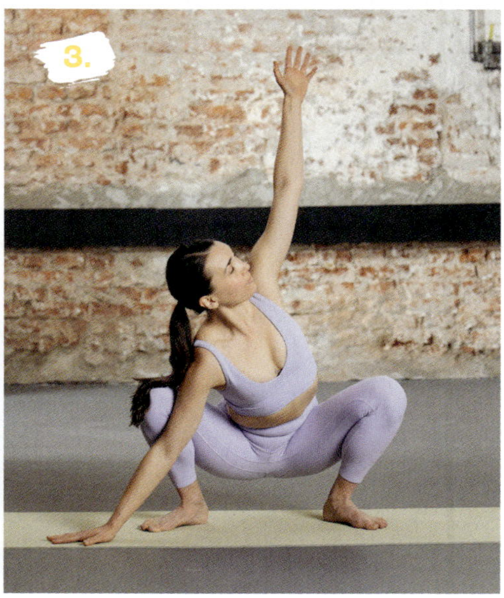

Katze-Kuh

1. Komme in einen Vierfußstand, stelle die Hände unter deinen Schultern auf, die Knie unter deinem Hüftgelenk. Atme ein, komme in ein gefühltes Hohlkreuz, Blick hebt sich, Brustbein sinkt tiefer.
2. Atme aus, mache dich rund, ziehe die Schulterblätter auseinander, nimm auch den Kopf mit.

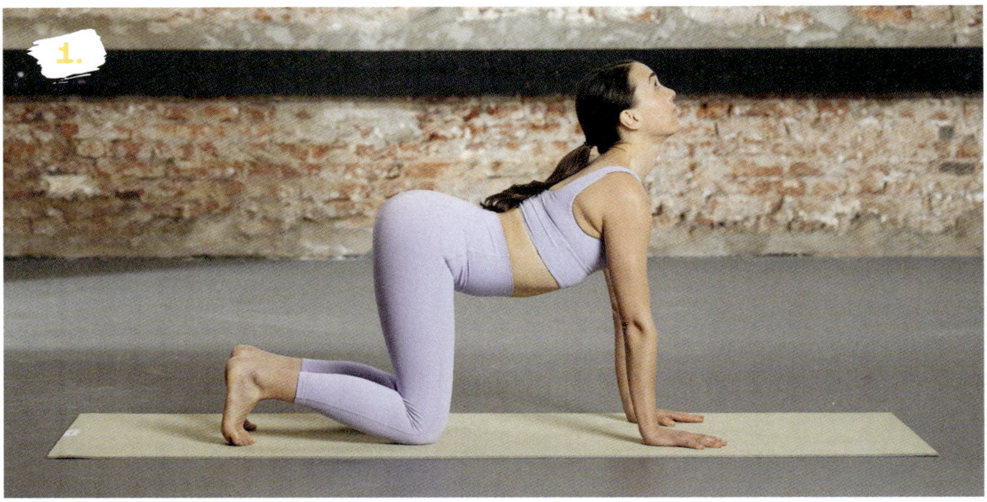

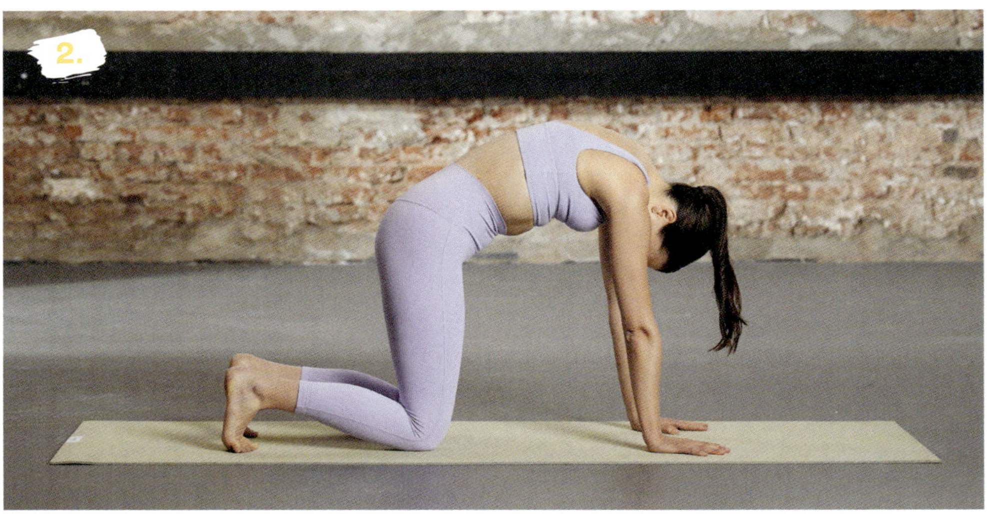

Dynamische Katze-Kuh

1. Schiebe aus dem Vierfußstand mit der Einatmung das linke Bein nach hinten.
2. Mit der Ausatmung ziehe dein Knie Richtung Brust und mache dich rund.
3. Wenn das gut funktioniert, hebe zusammen mit dem rechten Bein deinen linken Arm an.
4. Ziehe mit der Einatmung Arm und Bein auseinander. Bringe mit der Ausatmung Ellenbogen und Knie zusammen.

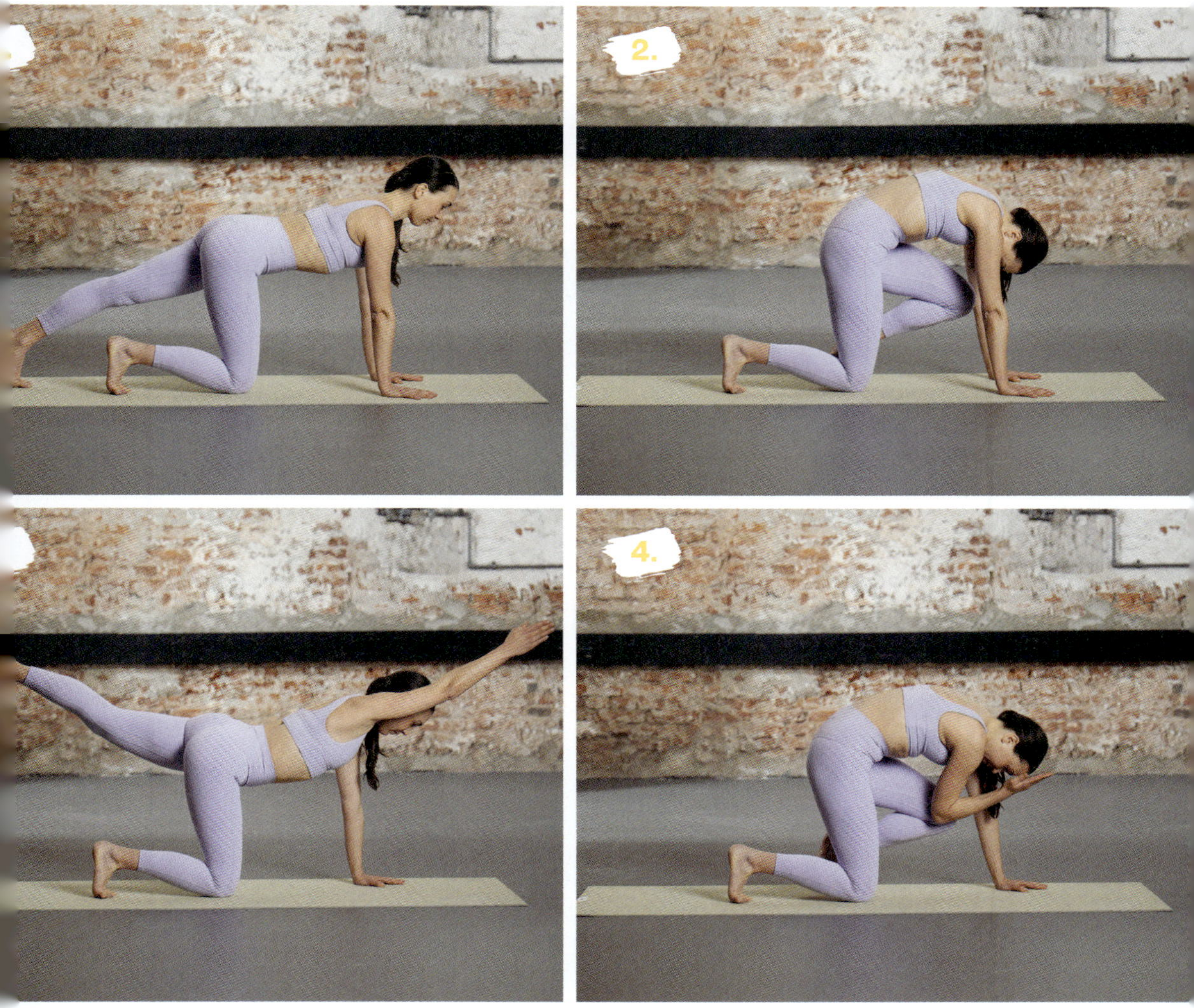

Dynamische Eidechse

Beginne im Low Lunge. Dein hinterer Fußrücken liegt auf der Matte ab, deine Hände sind vor dir aufgestellt. Strecke nun den Arm des vorderen Beines nach vorne und ziehe einen großen Kreis über deinen Kopf bis hinter deinen Rücken.

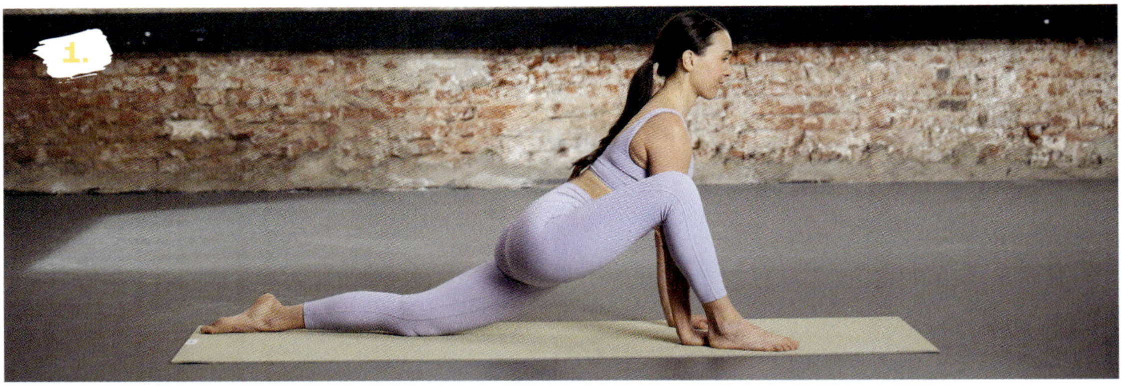

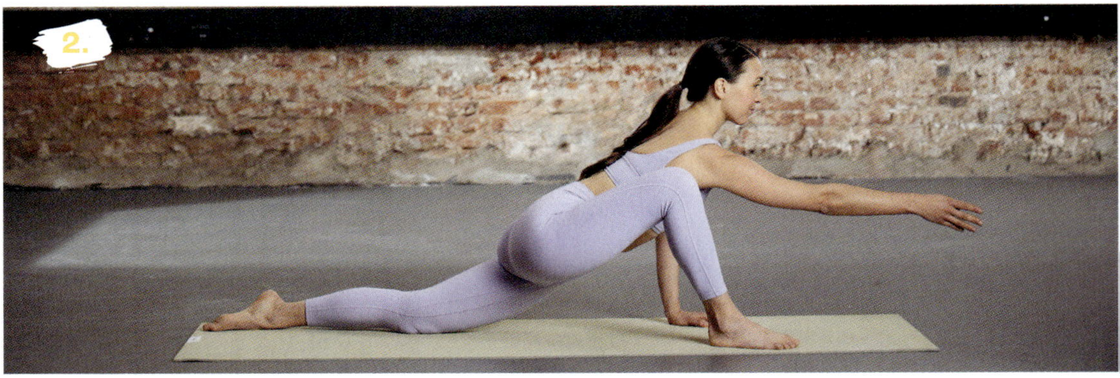

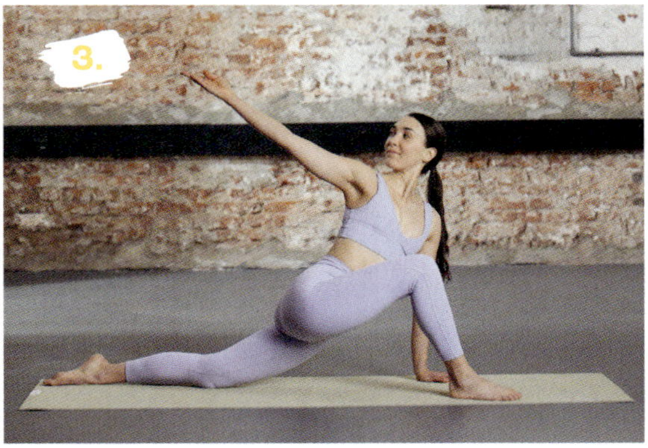

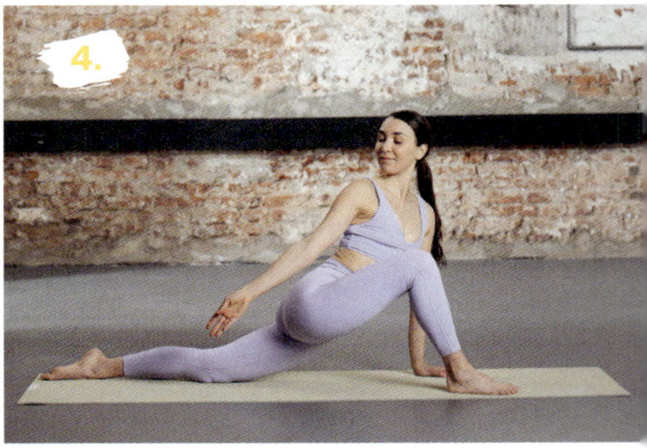

Dynamischer Seitstütz

1. Beginne im Kniestand. Deine beiden Fußrücken liegen auf dem Boden ab, deine Hände kommen vor deiner Brust zusammen. Strecke nun dein rechtes Bein zur Seite aus und stelle deinen Fuß fest am Boden ab. Beuge dich dabei nach links. Deine linke Hand ist am Boden aufgestellt, während dein rechter Arm über deinem Kopf nach links zieht.
2. Hebe nun dein linkes Knie vom Boden ab. Versuche, es bis auf Hüfthöhe anzuheben. Halte kurz inne und setze dein Knie wieder am Boden ab.
3. Richte deinen Oberkörper mit gestreckten Armen gerade auf.
4. Beuge dich nun nach rechts. Dein linker Arm zieht dabei über deinen Kopf nach rechts, deine rechte Hand legst du auf deinem rechten Oberschenkel ab. Halte hier kurz inne und kehre anschließend wieder in die Ausgangsposition zurück.

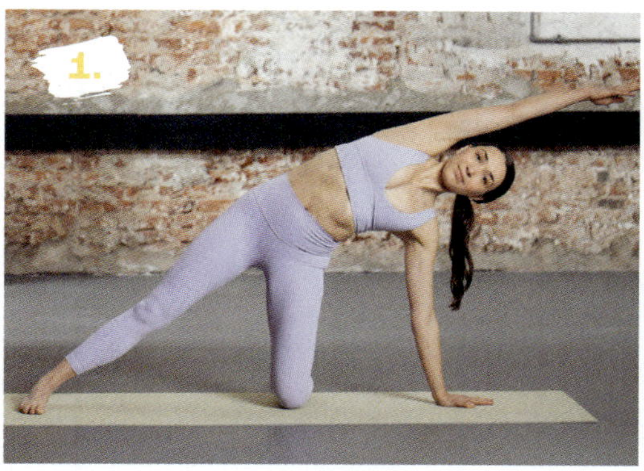

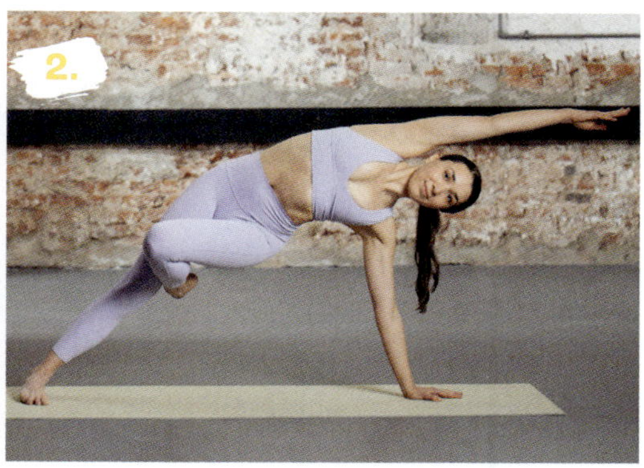

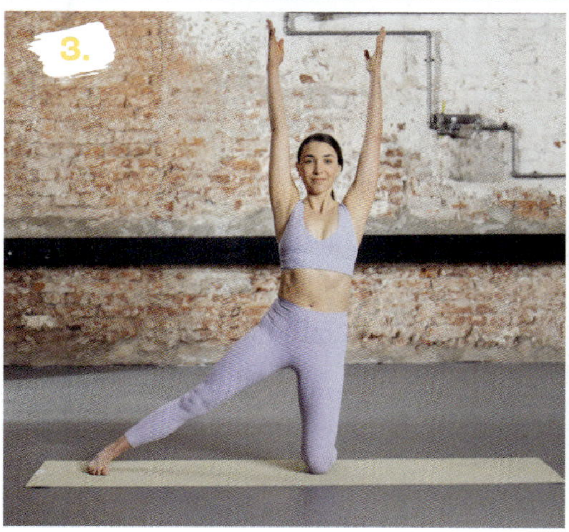

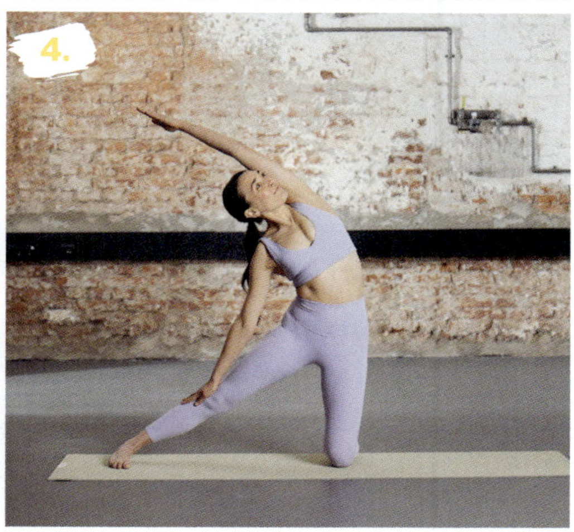

Core Activation

1. Setze im Vierfußstand deine Zehen auf. Aktiviere deinen Core, indem du den Bauchnabel leicht nach innen saugst. Schiebe die Hände aktiv in die Matte.
2. Hebe deine Knie ein paar Millimeter vom Boden ab. Halte für 3 Atemzüge und wiederhole den Ablauf.

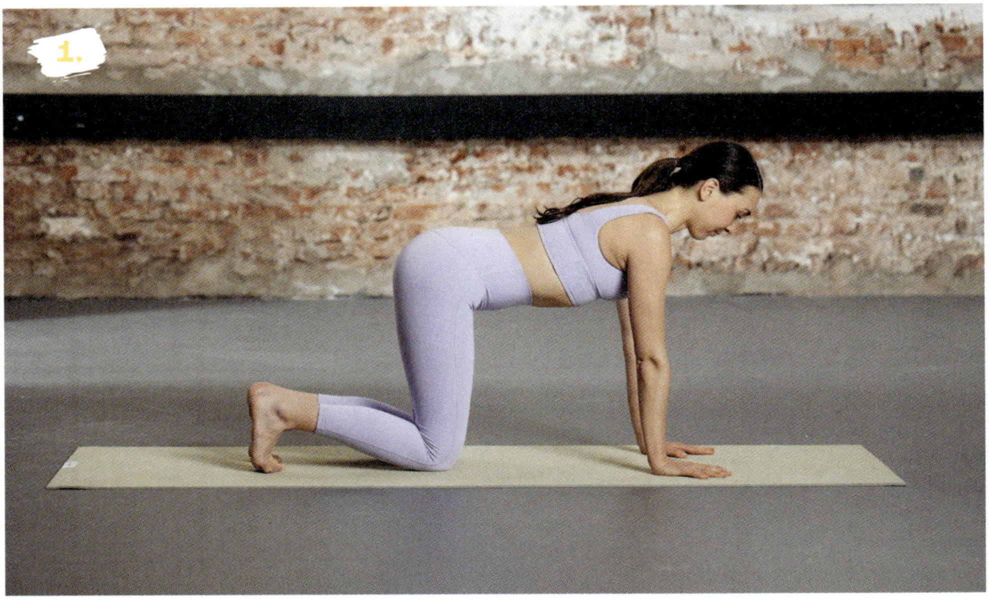

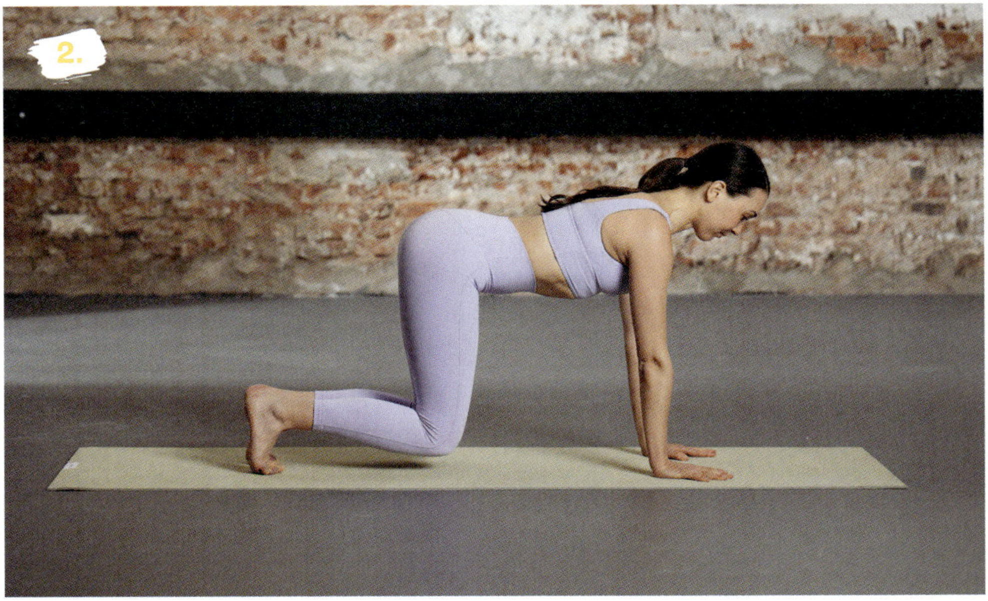

Herabschauender Hund

Stelle aus dem Vierfußstand deine Zehen auf und schiebe dein Steißbein nach hinten und oben. Ziel ist es, deine Wirbelsäule in die Länge zu ziehen. Dafür darfst du gern deine Knie etwas beugen, deine Fersen müssen nicht den Boden berühren. Drücke die Hände fest in die Matte und halte den Kopf in Verlängerung der Wirbelsäule.

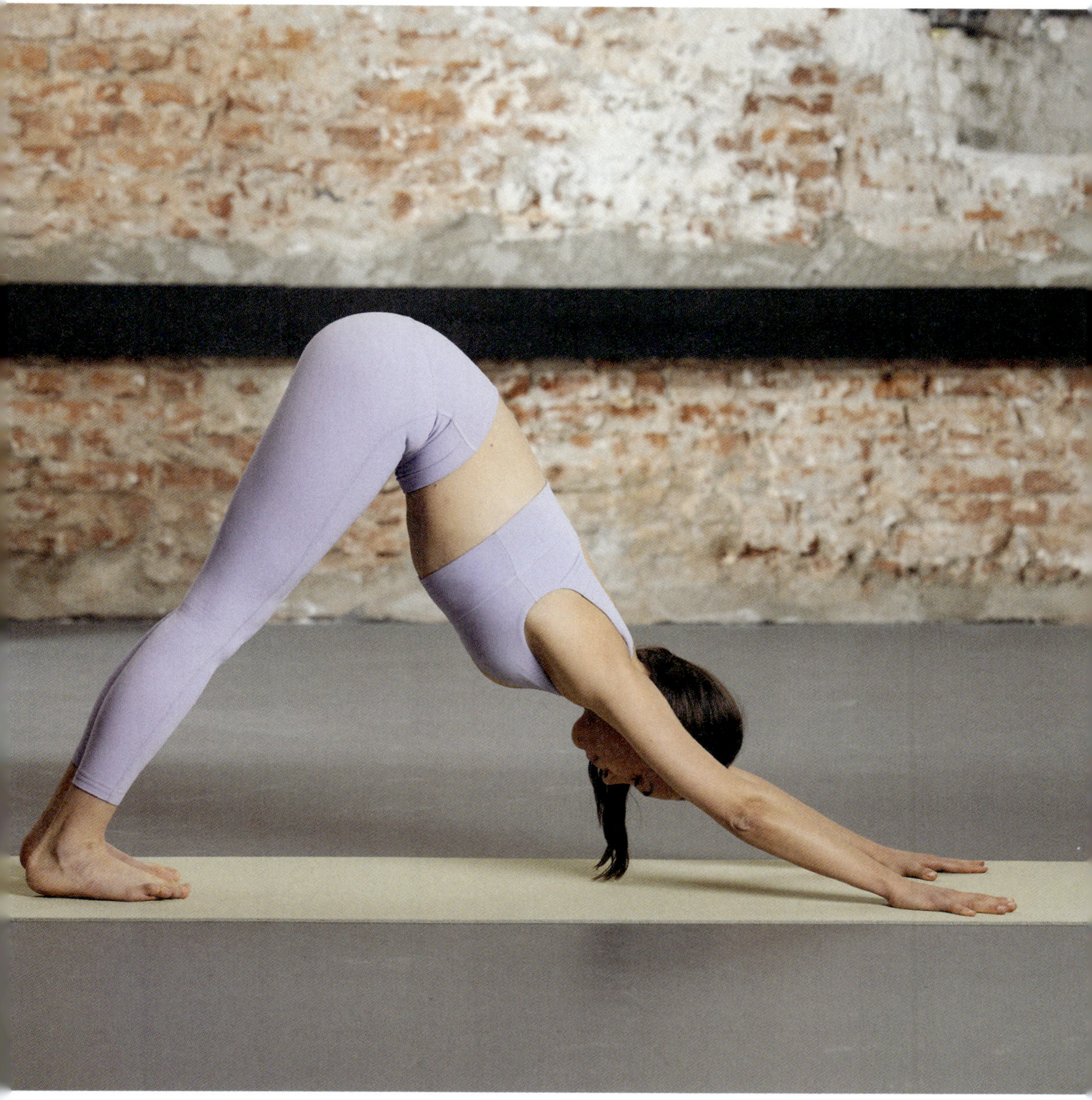

Kobra

1. Komme aus dem Herabschauenden Hund in eine Plank.
2. Bringe Knie, Brustbein und Kinn Richtung Boden, halte deine Ellenbogen eng am Körper.
3. Schiebe dich nach vorn zum Liegen, kreise deine Schultern nach hinten und unten, drücke deine Hände fest in die Matte und hebe deinen Oberkörper. Die Ellenbogen bleiben leicht gebeugt, der Fußspann drückt in die Matte.

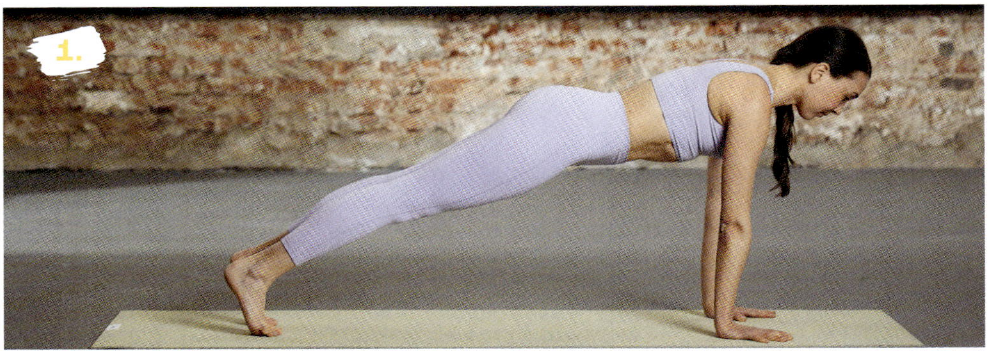

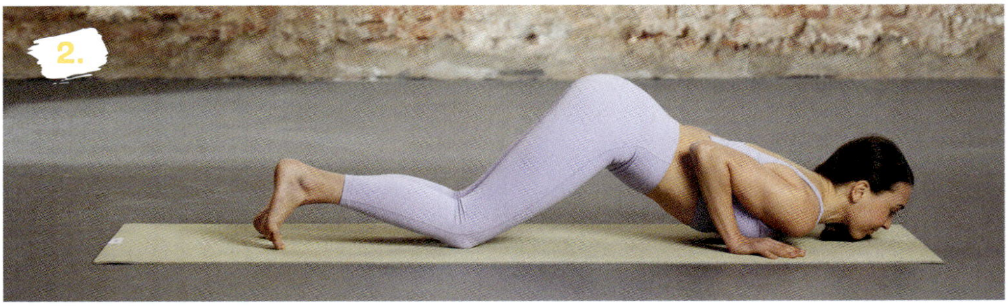

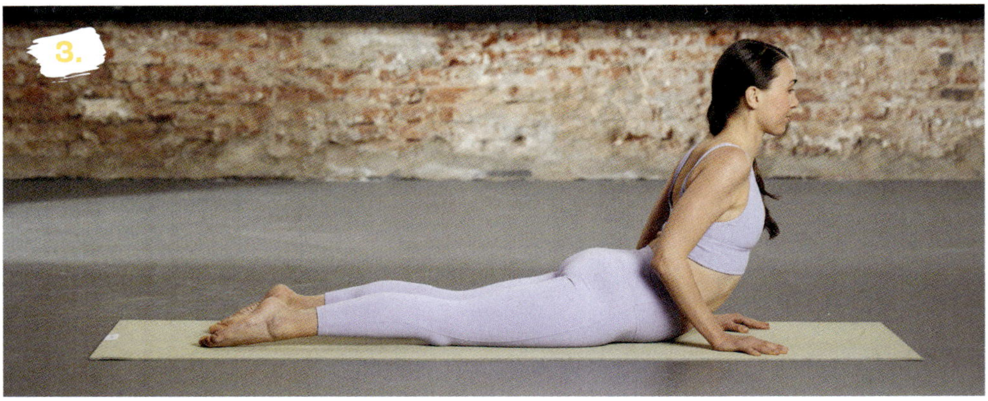

Heraufschauender Hund

1. Komme aus dem Herabschauenden Hund in eine Plank.
2. Halte deine Körpermitte stabil, beuge deine Ellenbogen, halte sie eng am Körper und komme in eine Push-up-Position.
3. Schiebe dich nach vorn, klappe deine Füße um, sodass du mit dem Fußspann auf der Matte bist. Presse deine Hände fest in den Boden, strecke deine Arme, schiebe dein Brustbein nach vorn und ziehe deine Schulterblätter zusammen. Die Knie sind in der Luft.

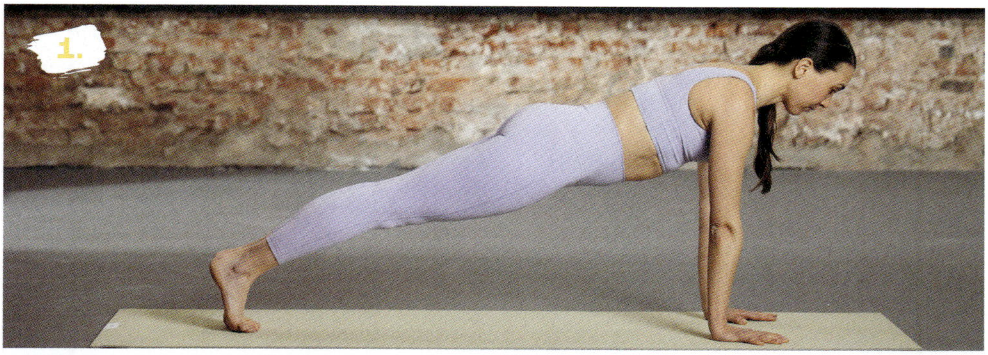

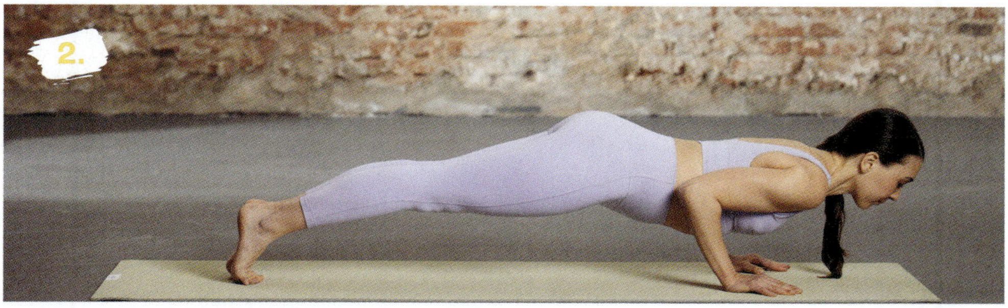

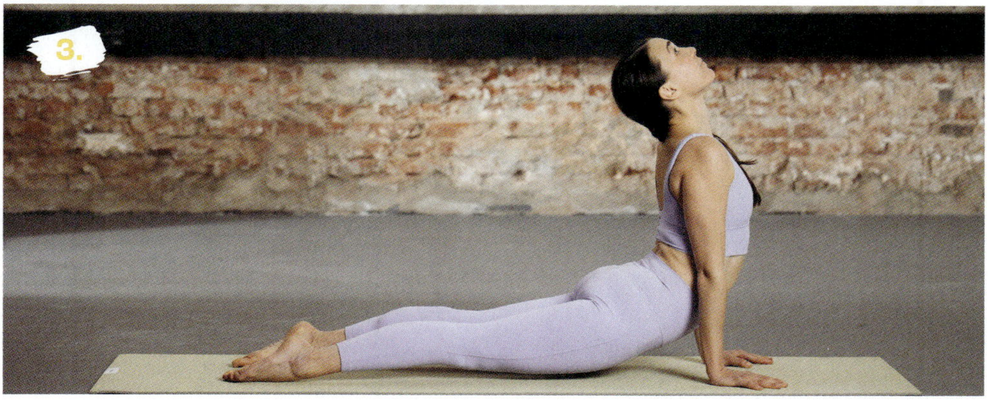

Plank

Schiebe dich aus dem Herabschauenden Hund nach vorn, sodass deine Hände unterhalb deiner Schultern aufgestellt sind. Drücke die Hände aktiv in die Matte. Kreiere Spannung im Körper, sodass er eine Linie von den Fersen bis zum Scheitel bildet. Ziehe den Bauchnabel nach innen, aktiviere deinen Core, ziehe deine Schultern weg von den Ohren.

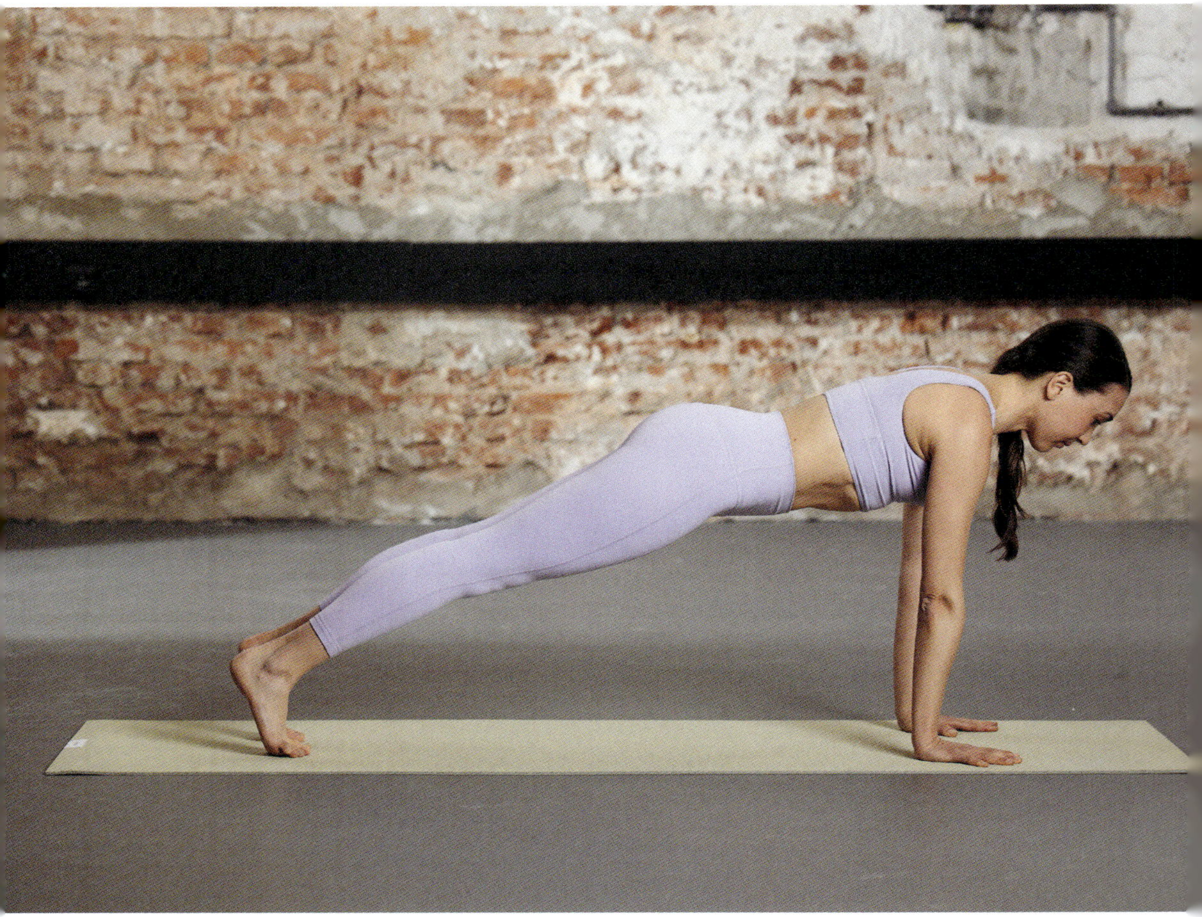

Plank-Variation

1. Hebe aus dem Herabschauenden Hund mit der Einatmung das rechte Bein nach oben und komme so in einen dreibeinigen Hund.
2. Ziehe mit der Ausatmung dein Knie zum Ellenbogen, halte kurz. Führe das Bein dann wieder nach oben und wiederhole den Ablauf einige Male.

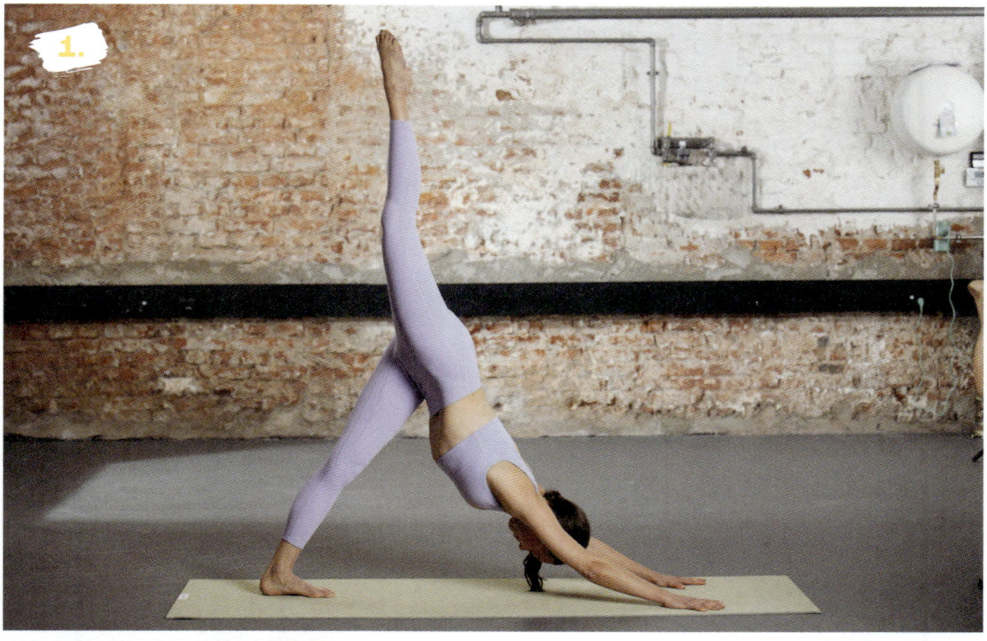

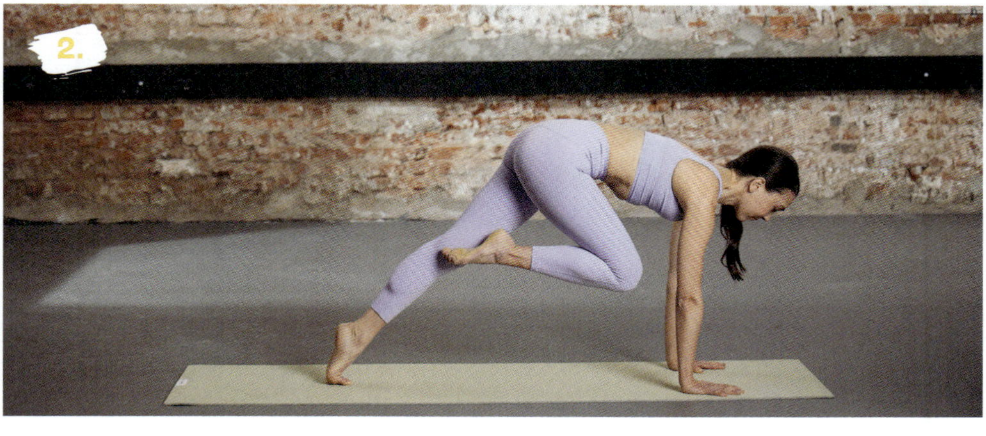

Nadelöhr mit den Armen

1. Beginne in der Position des Kindes.
2. Komme mit der Einatmung nach vorn in einen Vierfußstand, kreise den rechten Arm dabei nach hinten.
3. Fädle mit der Ausatmung den rechten Arm unter deinem linken hindurch. Lege rechten Arm, Schulter und Schläfe ab. Den linken Arm kannst du optional nach vorn ausstrecken. Bleibe hier für 1 bis 3 Atemzüge. Hole mit der Einatmung den rechten Arm zurück und hebe ihn nach oben. Komme mit der Ausatmung zurück in die Position des Kindes.

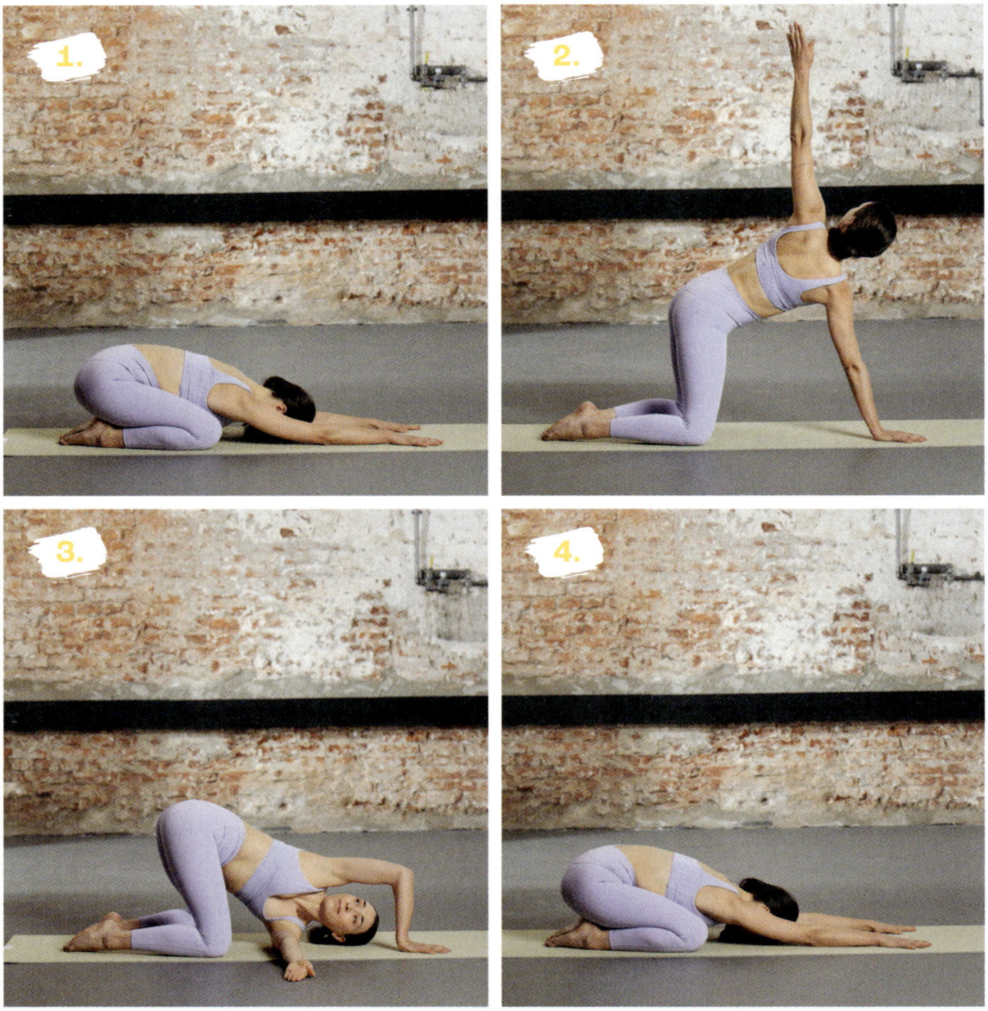

Heuschrecke

1. Komme in Bauchlage. Lege deine Arme neben deinem Körper ab und drücke die Handflächen in die Matte.
2. Hebe mit der Einatmung Oberkörper und Beine vom Boden ab. Die Arme kannst du entweder auf dem Boden lassen, mit abheben oder hinter deinem Rücken greifen. Halte die Position einige Atemzüge, bevor du sie löst.

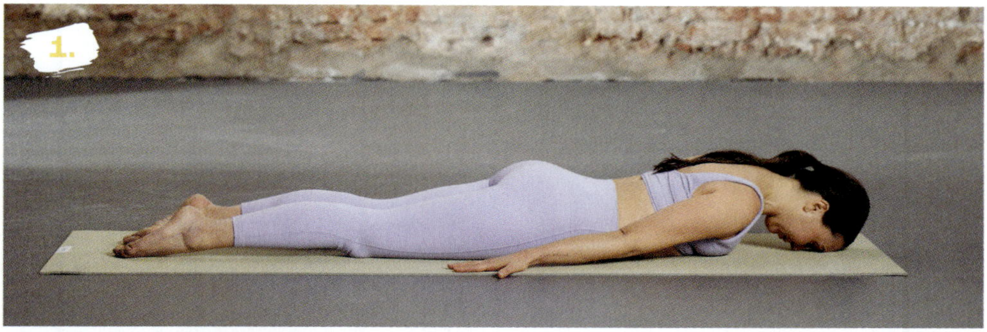

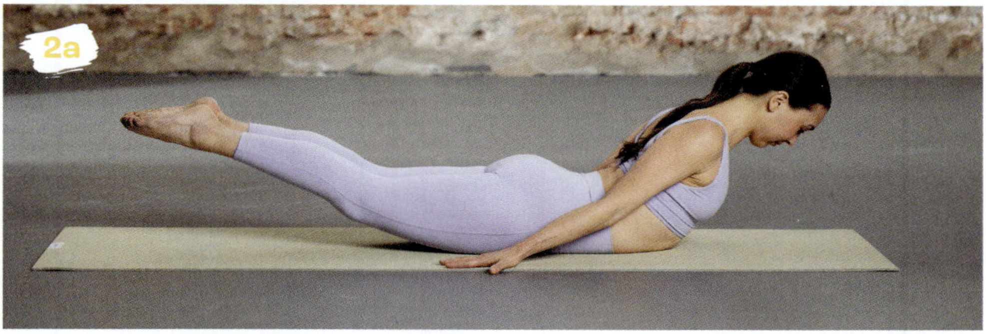

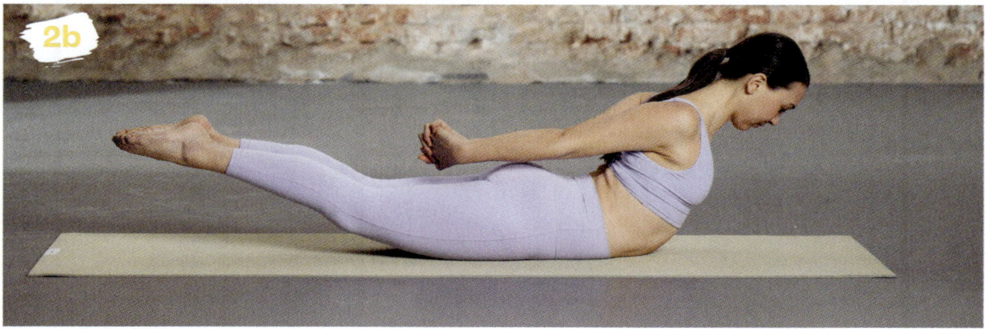

Kamel

1. Beginne im Fersensitz.
2. Komme in den Kniestand. Aktiviere deine Körpermitte, damit du in kein Hohlkreuz gehst.
3. Lege deine Hände auf deinem unteren Rücken ab, halte die Ellenbogen eng am Körper, schiebe dein Becken leicht nach vorn.
4. Lehne dich in eine sanfte Rückbeuge. Wenn du dich wohl und sicher fühlst, bringe deine Hände auf die Fersen.

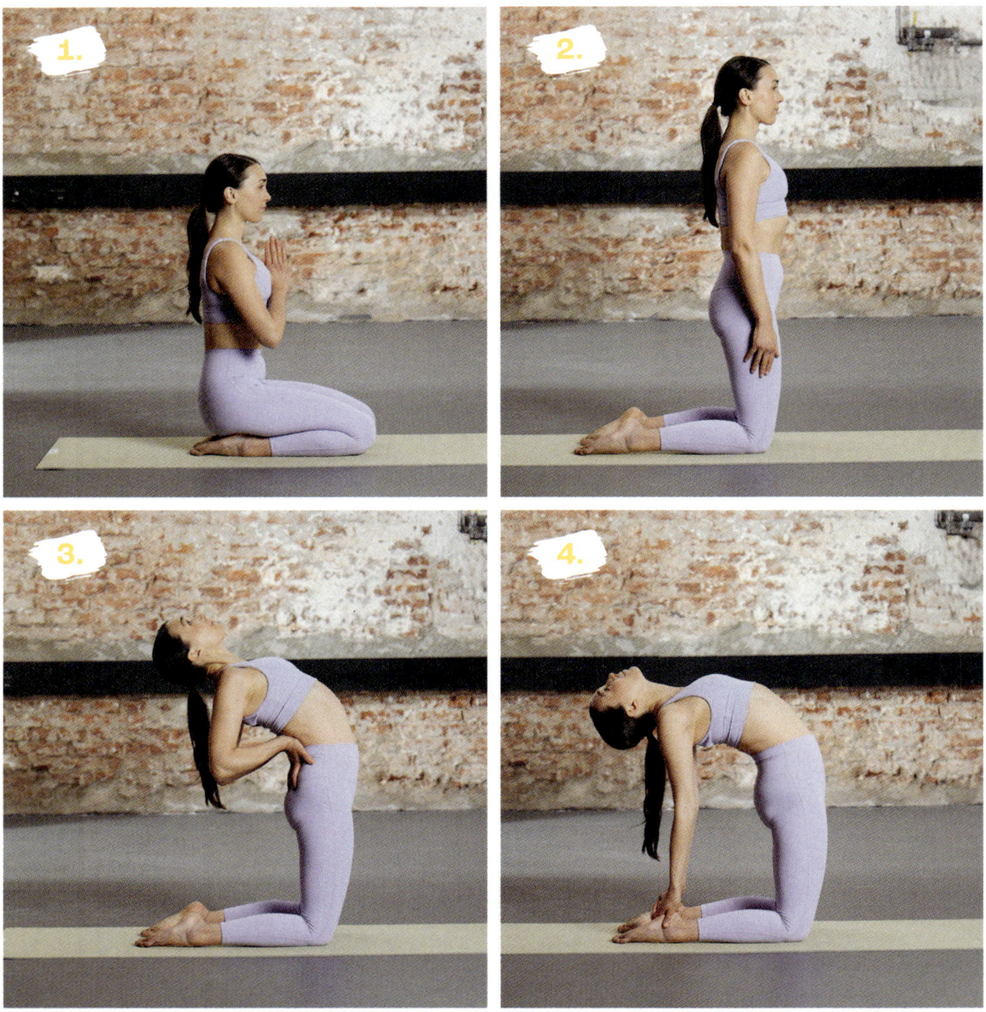

Dynamisches Kamel

Mache aus dem Kniestand einen kleinen Kreis nach rechts, sodass deine rechte Hand auf deine Ferse kommt, der linke Arm hebt sich nach oben. Wechsle über vorn die Seite.

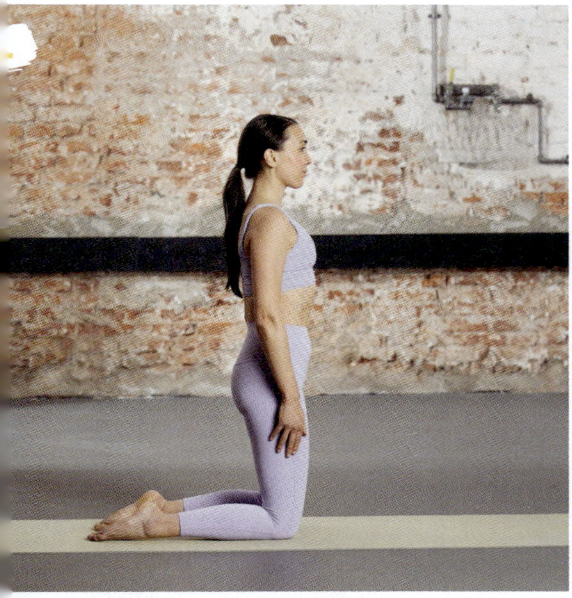

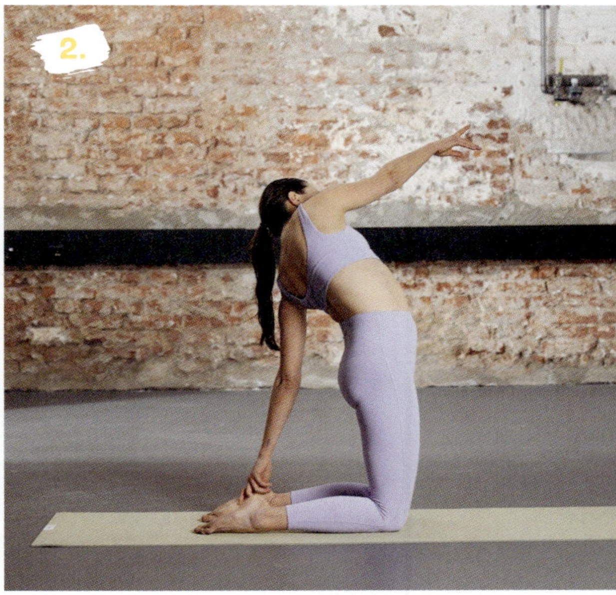

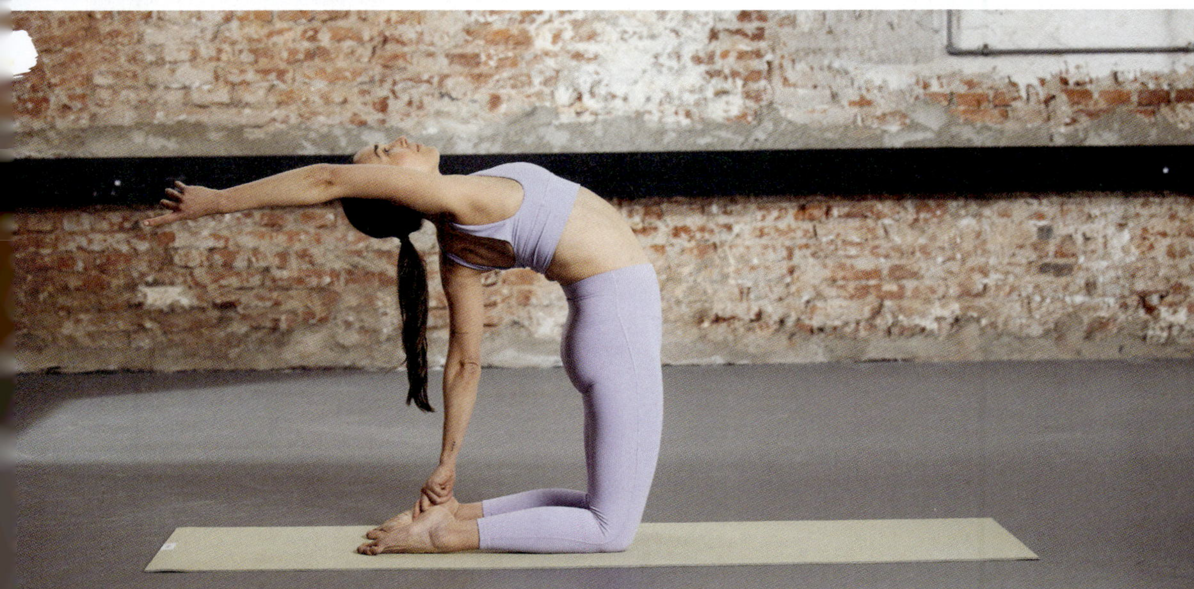

Eidechse

1. Bringe aus dem Vierfußstand oder Herabschauenden Hund das rechte Bein nach vorn, sodass der Fuß Richtung Außenkante deiner Matte kommt. Lege hinteres Knie und Fußspann ab.
2. Setze deine Hände neben dem Fuß auf, lasse deine Hüfte passiv tiefer sinken. Falls du kannst und willst, komme auf deine Unterarme oder lege sie auf Blöcken auf. Als Variation kannst du auch zu deinem Bein hin rotieren oder die Arme nach vorn ausstrecken.

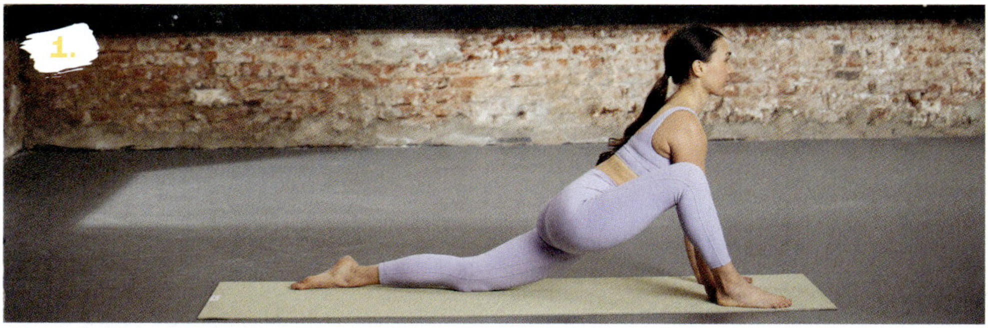

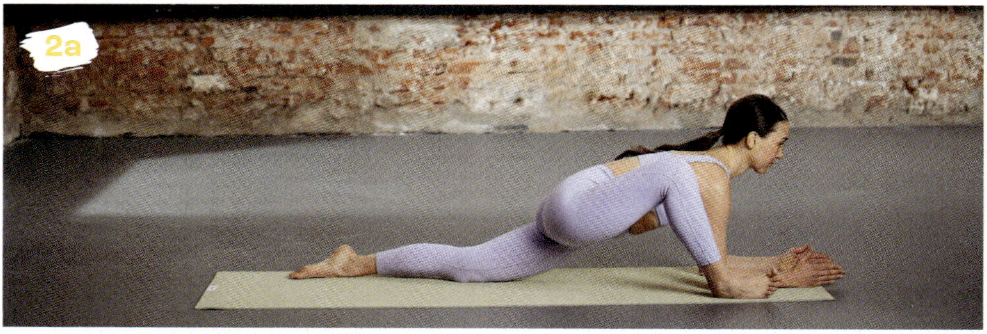

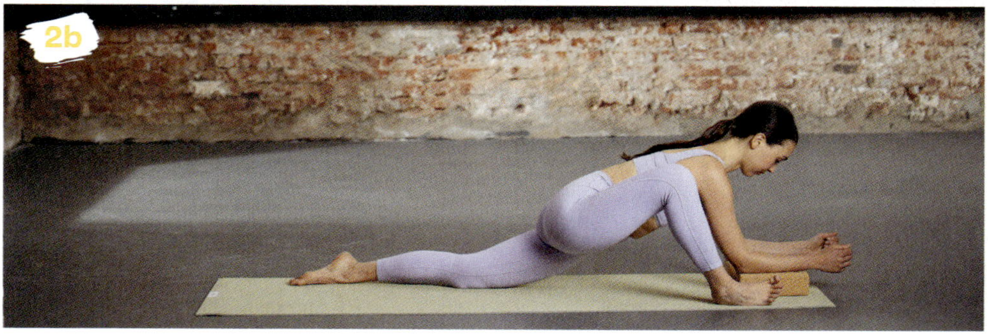

Taube

1. Bringe aus dem Herabschauenden Hund das rechte Knie nach vorn Richtung rechte Hand. Lege das Bein so ab, dass der Fuß nach links zeigt. Wenn du sehr flexibel in der Hüfte bist, kann dabei ein 90-Grad-Winkel zwischen Ober- und Unterschenkel entstehen, das ist jedoch bei den wenigsten möglich. Achte darauf, dass du keine Schmerzen im Knie hast. Strecke dein linkes Bein nach hinten, lege den Fußspann auf der Matte ab, das Bein hat eine leichte Rotation nach innen.
2. Richte dich auf und lehne dich dann nach vorn. Um die Dehnung angenehmer zu machen, lege ein Kissen unter deine Hüften.

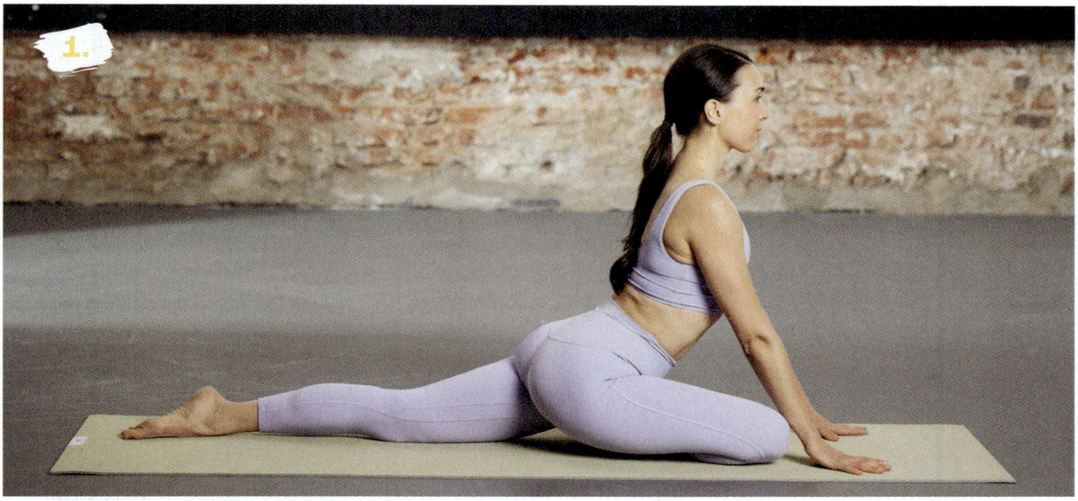

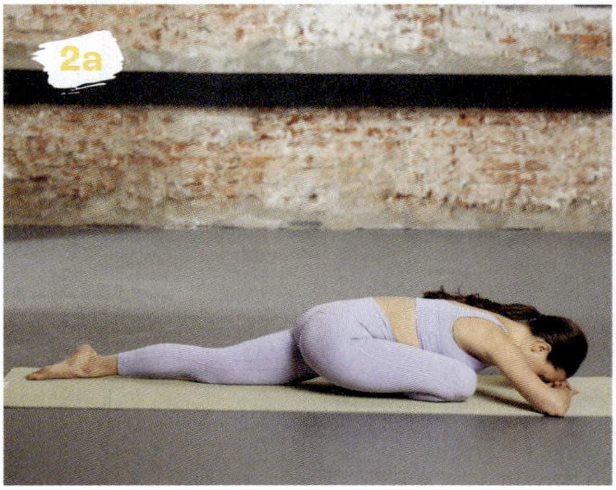

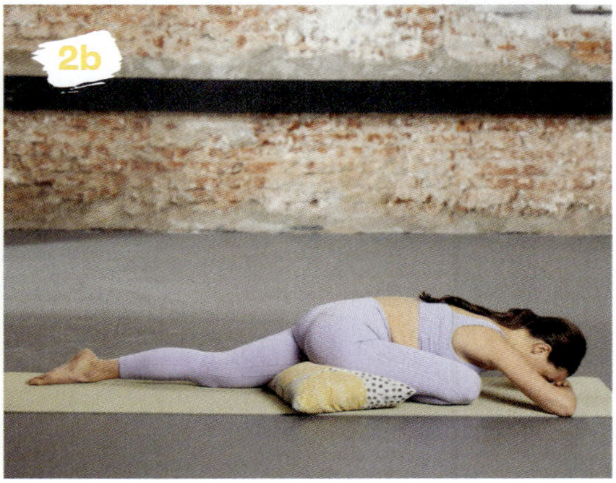

Fisch

1. Beginne in Rückenlage und platziere deine Hände unter deinem Steißbein.
2. Hebe nun deinen Oberkörper um etwa 45 Grad an. Deine Ellbogen bleiben auf der Matte.
3. Lege nun deinen Kopf in den Nacken und versuche deinen Scheitel auf der Matte abzulegen.

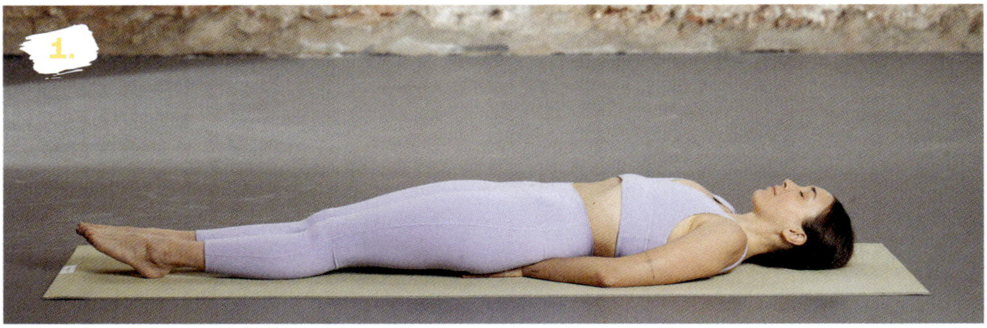

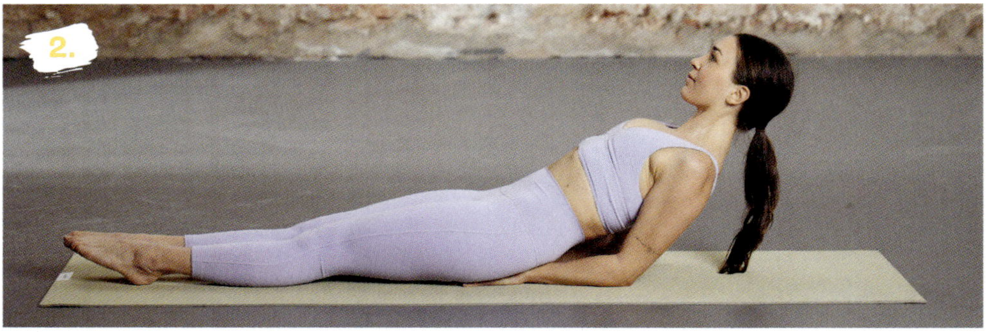

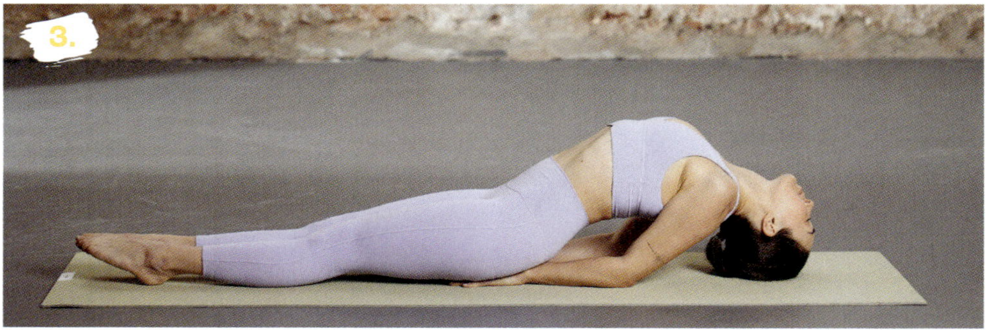

Twist im Sitzen

1. Strecke im Sitzen deine Bein nach vorn aus. Flexe die Füße.
2. Stelle den linken Fuß über dein rechtes Bein und ziehe es mithilfe des rechten Arms in Richtung Oberkörper.
3. Hebe mit der Einatmung deinen linken Arm.
4. Drehe dich mit der Ausatmung in eine Rotation, stelle die linke Hand hinter dir auf. Richte deine Wirbelsäule mit jeder Einatmung weiter auf und komme mit jeder Ausatmung etwas tiefer in die Rotation.

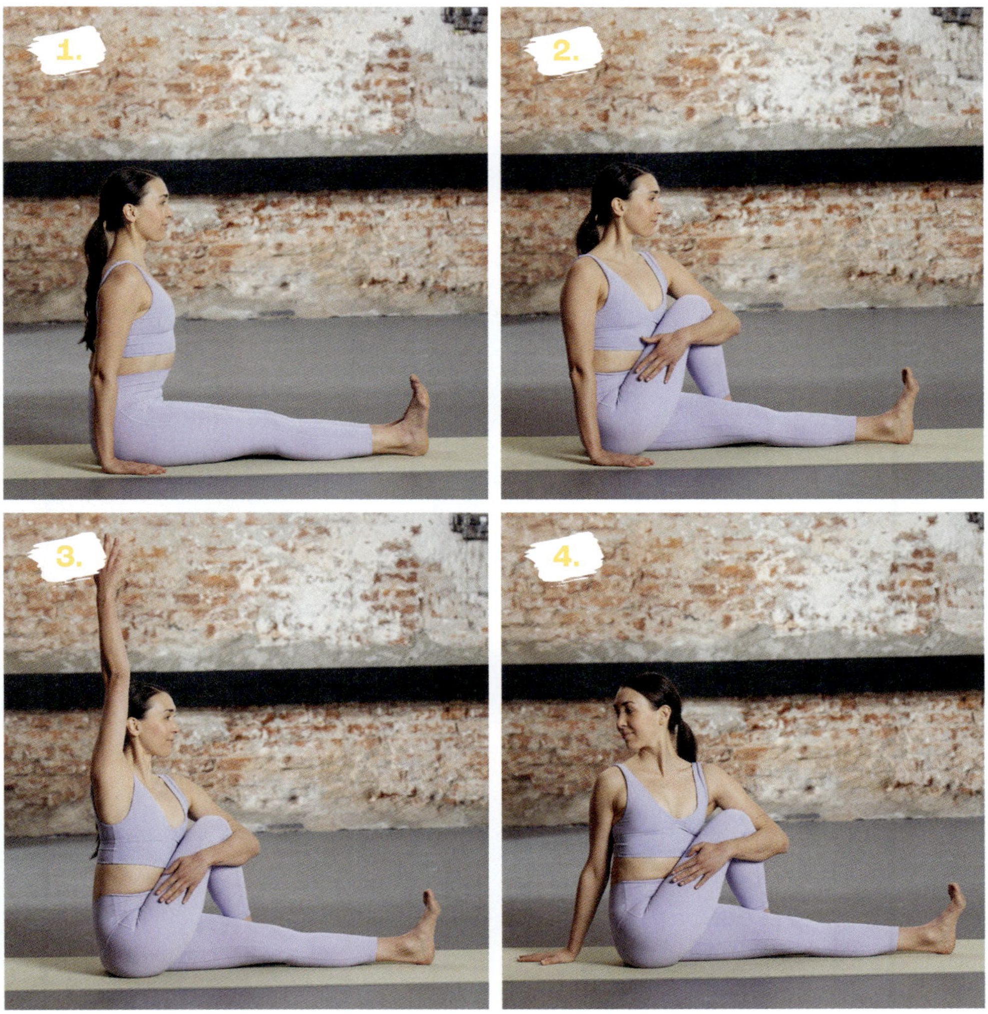

Schulterbrücke

1. Stelle in Rückenlage deine Füße hüftbreit auf.
2. Schiebe mit der Einatmung dein Becken an die höchste Position nach oben in die Schulterbrücke.
3. Greife dir deine Hände, ziehe deine Schultern eventuell nochmals zueinander, sodass du mehr Öffnung im Brustbereich kreierst. Falls du Spannung im unteren Rücken spürst, entspanne dein Gesäß.

Variation: Lege einen Yogablock oder ein Kissen unter deine Hüften.

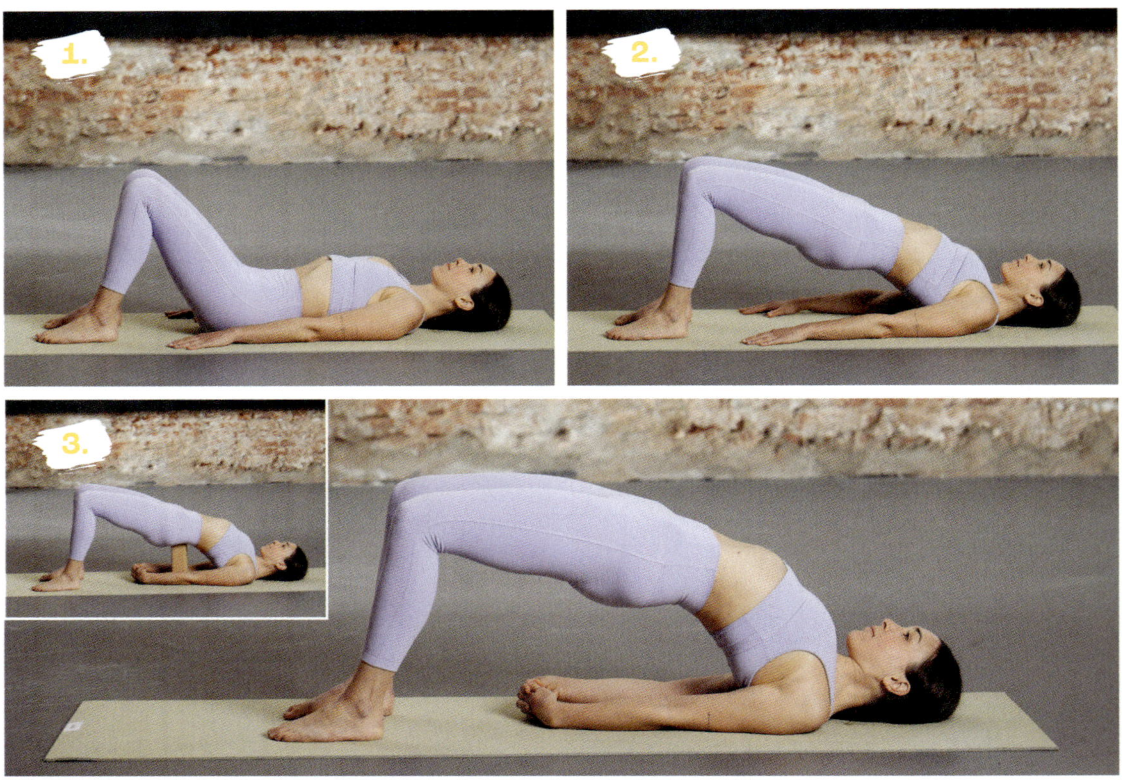

Liegende Rotation

1. Stelle im Liegen deine Füße hüftbreit auf. Versetze dein Becken einige Zentimeter nach links.
2. Ziehe deine Knie zur Brust und umgreife deine Knie mit den Händen.
3. Lasse deine Beine nun nach rechts zu Boden fallen. Lege deine Arme neben deinen Körper, hebe den Kopf kurz an, drehe ihn nach links und lege ihn wieder ab.

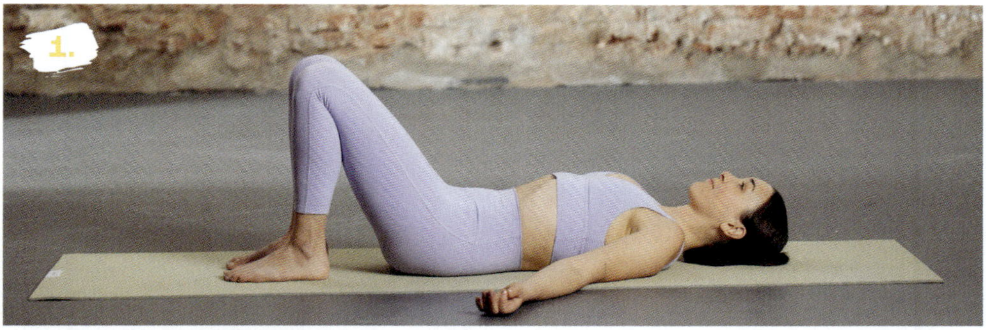

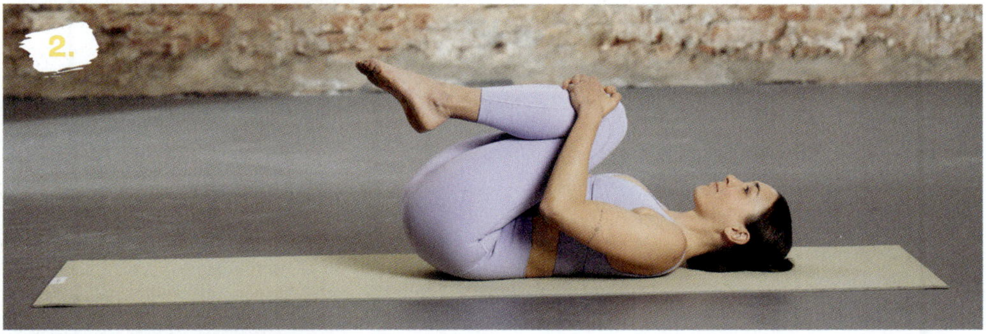

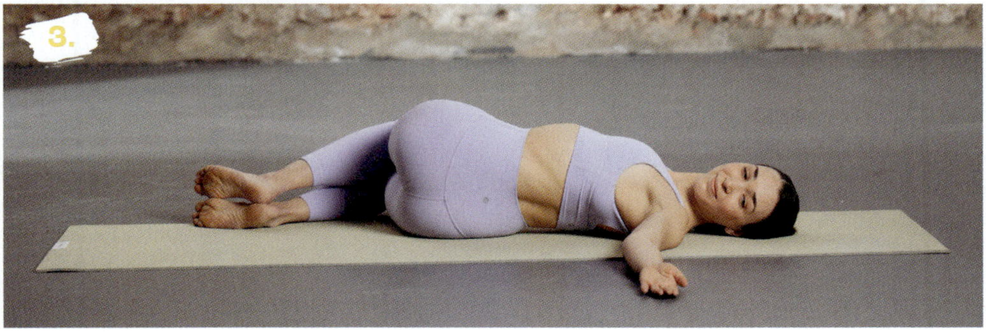

Happy Baby

Ziehe in Rückenlage deine Knie zu dir heran und öffne deine Beine. Greife dir deine Füße an der Außenseite und ziehe die Knie in Richtung Achselhöhle. Schaffe einen 90-Grad-Winkel zwischen Ober- und Unterschenkel. Achte darauf, dass deine Füße zur Decke zeigen und dein Steißbein Kontakt mit der Matte hält.

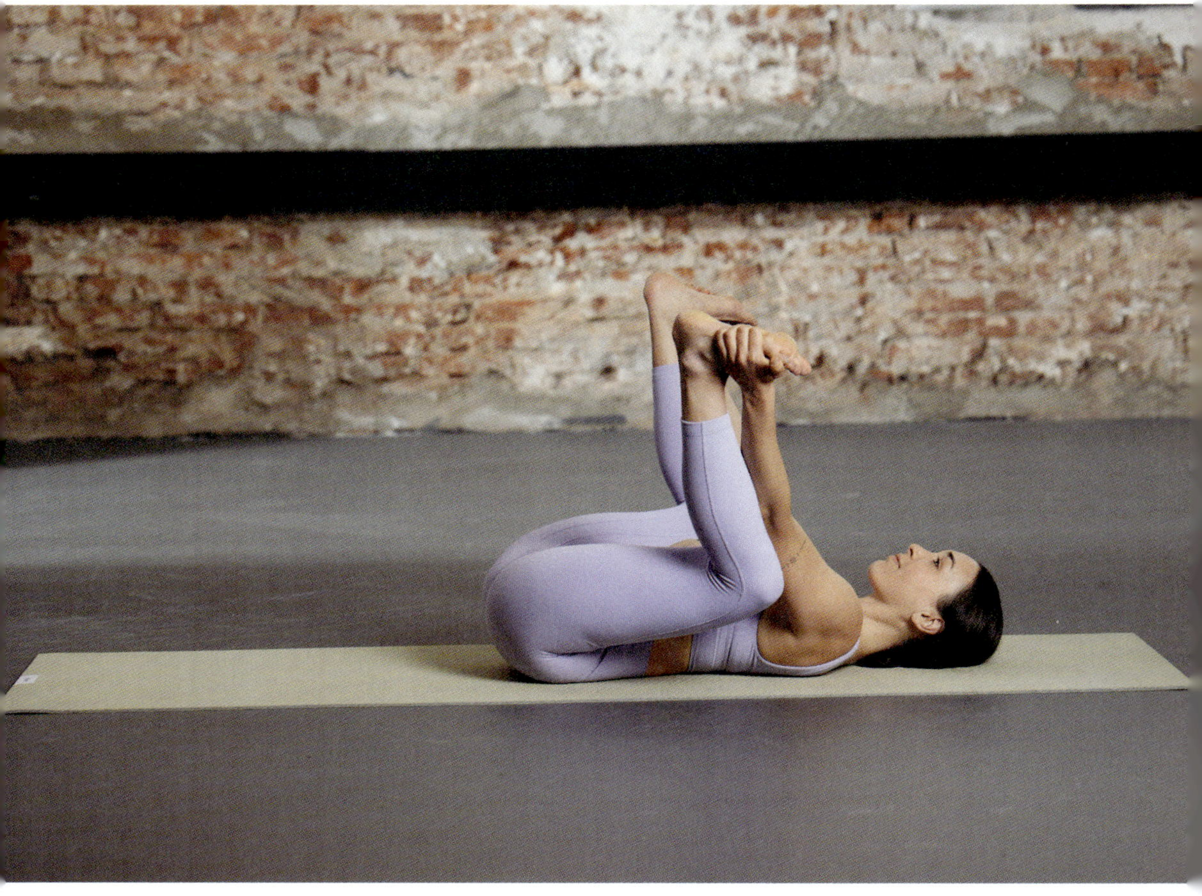

STEHENDE HALTUNGEN

Tadasana/Prayer Pose

Dies ist die Ausgangshaltung für den Sonnengruß genauso wie für viele stehende Haltungen. Nutze sie außerdem, um dich zu zentrieren, zu fokussieren und bewusst zu atmen.

1. Bringe im Stehen deine großen Zehen zusammen, deine Fersen sind einige Fingerbreit voneinander entfernt. Wenn dir das unangenehm ist, öffne deine Füße hüftbreit.
2. Finde einen Dreipunktstand, bei dem du das Gewicht auf Großzehballen, Kleinzehballen und Ferse verteilst.
3. Ziehe deine Kniescheiben leicht nach oben, richte dein Becken auf und ziehe deinen Bauchnabel nach innen.
4. Deine Arme sind entweder neben deinem Körper, dann ziehen deine Finger aktiv nach unten, oder vor deinem Herz in der Gebetshaltung.
5. Ziehe deine Schulterblätter nach hinten und unten. Dein Scheitel strebt nach oben.

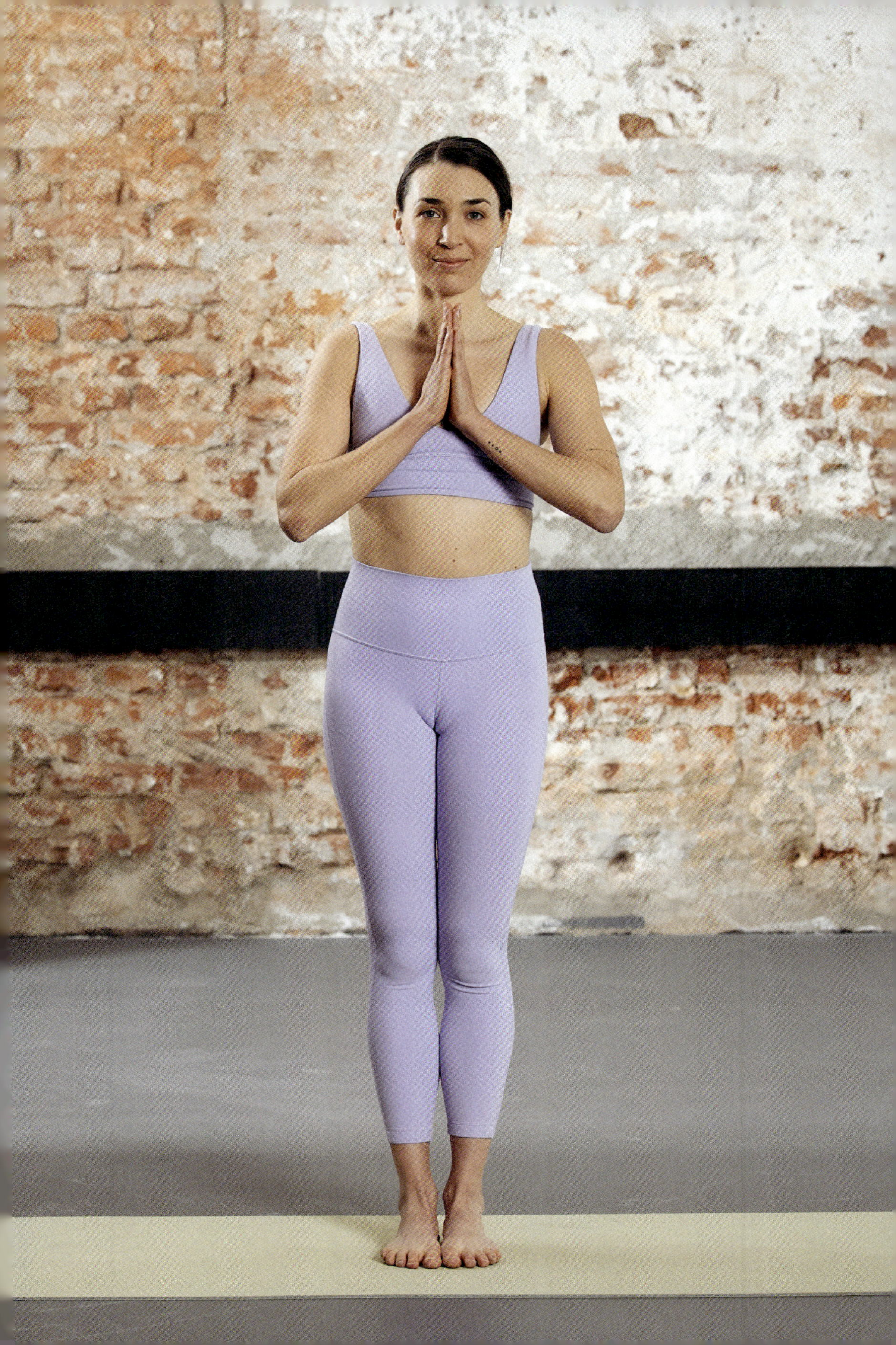

Berghaltung

Hebe aus Tadasana deine Arme nach oben über deinen Kopf. Halte deine Körpermitte aktiv und komm in eine Mini-Rückbeuge, sodass dein Blick Richtung Hände gehen kann.

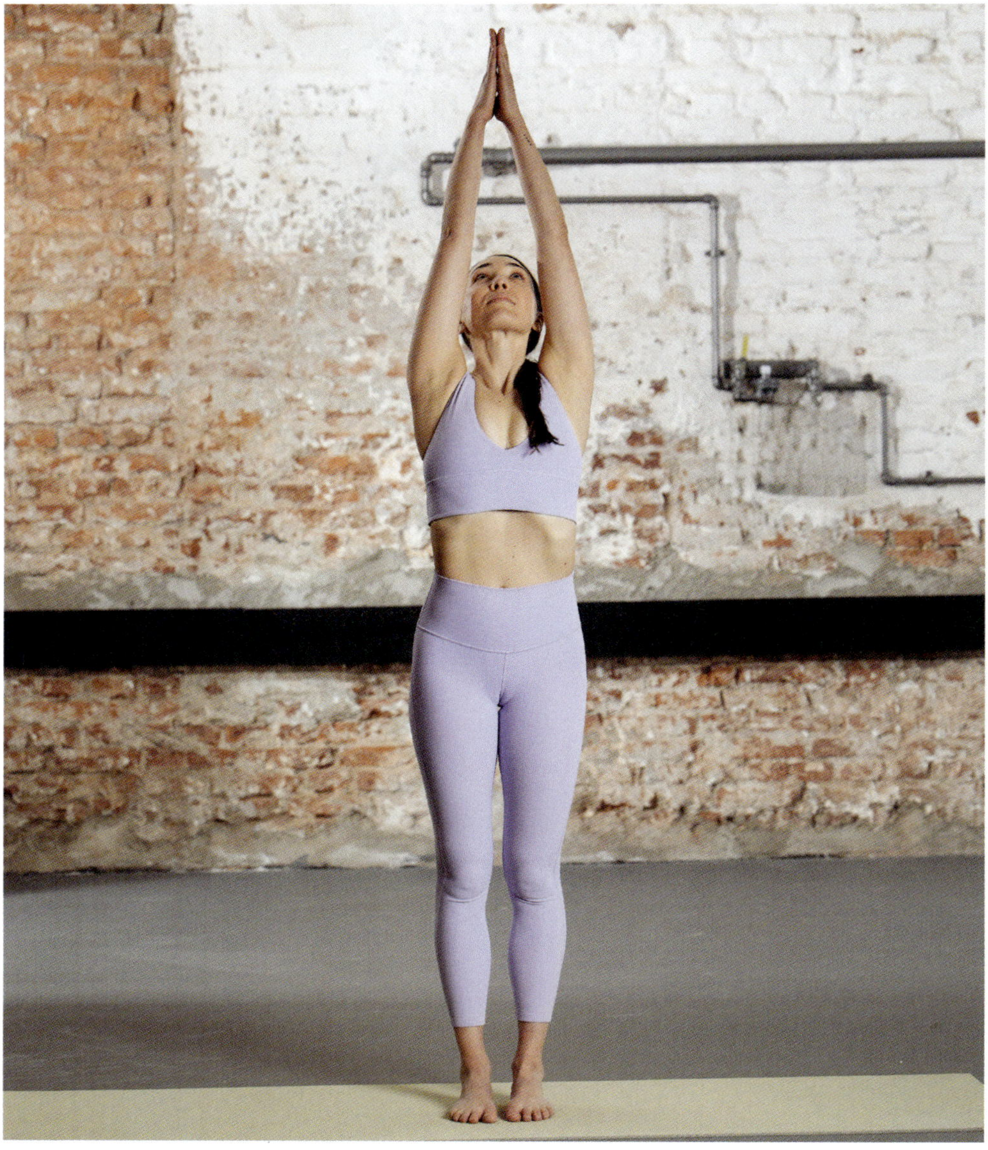

Stehende Vorbeuge

Ausgehend von der Berghaltung, lasse mit der Ausatmung deinen Oberkörper über deine Beine nach vorn Richtung Boden fallen. Entspanne den Hals-Nacken-Bereich, beuge deine Knie.

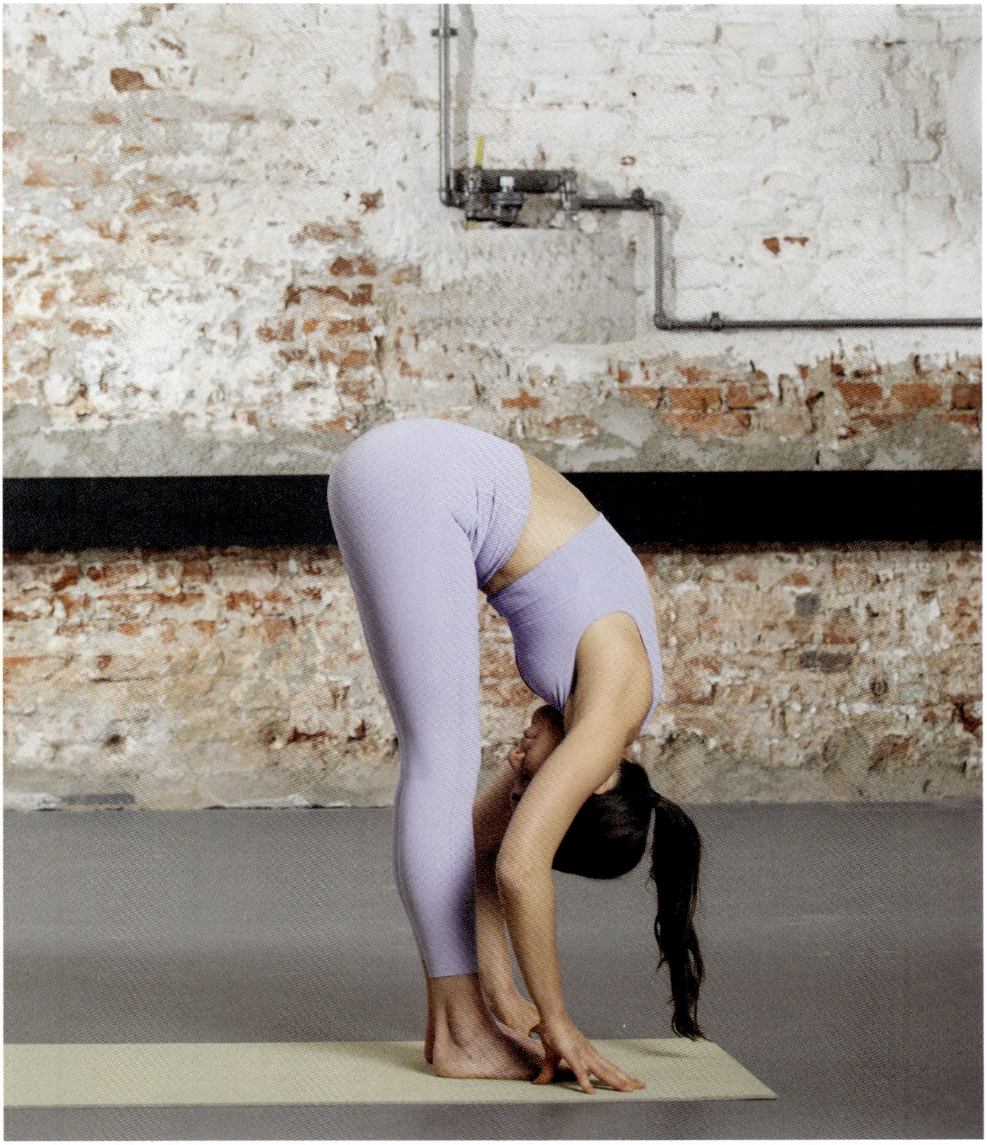

Krieger 1 / High Lunge

Den klassischen Krieger 1 halte ich anatomisch nicht für optimal. Stattdessen übe ich ihn als High Lunge.

1. Strecke mit der Einatmung aus dem Herabschauenden Hund das rechte Bein nach oben.
2. Mache einen großen Schritt nach vorn und setze den Fuß zwischen deine Hände.
3. Hebe deine Arme, halte deine hintere Ferse gehoben. Richte beide Beckenknochen nach vorn aus und hebe sie an. Aktiviere deine Körpermitte, beuge dein vorderes Knie, Schultern entspannt.
4. Für den Krieger 1 setze die hintere Ferse ab und strecke das Bein, ohne die Ausrichtung zu verlieren.

> Die High-Lunge-Position sorgt in Variationen für eine tolle Dehnung im Hüftbeuger und dient außerdem als Ausgangsposition für viele Variationen.

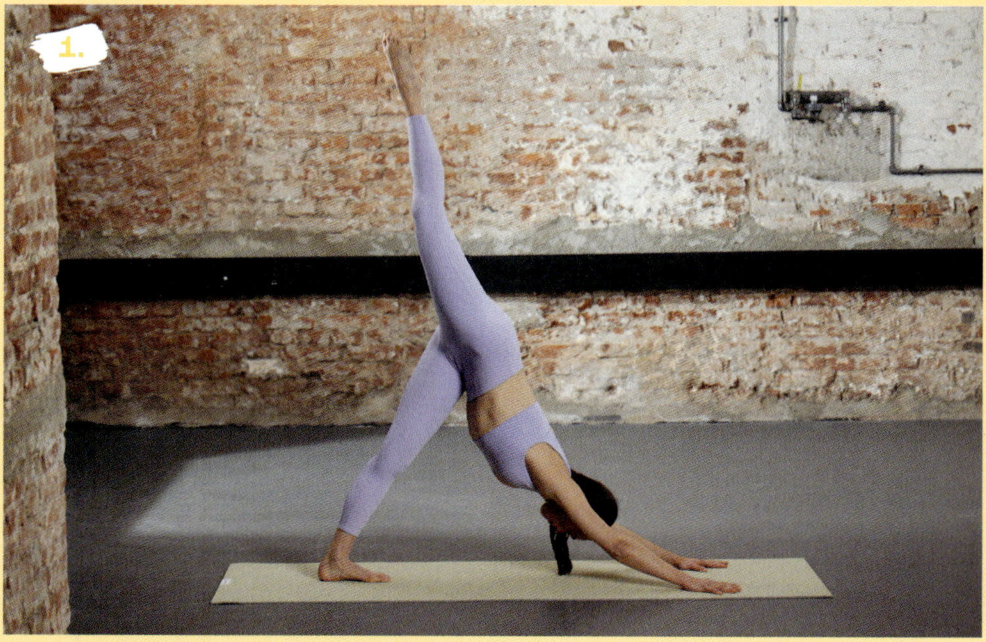

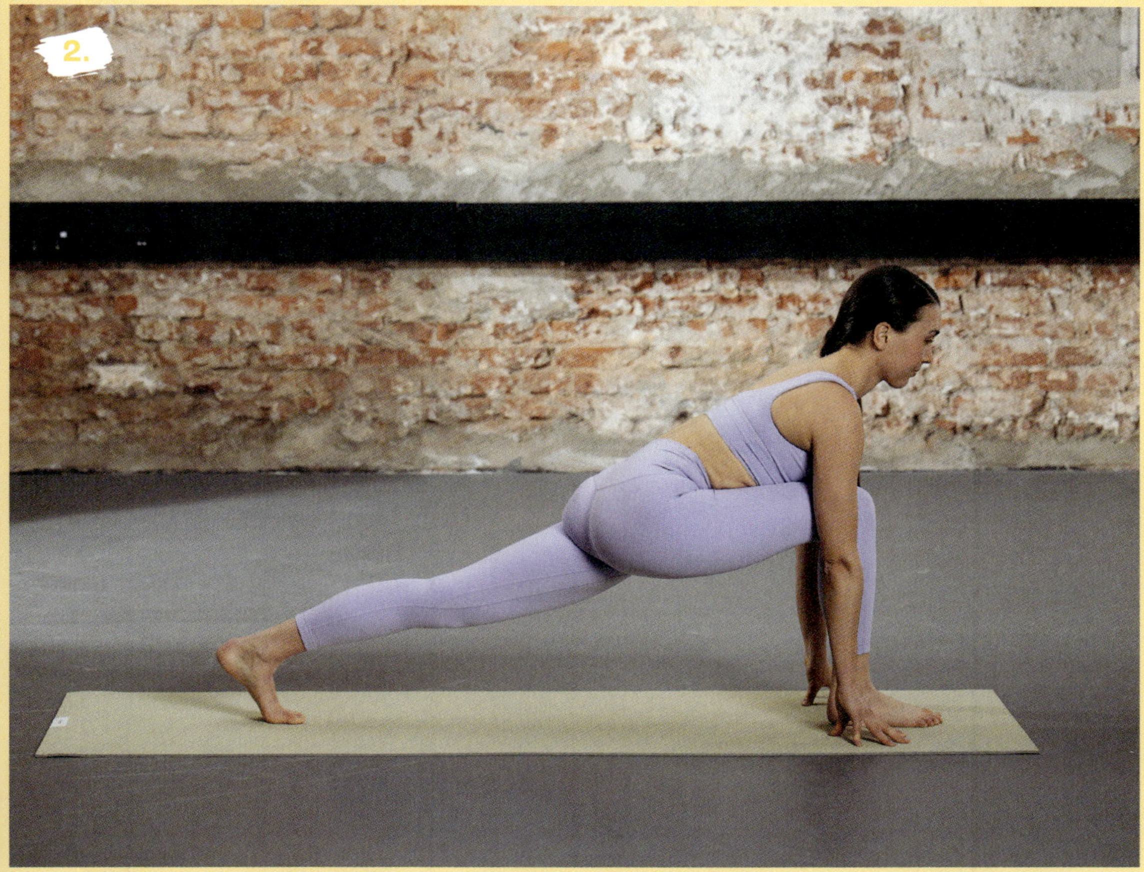
2.

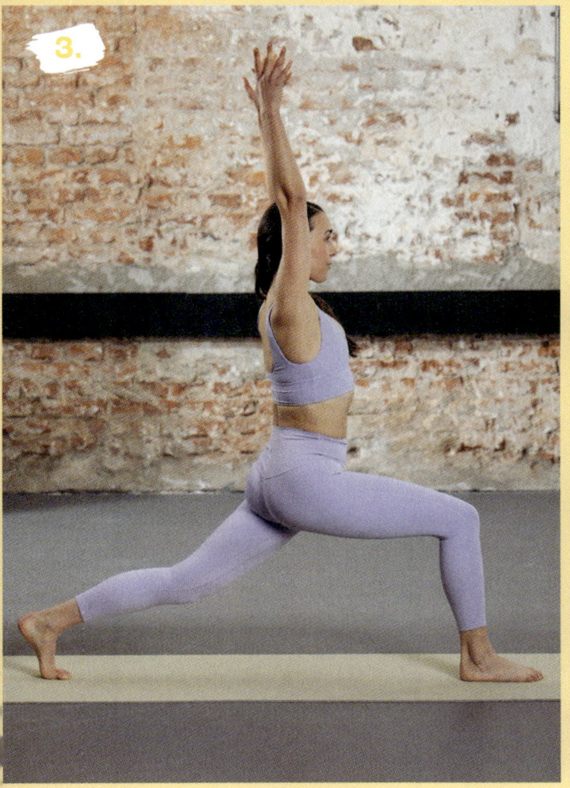
3.

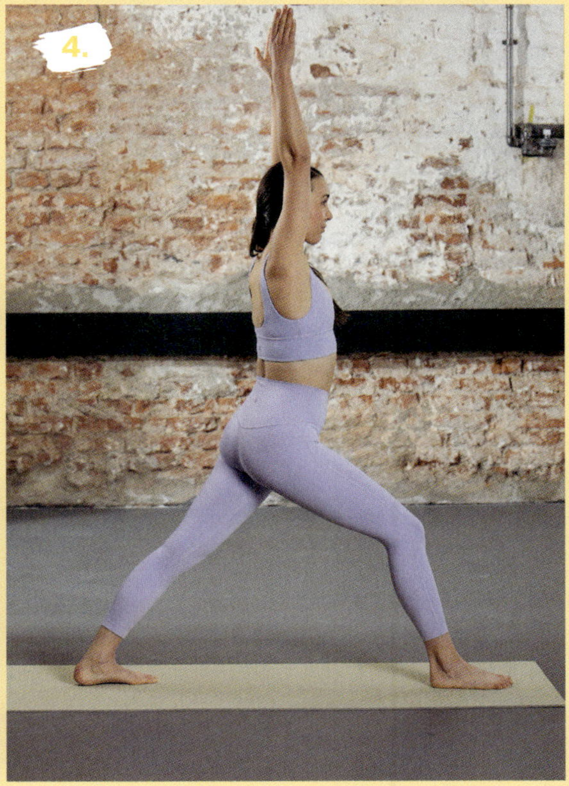
4.

High Lunge mit dynamischem Herzöffner

1. Beginne im High Lunge und ziehe deine Ellenbogen mit der Ausatmung nach hinten und unten, schiebe dabei dein Brustbein höher.
2. Strecke deine Arme nach unten aus, lasse die Handflächen nach außen zeigen. Atme ein, strecke deine Arme nach oben und wiederhole den Ablauf.

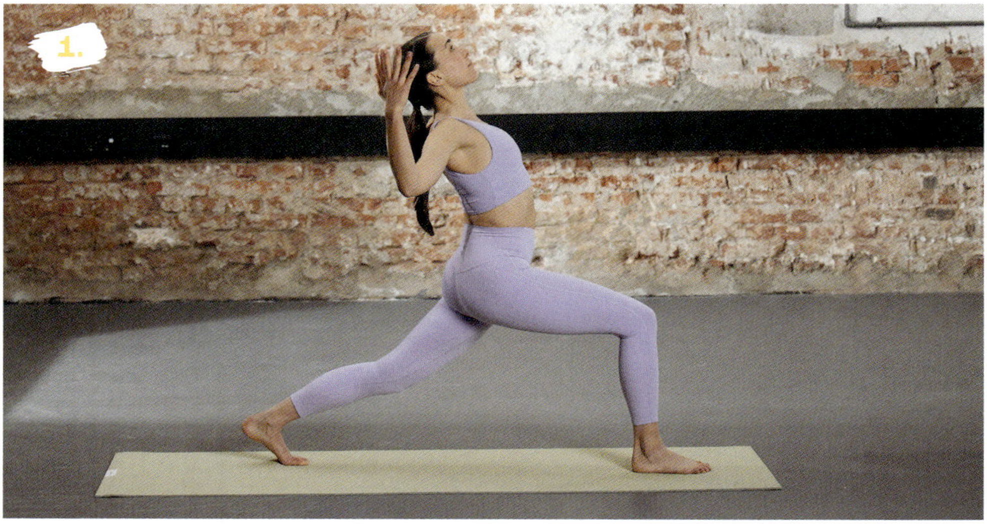

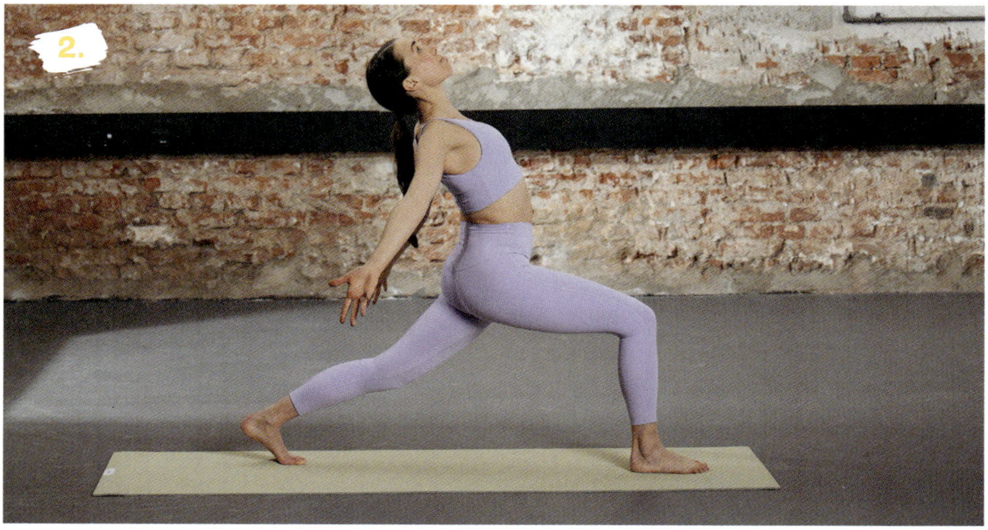

High Lunge mit Herzöffner

Führe im High Lunge deine Arme hinter deinen Körper und greife deine Hände. Atme ein, kreise deine Schultern nach hinten und schiebe dein Brustbein nach vorn und oben, sodass du eine Dehnung im Schulterbereich spürst. Achte darauf, dass dein Becken weiterhin aufgerichtet ist, so wird die Dehnung im Becken intensiver.

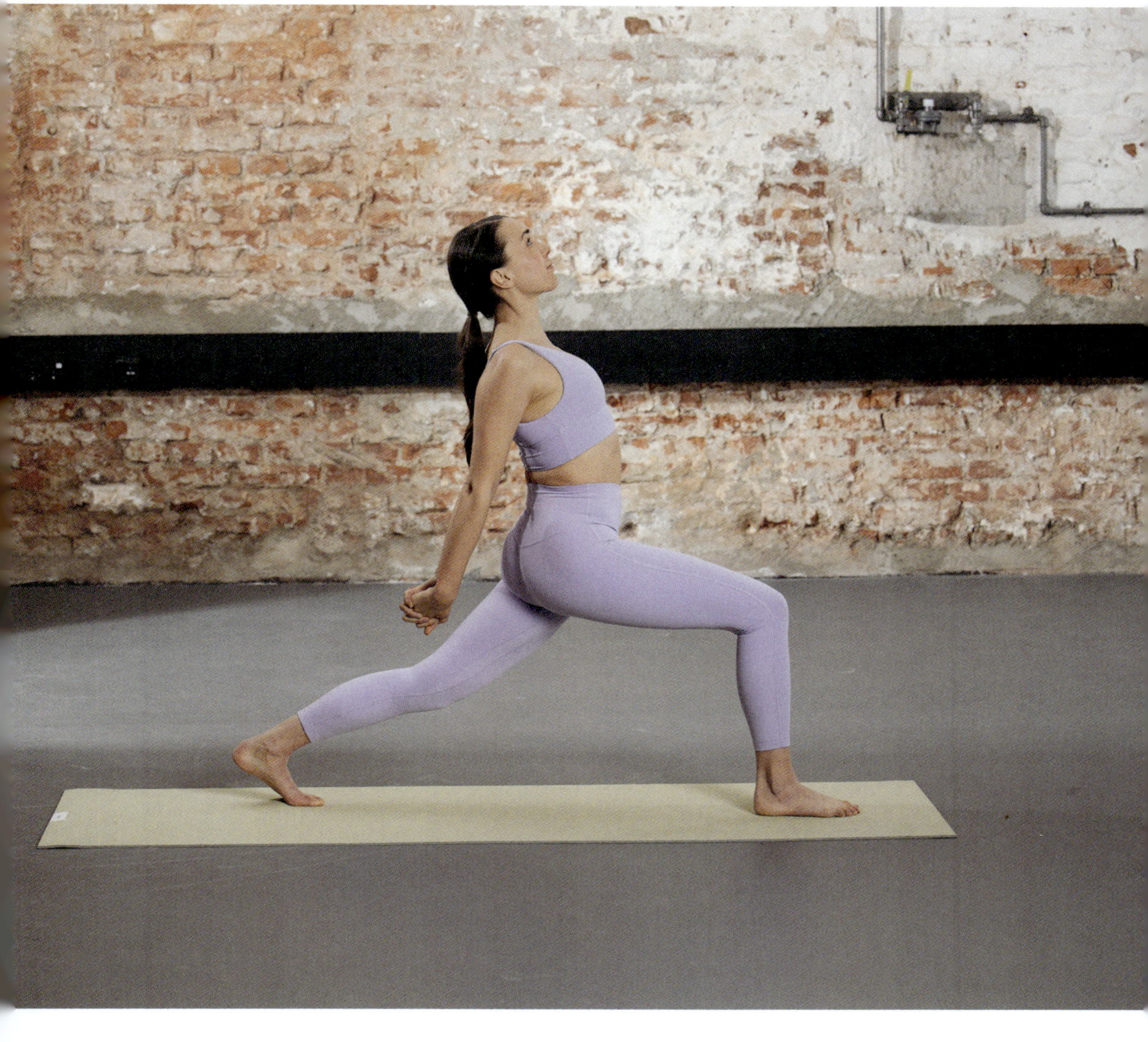

Dynamischer Lunge

1. Ausgehend auf dem High Lunge, strecke mit der Einatmung dein vorderes Bein.
2. Beuge es mit der Ausatmung. Wiederhole das einige Male.

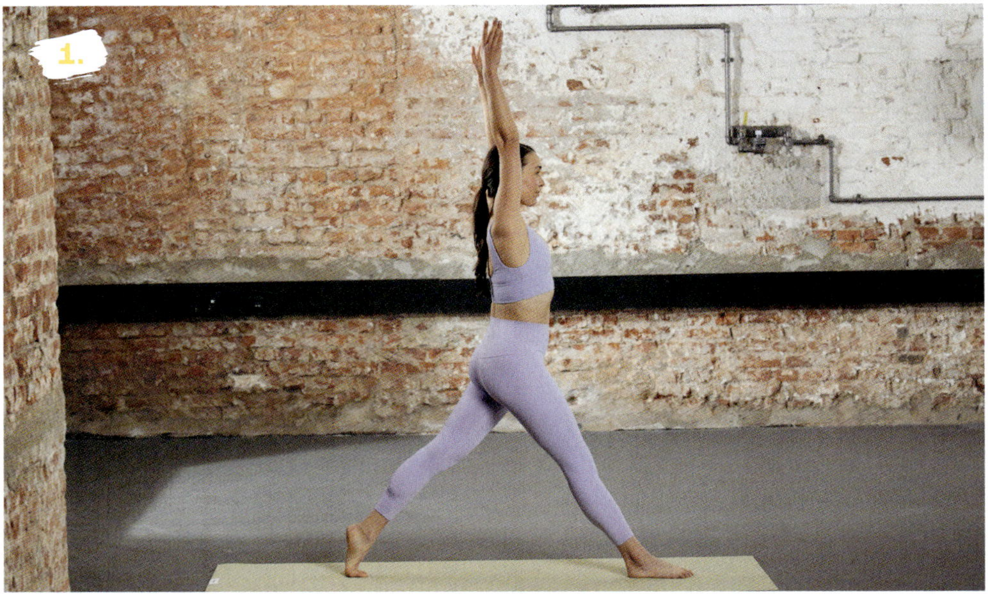

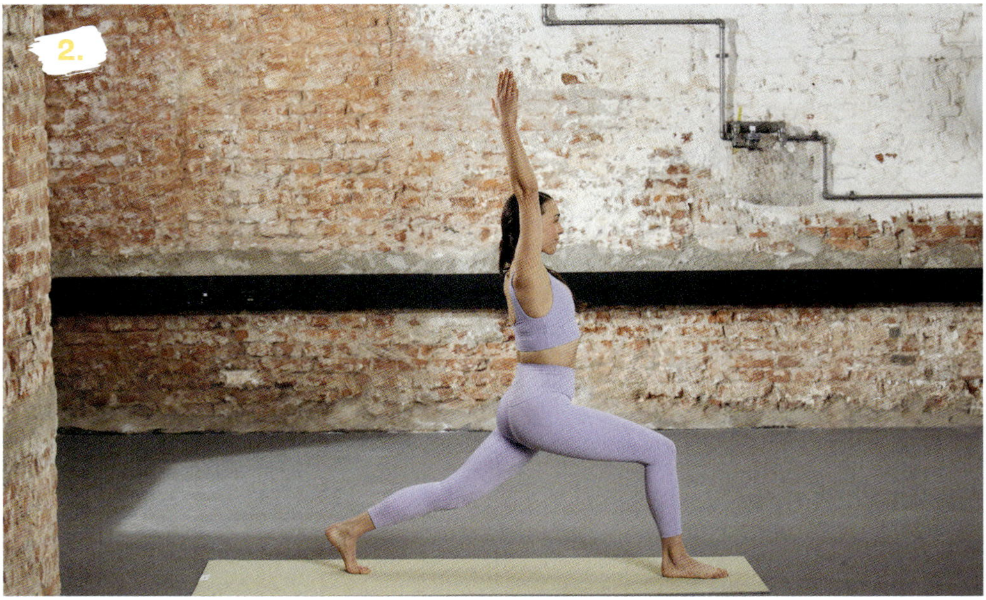

Low Lunge

1. Hebe aus dem Herabschauenden Hund das rechte Bein nach oben.
2. Setze den Fuß nach vorn zwischen deine Hände.
3. Lege Knie (und Fußspann) des linken Beins ab, hebe deine Arme. Richte dein Becken auf und ziehe die Schultern weg von den Ohren.

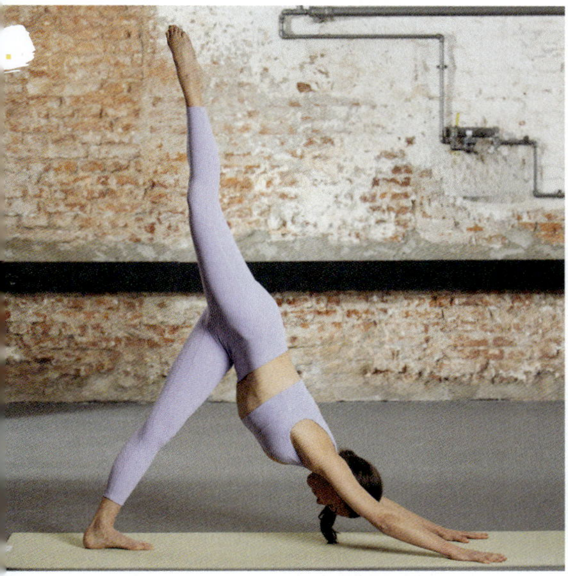

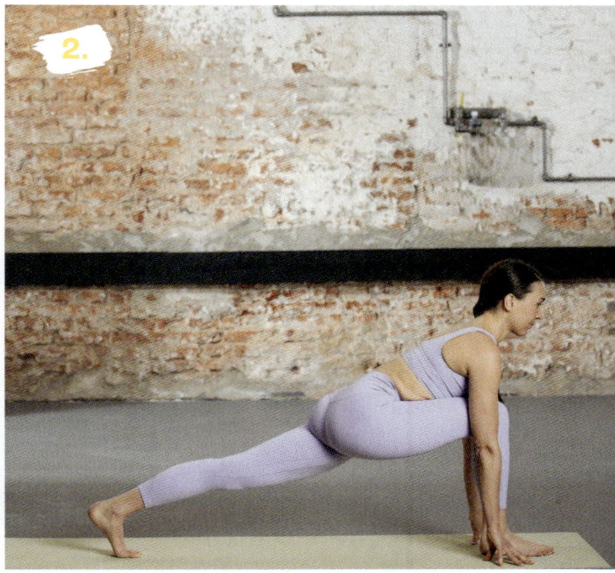

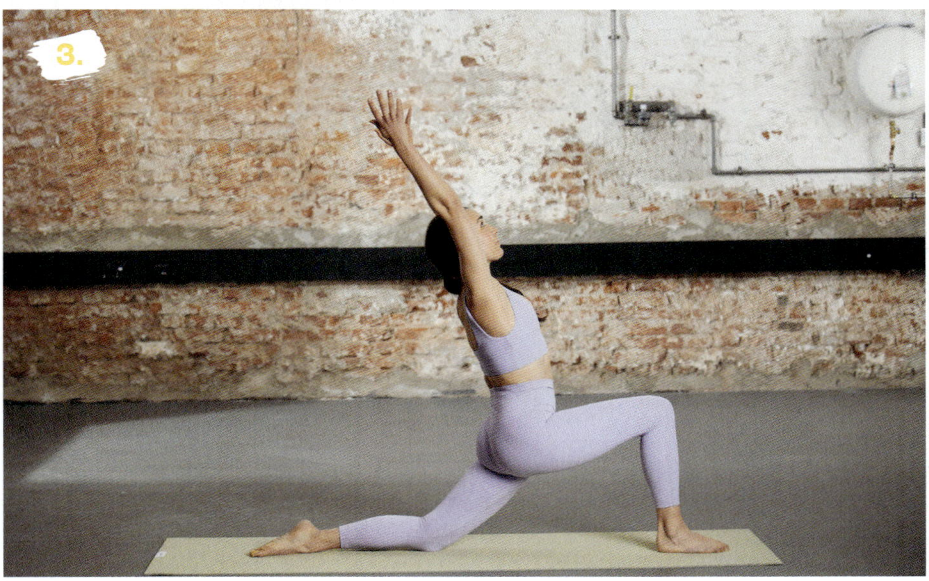

Low Lunge – Variation 1

Greife mit der rechten Hand deinen linken Fuß, um eine Dehnung in deinem linken Oberschenkel zu spüren.

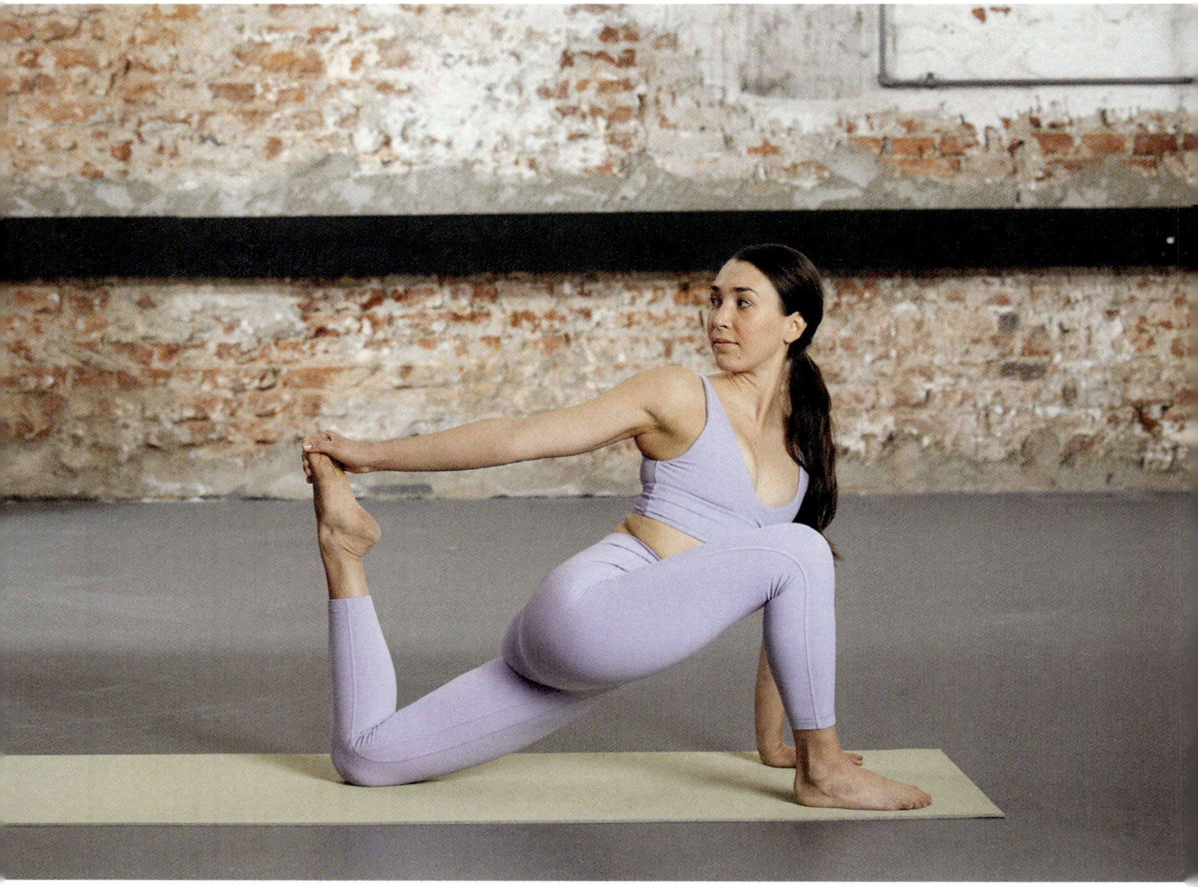

Low Lunge – Variation 2

Setze deine Hände auf Blöcken ab und lasse die Hüfte tiefer sinken, um mehr Dehnung zu spüren.

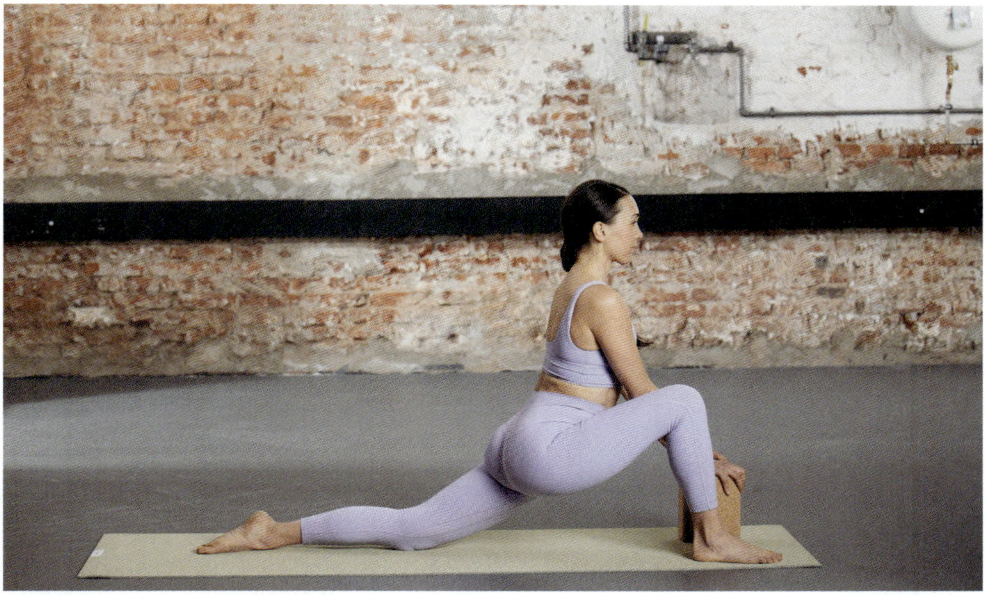

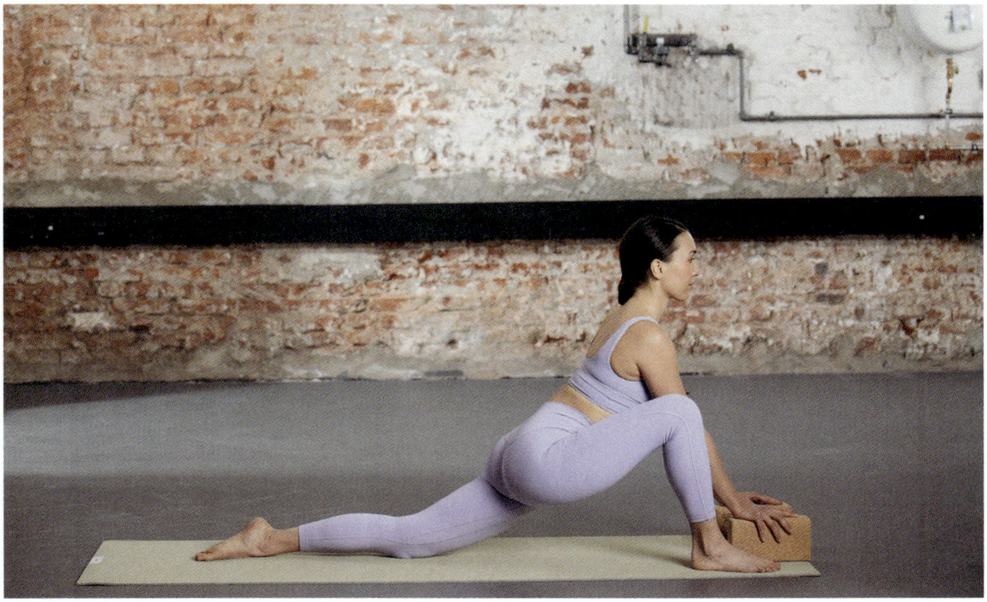

Dynamischer Runners Stretch

1. Setze aus dem Low Lunge mit der Ausatmung deine Hände auf der Matte ab und schiebe dich nach hinten. Strecke dabei dein vorderes Bein und flexe den Fuß. Halte deine Wirbelsäule möglichst lang.
2. Komme mit der Einatmung zurück in den Low Lunge. Wiederhole das einige Male.

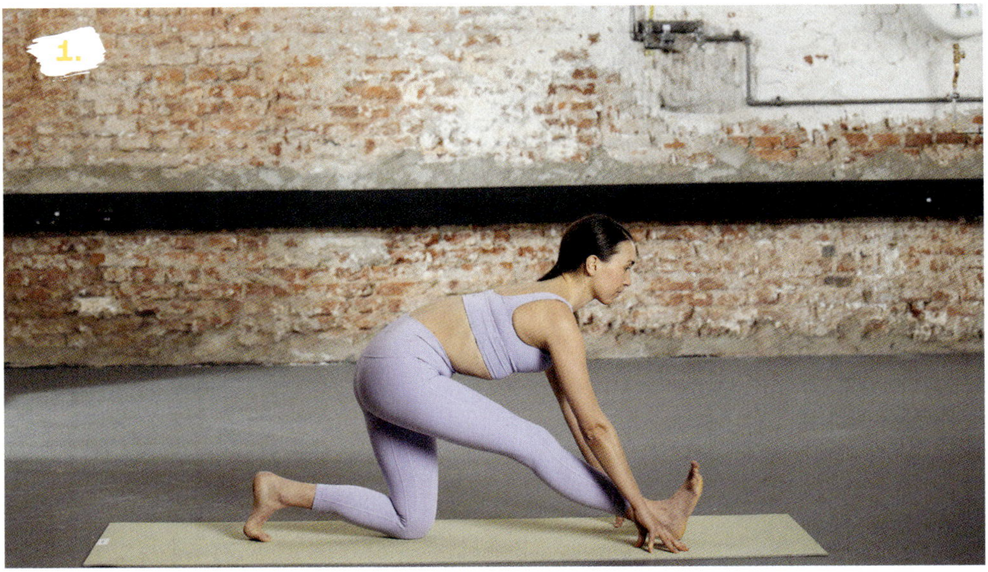

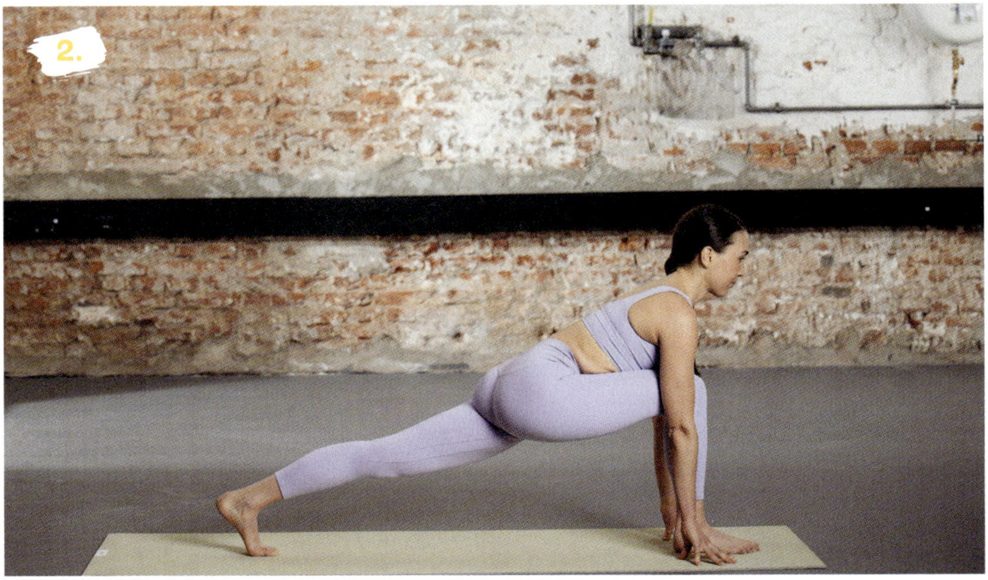

Easy Twist

1. Komme aus dem Herabschauenden Hund oder dem High Lunge in die Sprinterposition. Schiebe die Ferse des hinteren Beins leicht nach vorn, um dein Becken in eine neutrale Ausgangsposition zu bringen.
2. Atme ein und hebe den Arm des vorderen Beins in eine Rotation.

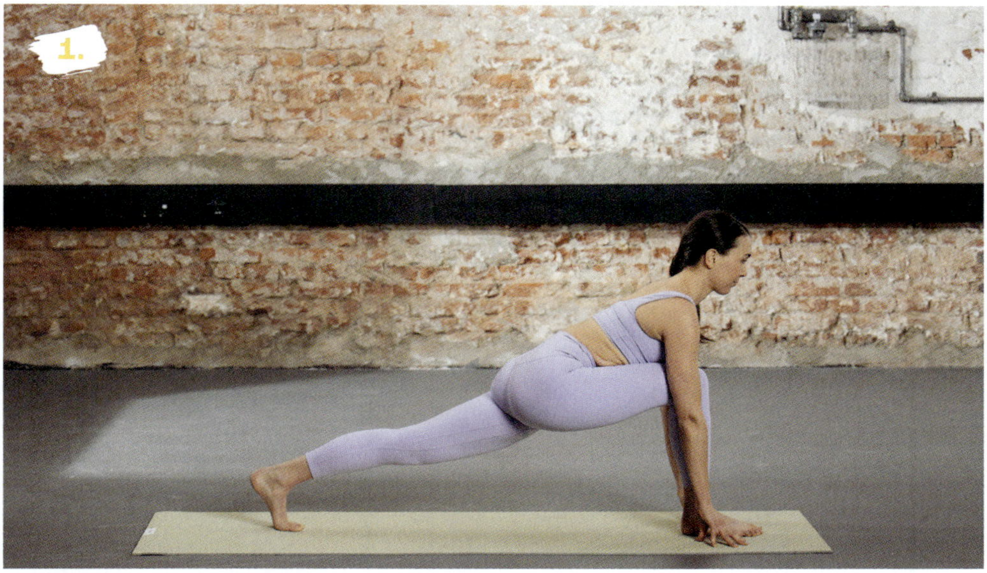

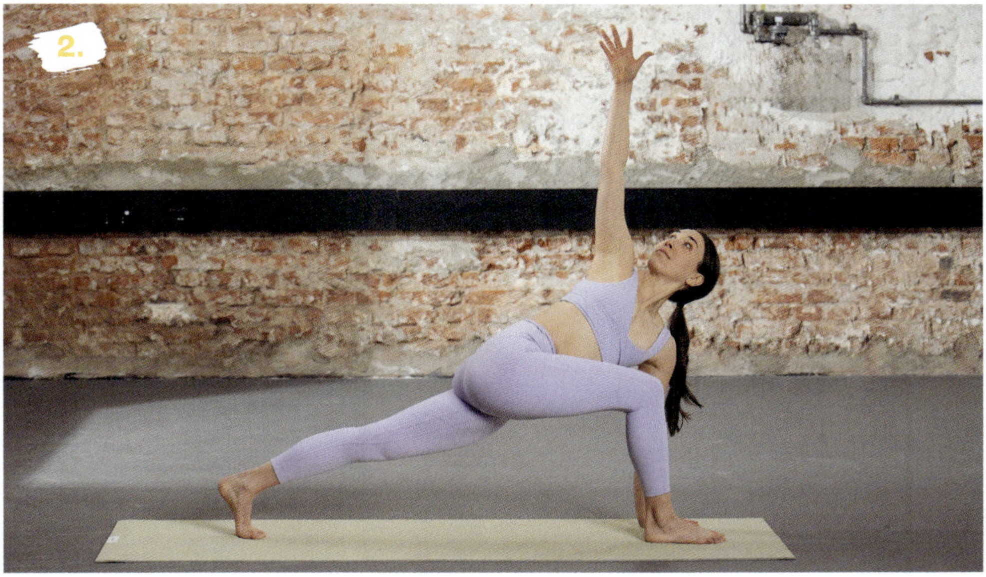

Gedrehter Winkel

1. Beginne im High Lunge.
2. Für die »einfache« Variante oder als Vorbereitung: Atme ein und drehe dich mit der Ausatmung zu deinem vorderen, rechten Bein. Der linke Arm kommt nach vorn, der rechte nach hinten.
3. Für den vollständigen gedrehten Winkel bringe deine Hände vor das Herz. Hebe die Ferse des hinteren linken Beines noch einmal etwas, um dich aufzurichten.
4. Drehe dich zu deinem vorderen, rechten Bein und bringe den linken Ellenbogen an die Außenseite des rechten Oberschenkels. Drehe dich in die Rotation, indem du deine Hände zusammendrückst. Halte deine Unterarme auf einer Linie, schiebe deine Hände vor das Herz.

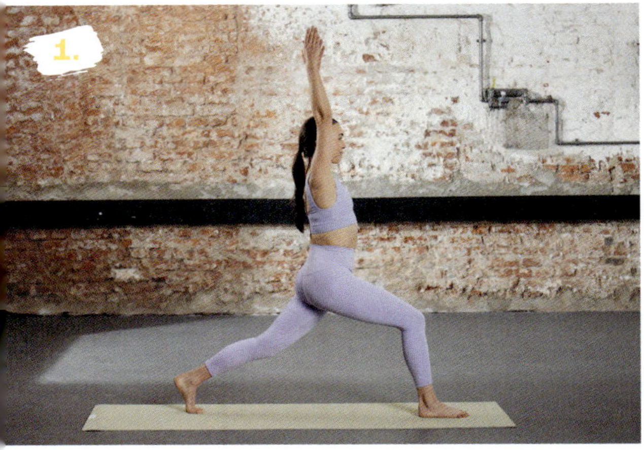

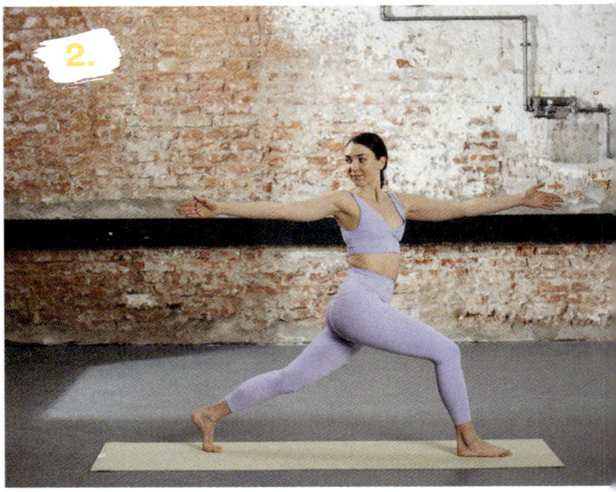

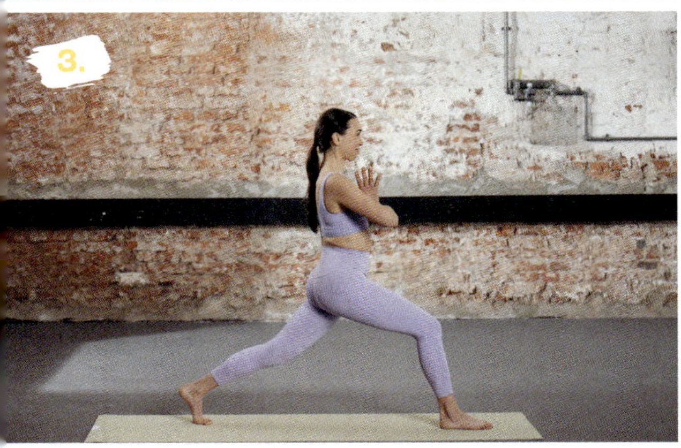

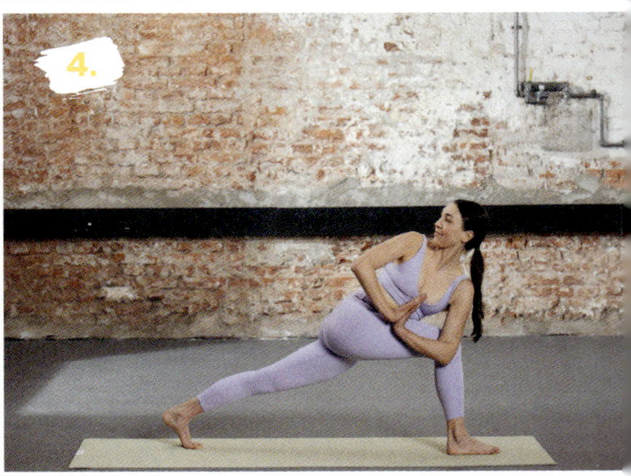

Krieger 3

1. Aus Krieger 1 oder High Lunge strecke dein vorderes Bein und richte dich auf.
2. Hebe dein hinteres Bein an, lehne deinen Oberkörper nach vorn und balanciere dich aus.

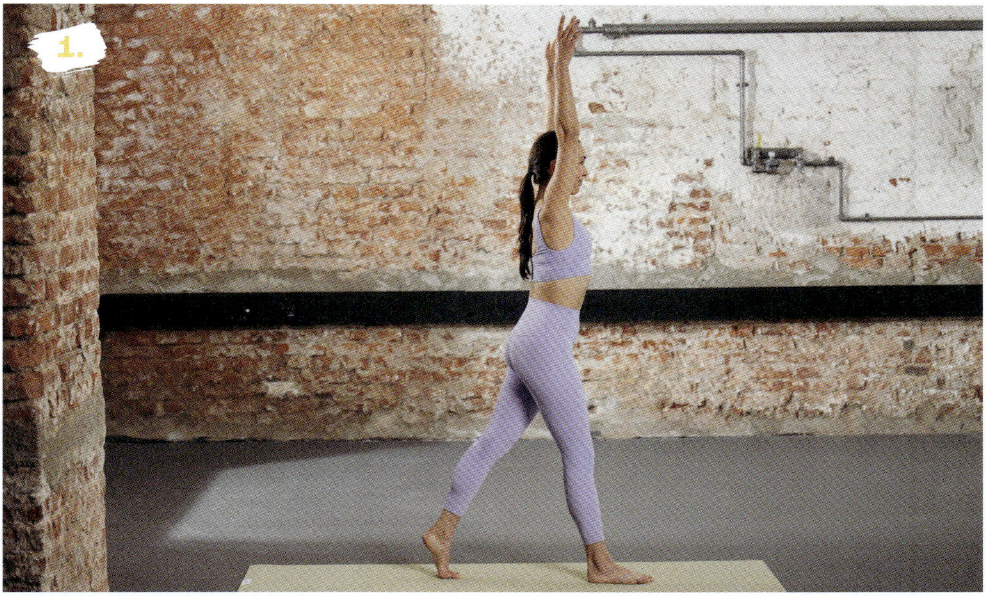

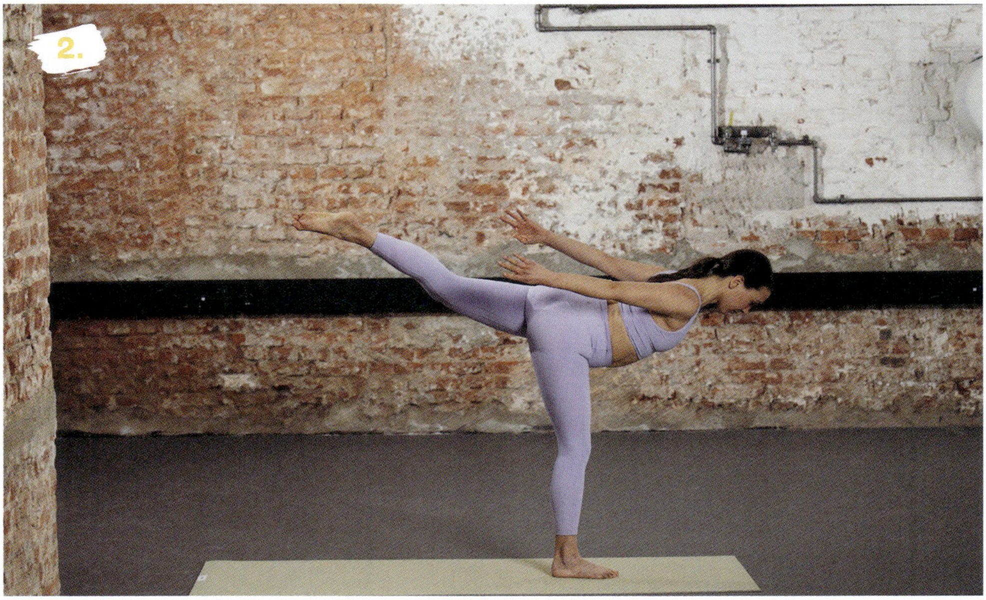

Krieger 2

1. Hebe aus dem Herabschauenden Hund das linke Bein nach oben.
2. Setze den linken Fuß nach vorn zwischen deine Hände.
3. Drehe den hinteren Fuß in einen 90-Grad-Winkel.
4. Komme mit der Einatmung nach oben, deine Beckenknochen zur langen Mattenkante ausgerichtet. Richte dein Becken auf, ziehe die Schulterblätter zusammen, strecke deine Arme zur Seite und drehe den Kopf nach vorn. Schaue über deine Hand.

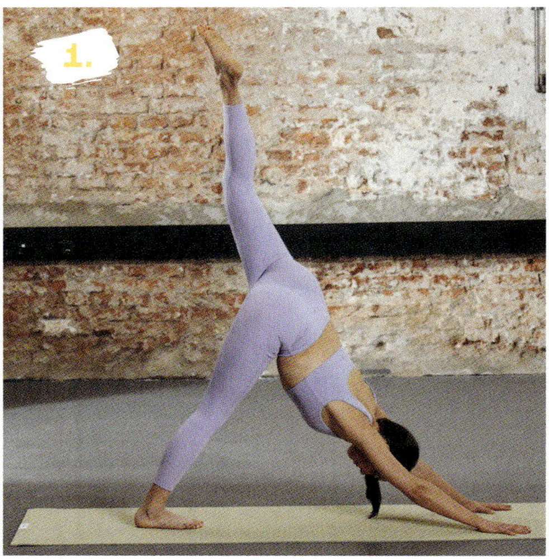

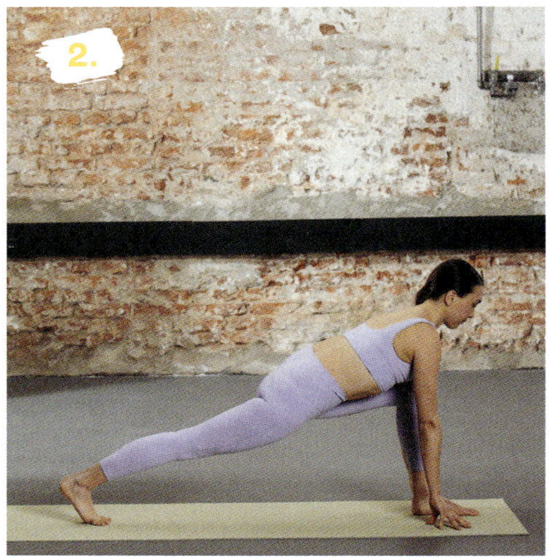

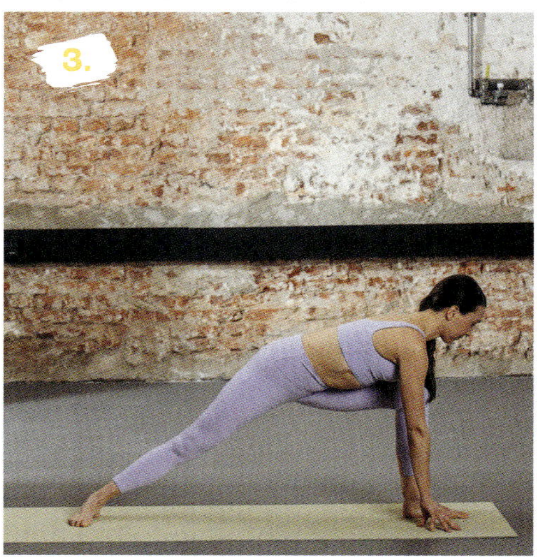

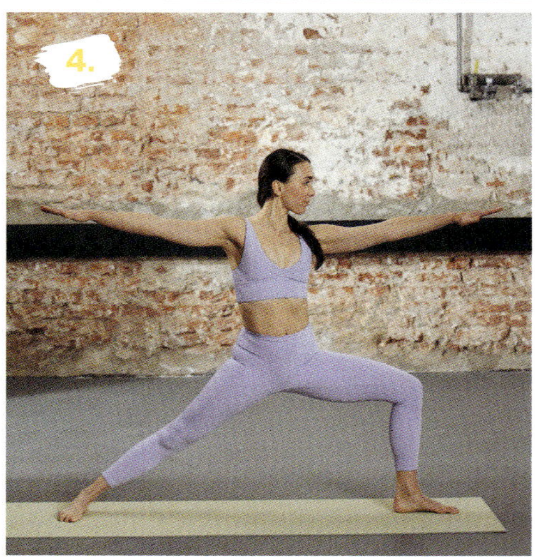

Variation mit Vorbeuge

1. Greife dir deine Hände hinter dem Rücken. Atme ein, kreise deine Schultern nach hinten und hebe dein Brustbein.
2. Fließe mit der Ausatmung in einer Vorbeuge über dein Bein, schiebe die Arme nach oben.

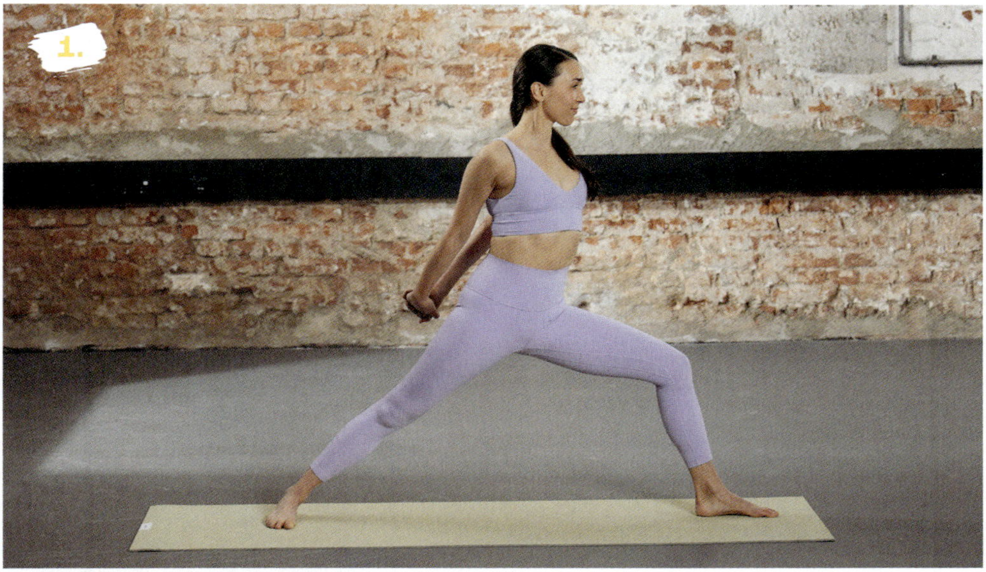

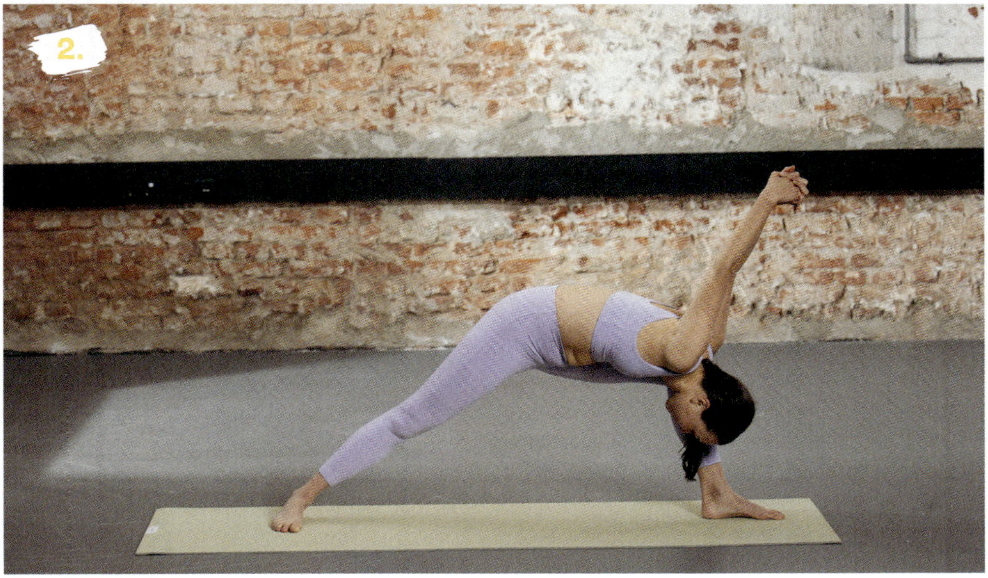

Seitlicher Winkel

1. Ziehe aus Krieger 2 den vorderen, linken Arm weiter nach vorn, nimm den Oberkörper mit.
2. Lege deinen linken Unterarm auf den linken Oberschenkel ab, ziehe den rechten Arm nach vorn über deinen Kopf. Halte die Körpermitte aktiv.
3. Alternativ kannst du die linke Hand auf den Boden an die Innenseite deines linken Fußes bringen.

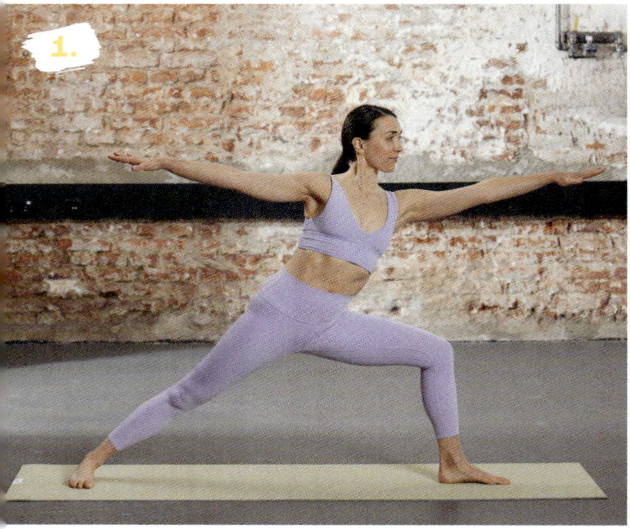

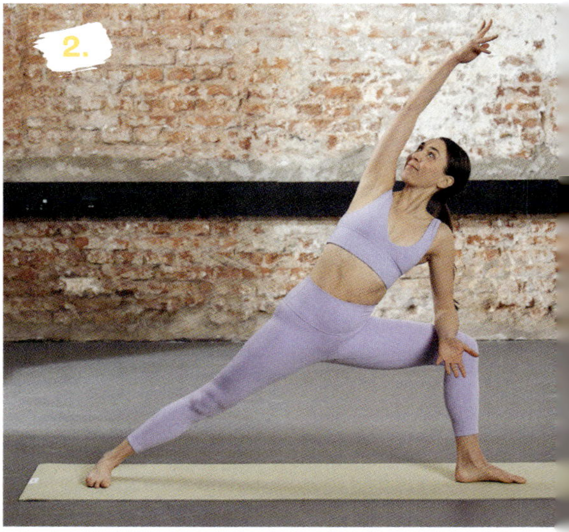

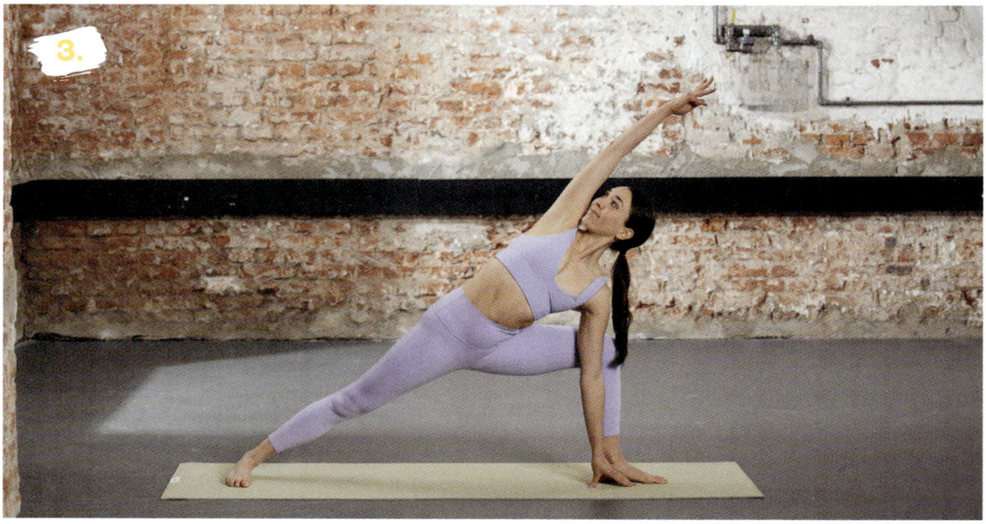

Friedvoller Krieger

1. Beginne im Krieger 2. Ziehe dabei mit der Einatmung den vorderen Arm weiter nach vorne. Nimm dabei auch deinen Oberkörper mit.
2. Lehne dich anschließend zurück. Dabei kannst du deinen rechten Arm auf der Außenseite deines Oberschenkels ablegen. Dein linker Arm zeigt nach hinten oben.

> Der Friedvolle Krieger lässt sich wunderbar dynamisch mit dem Seitlichen Winkel üben.

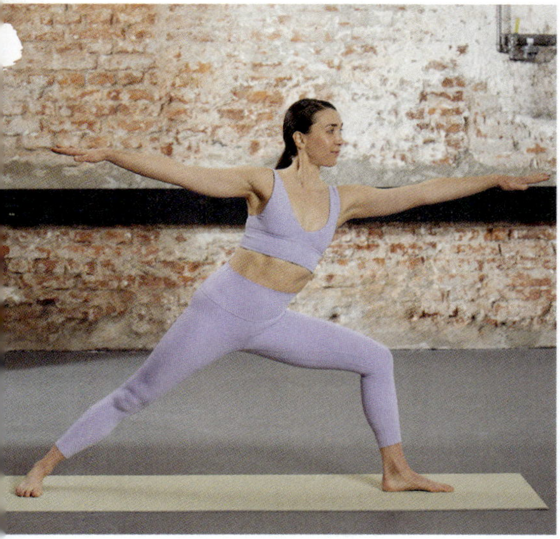

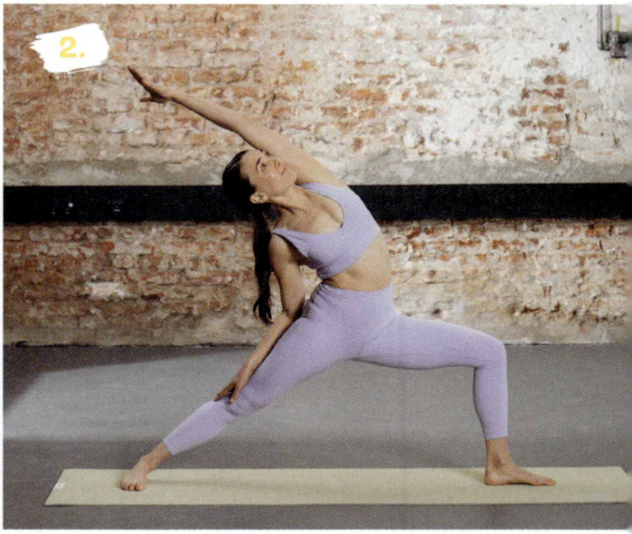

Trikonasana

1. Strecke aus dem Krieger 2 das vordere Bein und verkleinere den Schritt, sodass der Abstand zwischen deinen Füßen ungefähr einer Beinlänge entspricht. Ziehe den Oberkörper weiter nach vorn und kreiere Länge.
2. Kippe den Oberkörper, sodass deine linke Hand Richtung linkes Bein kommt, entweder auf deinen Ober- oder Unterschenkel, den Boden oder einen Block. Stelle dir vor, du würdest dich gegen eine Wand lehnen, damit Gesäß, Schultern und Arme auf einer Ebene bleiben.
3. Für intensivere Arbeit deines Cores strecke den unteren linken Arm nach vorn.

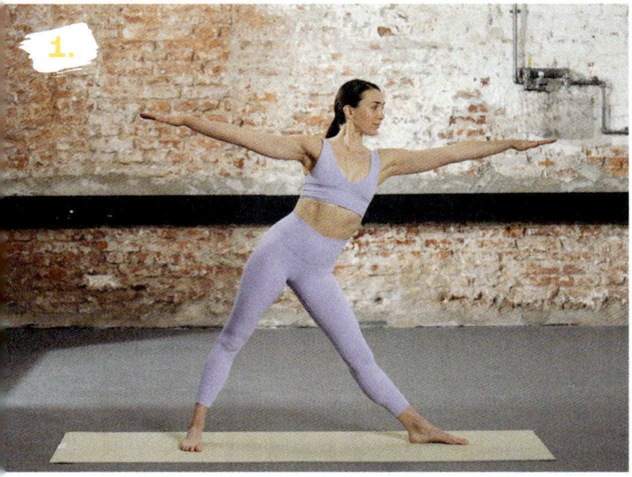

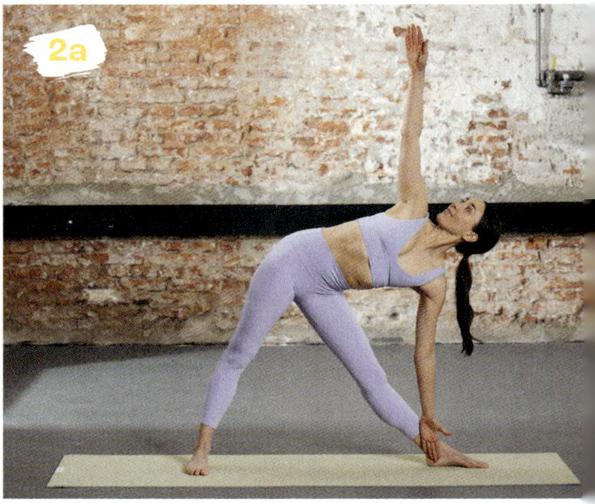

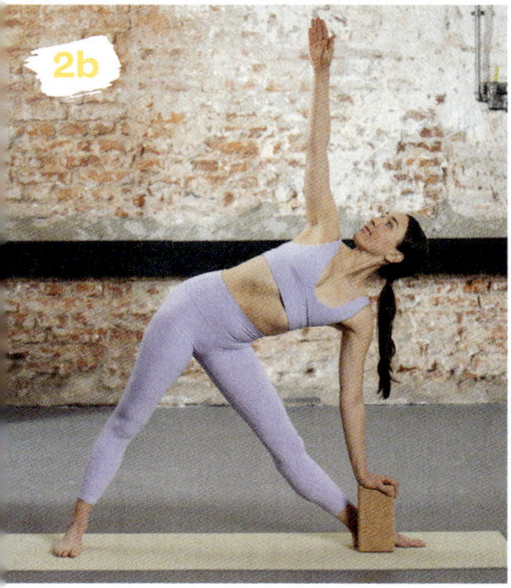

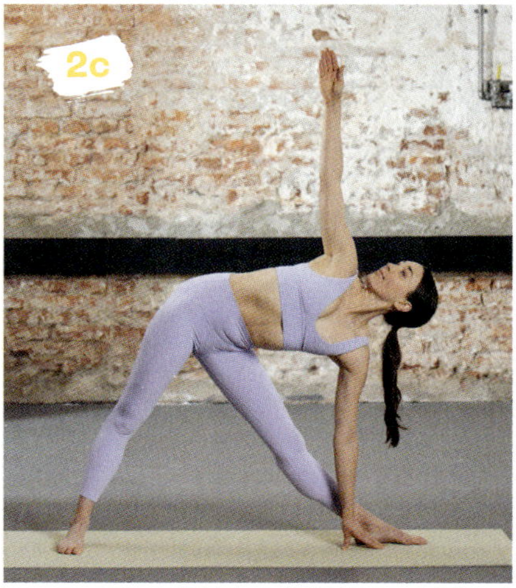

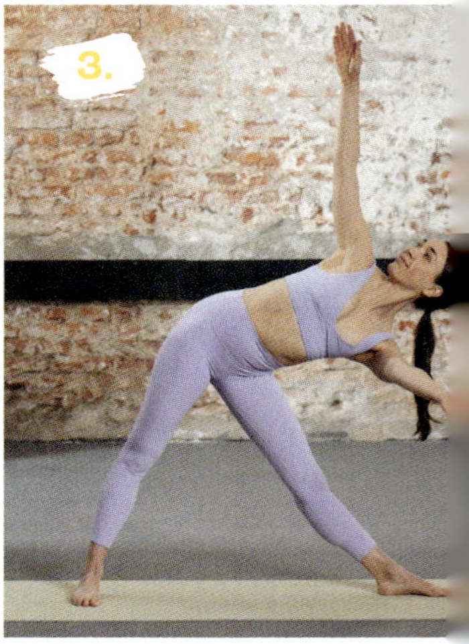

Halbmond

1. Strecke aus dem Krieger 2 das vordere Bein und verkleinere den Schritt, sodass der Abstand zwischen deinen Füßen ungefähr einer Beinlänge entspricht. Das Becken ist zur langen Mattenkante ausgerichtet.
2. Verlagere dein Gewicht auf das vordere Bein, hebe das hintere Bein ab.
3. Stelle dir vor, du lehnst dich gegen eine Wand, sodass das angehobene Bein, Gesäß, Schulterblätter und Arme auf einer Ebene sind. Hole dir als Hilfsmittel einen Block dazu.

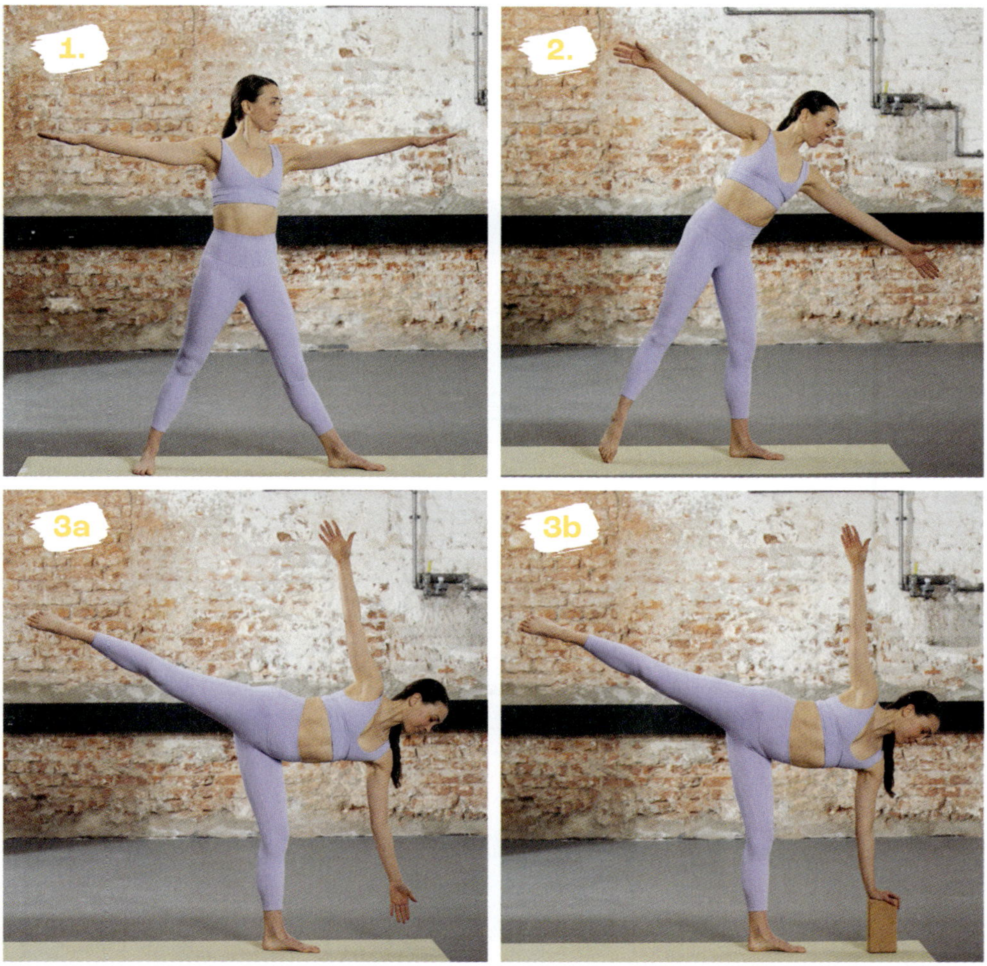

Tänzer

1. Beginne im Stehen und verlagere das Gewicht auf das linke Bein. Hebe das rechte Bein an und greife mit der rechten Hand den rechten Fußspann. Bringe Daumen und Zeigefinger der linken Hand zusammen, fokussiere dich.
2. Schiebe dein rechtes Bein nach hinten und oben, hebe deinen linken Arm. Achte darauf, das Becken nach vorn ausgerichtet zu lassen, halte den Core aktiv und ziehe das Schambein leicht nach oben, um die Wirbelsäule nicht zu stauchen.

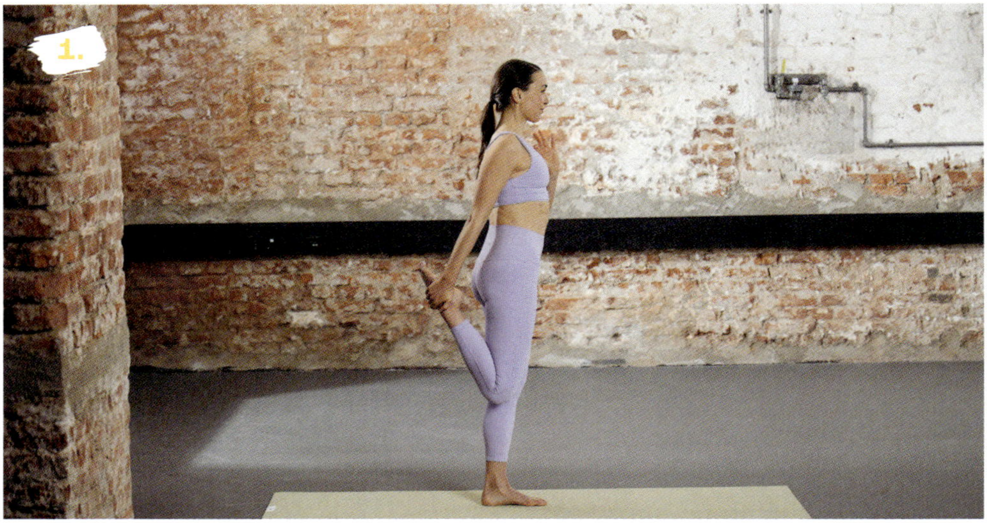

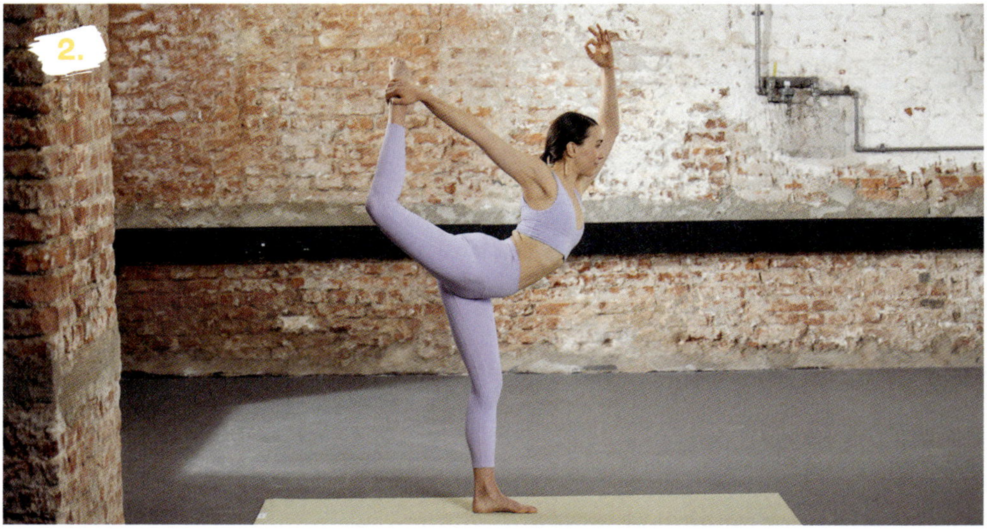

Baum

1. Verlagere das Gewicht im Stand auf das rechte Bein, stelle den linken Fuß auf, bringe deine Hände vor dein Herz und fokussiere dich.
2. Bringe den linken Fuß an die Innenseite des rechten Beins. Das kann sowohl am Ober- als auch am Unterschenkel sein, am Knie sollte es nicht sein. Drücke aktiv mit dem Fuß gegen das Bein und andersherum, das gibt dir mehr Stabilität.
3. Wenn du dich sicher fühlst, hebe deine Arme.

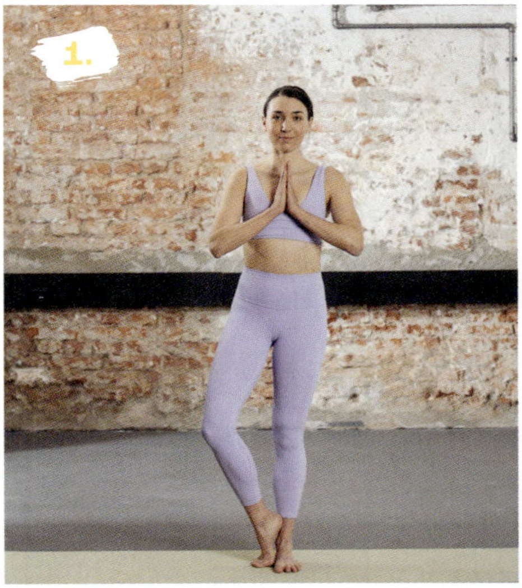

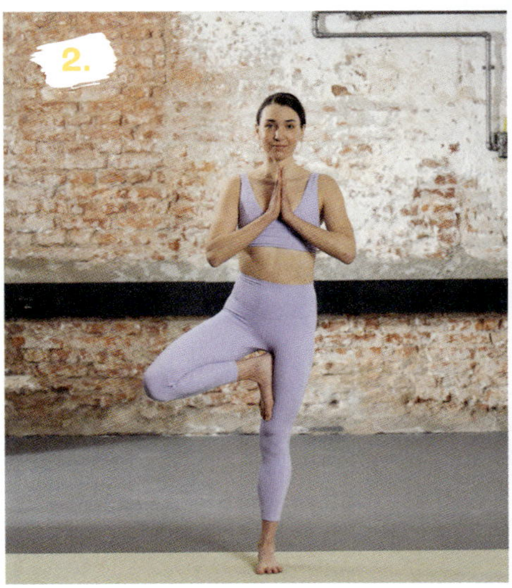

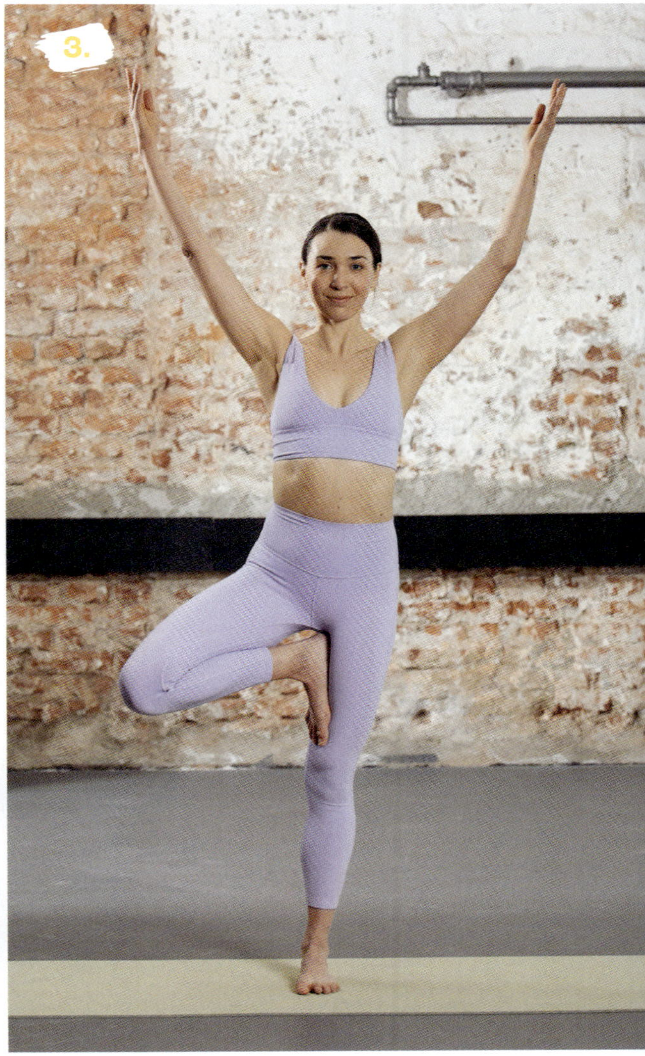

Stuhl

1. Beginne im Stehen. Erde dich über deine Füße, richte das Becken auf, aktiviere deine Körpermitte. Atme ein.
2. Schiebe mit der Ausatmung den Po nach hinten und unten wie bei einem Squat. Das Gewicht ist eher auf deinen Fersen, halte dein Becken aufgerichtet.
3. Hebe deine Arme über den Kopf.

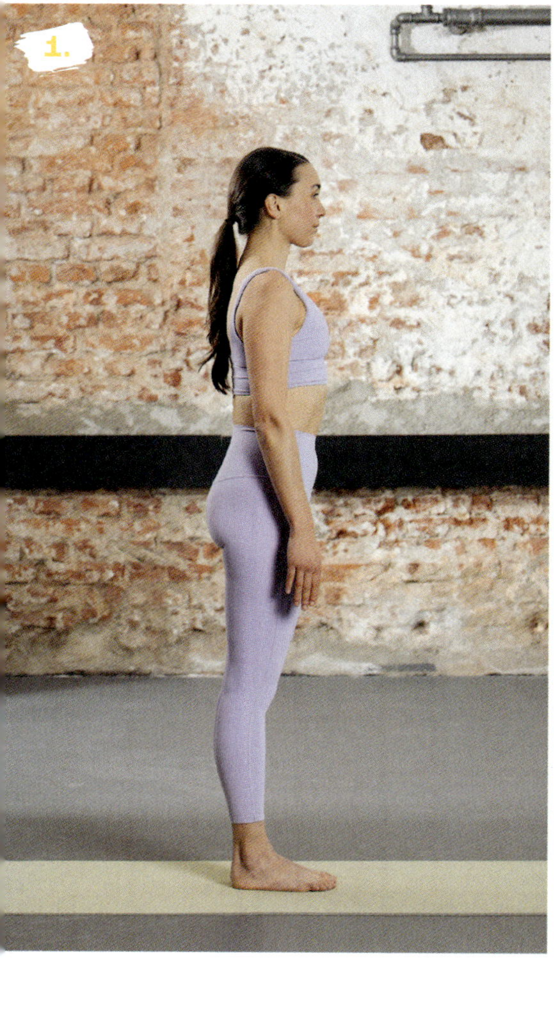

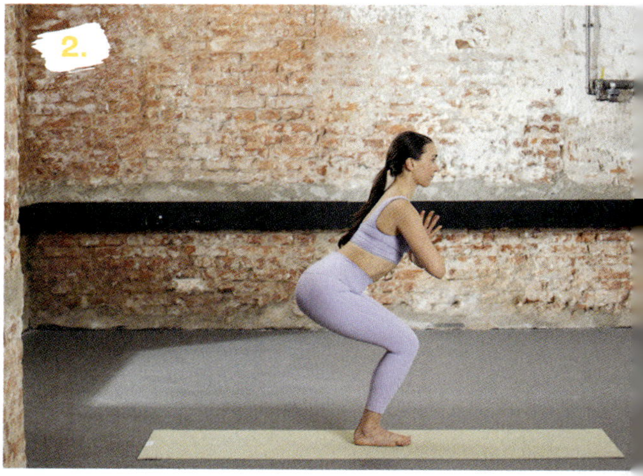

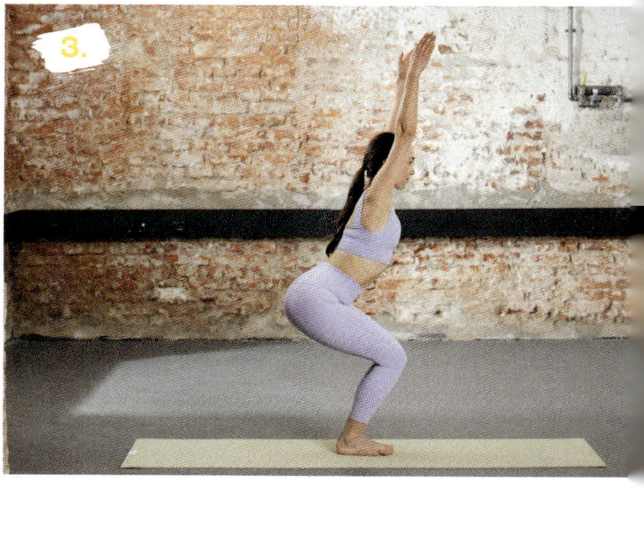

Goddess

1. Öffne die Beine weit, lasse deine Zehen leicht nach außen zeigen und bringe deine Hände vor deiner Brust zusammen. Atme ein.
2. Beuge bei der Ausatmung die Knie und setze dich tief. Ziehe deine Fersen leicht zusammen, um die Innenseite der Oberschenkel zu aktivieren, halte dein Becken aufgerichtet.
3. Hebe optional deine Arme.

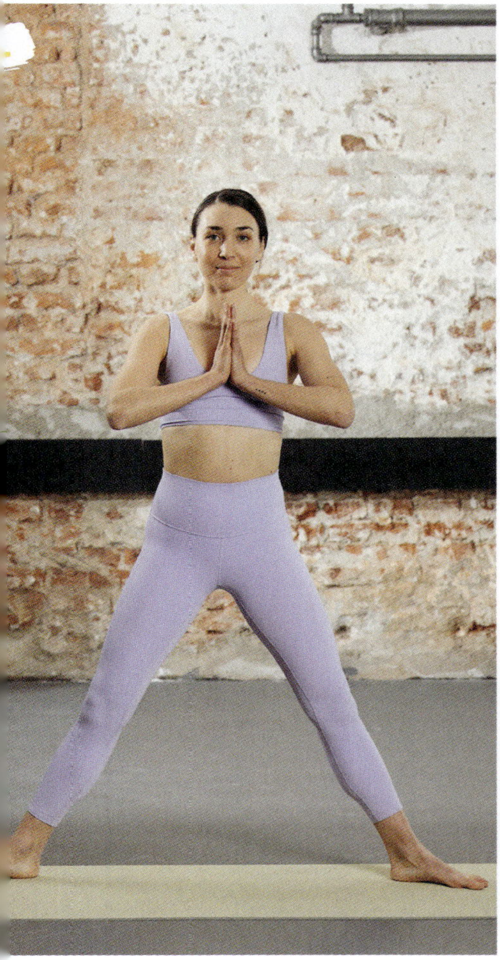

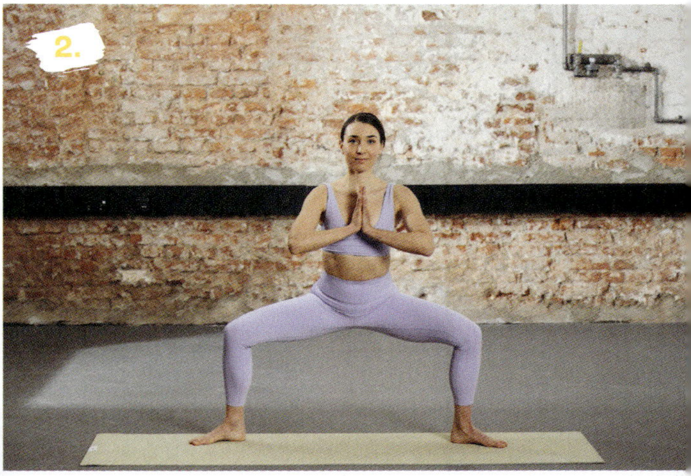

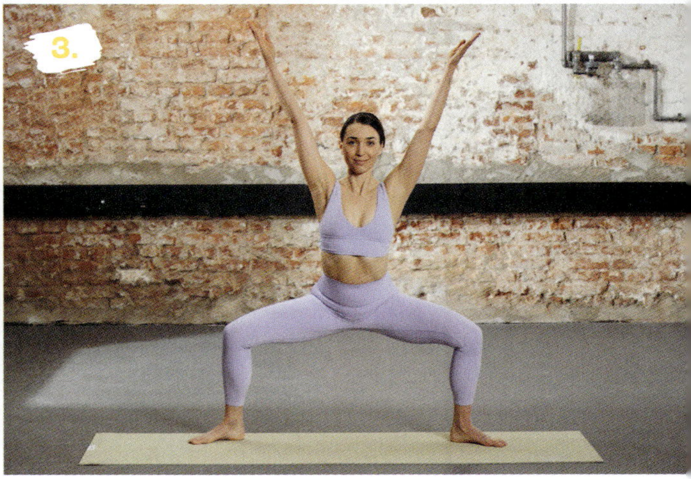

YIN-YOGA-HALTUNGEN

Diese Haltungen findest du in allen Yin-Sequenzen oder am Ende der ruhigeren Flows. Für all diese Haltungen gilt:

1. Halte sie 3 bis 5 Minuten.
2. Lege dir Hilfsmittel wie Yogablöcke, ein Bolster, große Kissen oder eine Decke bereit.
3. Zwänge deinen Körper in keine dieser Haltungen, sondern lasse ihn hineinschmelzen.
4. Nimm dir genug Zeit, in die jeweilige Haltung zu finden, und genauso viel Zeit, um wieder herauszukommen.
5. Komme zwischen den Haltungen gern kurz in eine sitzende Position, um deinen Körper zu neutralisieren.

Liegender Schmetterling

1. Bringe deine Fußsohlen in Rückenlage zusammen, lasse die Knie nach außen sinken. Die Handflächen zeigen nach oben.
2. Für eine zusätzliche Herzöffnung lege dich auf ein Bolster oder eine zusammengerollte Decke.

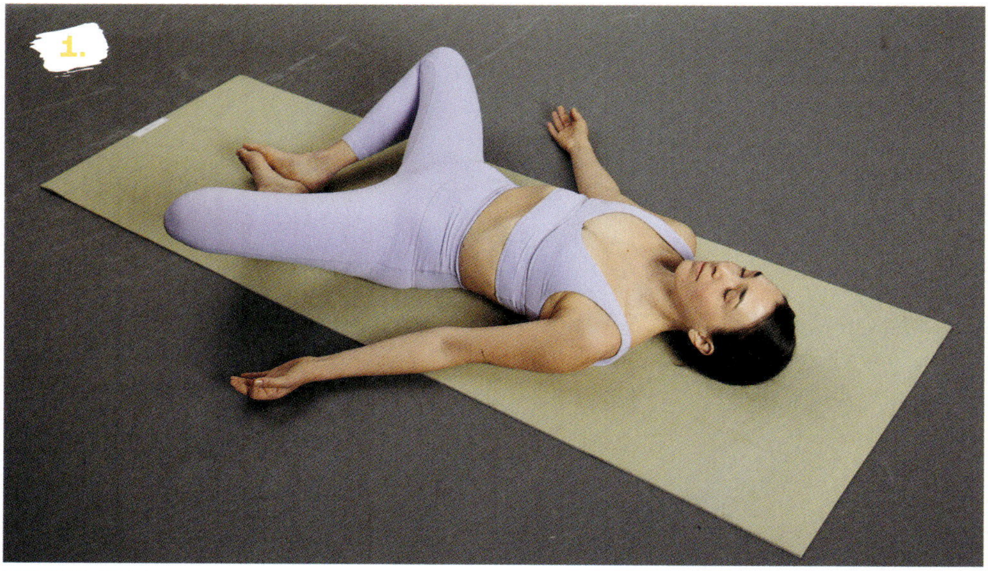

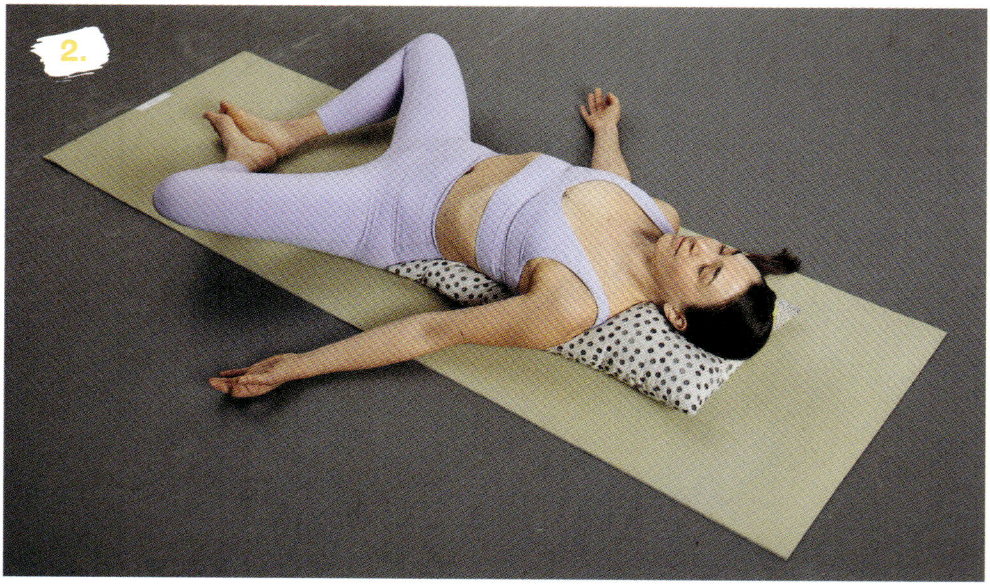

Sitzender Schmetterling (mit Vorbeuge)

1. Bringe im Sitzen deine Fußsohlen aneinander und lasse die Knie nach außen sinken. Greife entweder deine Fußgelenke oder Zehen.
2. Lasse den Oberkörper nach vorn sinken. Dein Rücken darf sich runden, dein Hals-Nacken-Bereich entspannen. Ziehe dich nicht nach unten, sondern lasse deinen Körper in diese Position sinken. Optional kannst du die Unterarme ablegen.

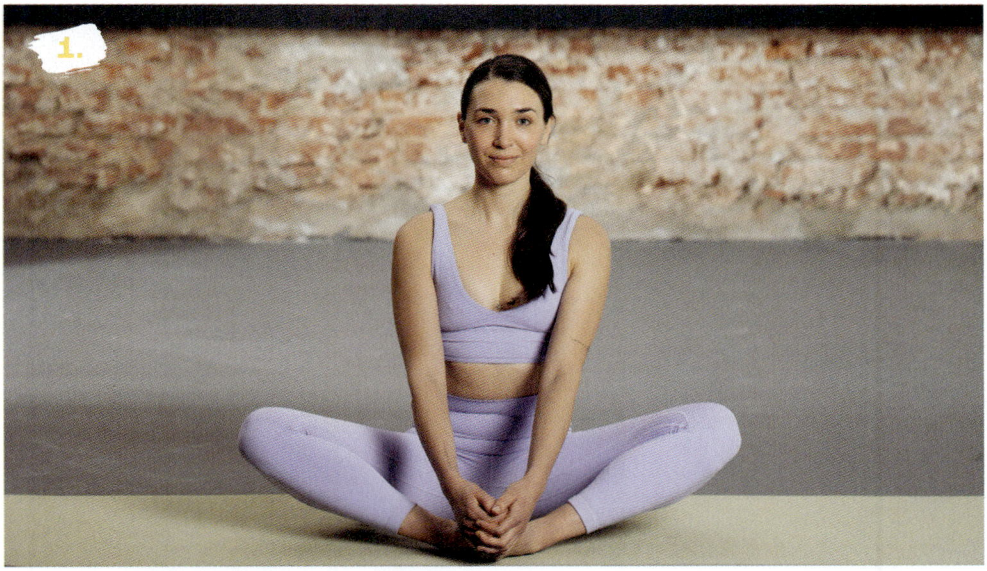

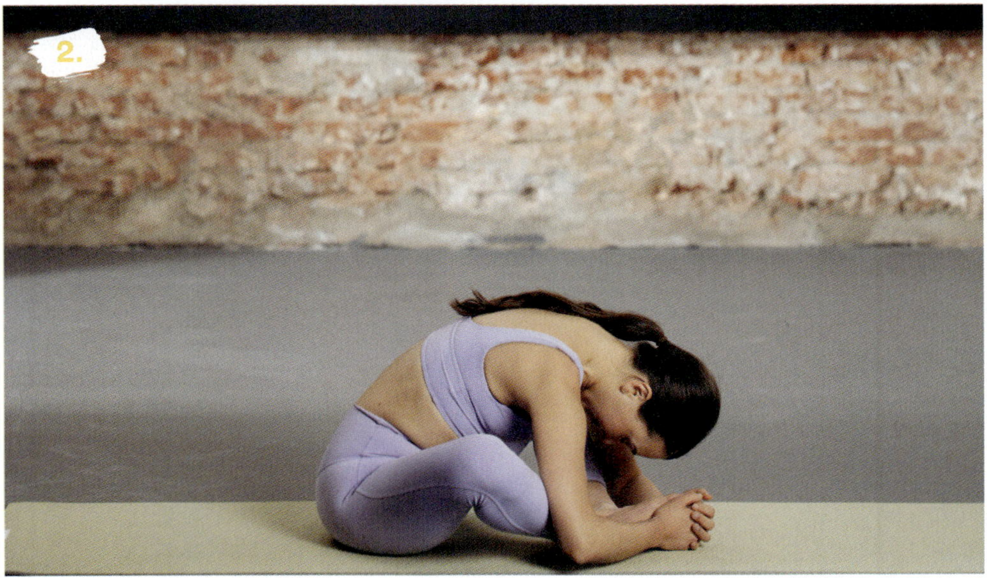

Halbe Libelle mit Seitneigung

1. Strecke das rechte Bein aus, winkle das linke an. Lehne dich zur rechten Seite. Setze deinen rechten Ellenbogen auf der Matte ab, sodass du mit der Hand deinen Kopf stützen kannst.
2. Ist die Dehnung zu tief, nimm dir ein Hilfsmittel, um deinen Ellenbogen zu erhöhen.

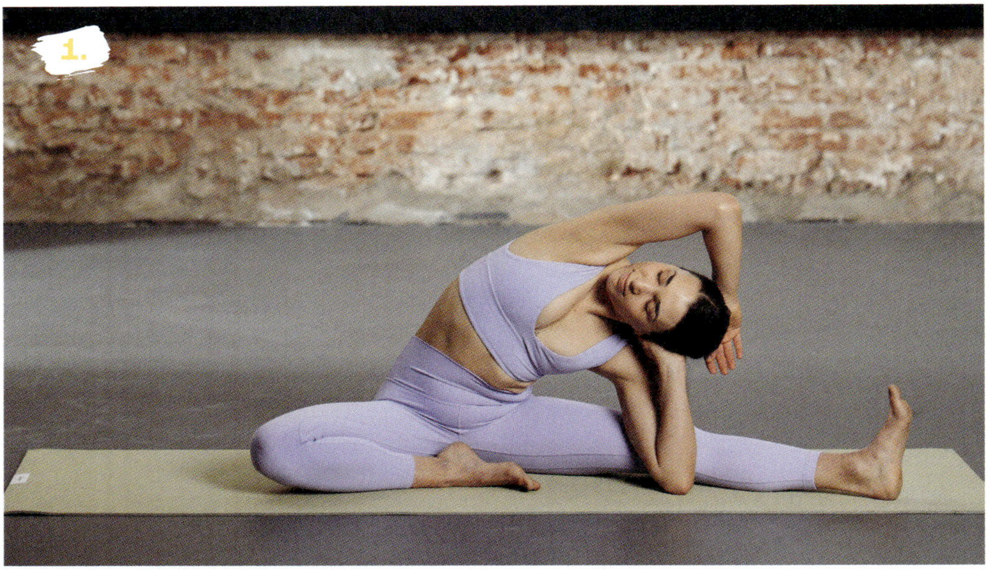
1.

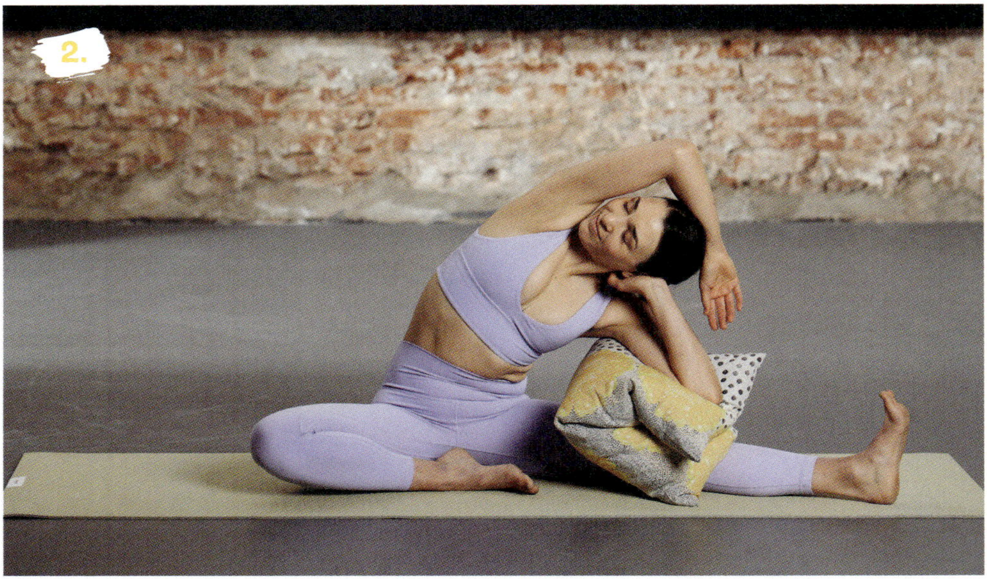
2.

Einbeinige Vorbeuge

1. Strecke das rechte Bein nach vorn, winkle das linke Bein wie beim Schmetterling an. Lasse deinen Oberkörper über das vordere Bein sinken. Lasse den Kopf hängen, der Rücken darf rund werden.
2. Nimm dir ein Hilfsmittel dazu, um den Kopf darauf abzulegen, wenn dir das angenehmer ist.

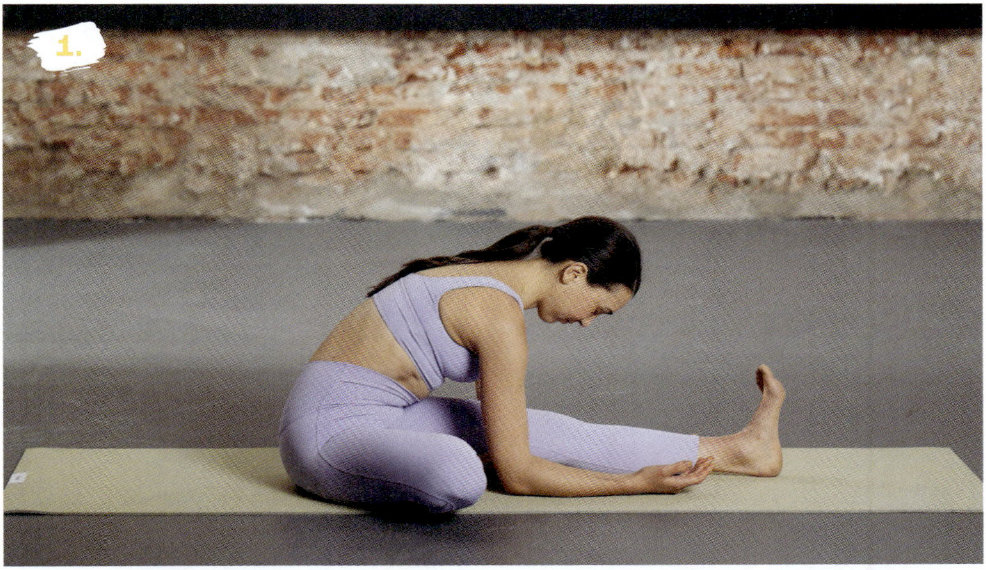

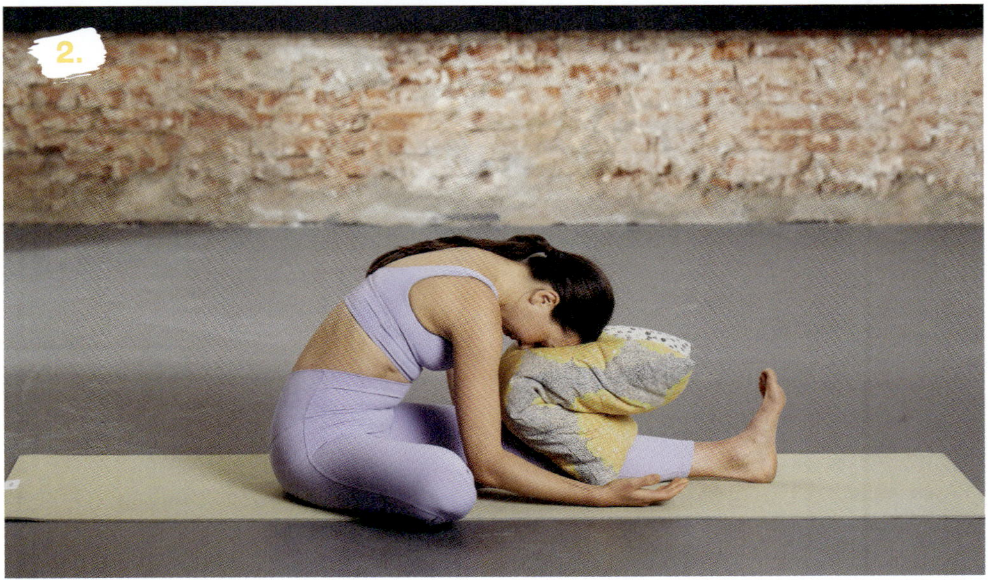

Grätsche (mit Vorbeuge)

1. Öffne im Sitzen beide Beine, sodass du eine angenehme Dehnung in der Beinrück- und Innenseite spürst.
2. Beuge dich nach vorn, entspanne dabei Rücken, Beine und Hals-Nacken-Bereich. Hole dir ein Hilfsmittel dazu, um deinen Kopf abzulegen, oder lege dich sogar mit deinem Oberkörper auf einem Bolster ab, um zusätzlich deine Bauchorgane zu massieren.

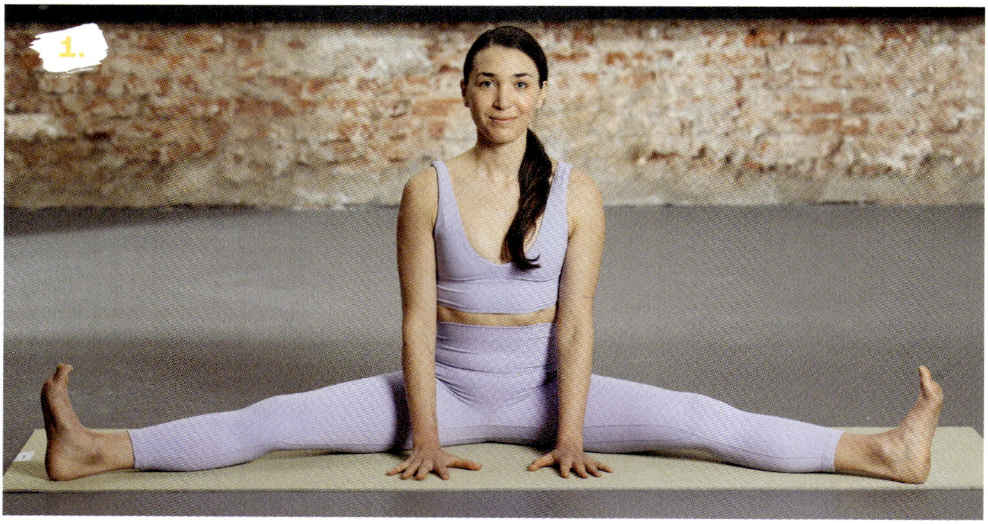

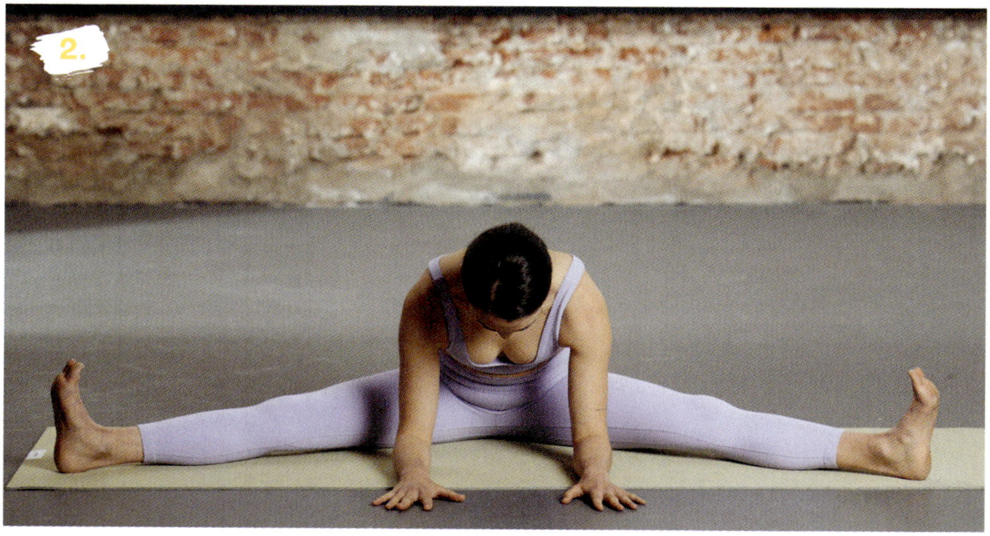

Liegendes Nadelöhr

1. Lege dich auf den Rücken. Stelle deine Füße auf, strecke das rechte Bein in die Luft.
2. Kreuze nun dein rechtes Bein über deinen linken Oberschenkel.
3. Ziehe die Beine zu dir heran, sodass du eine Dehnung im Gesäß spürst.
4. Optional: Lege dir ein Bolster oder Kissen unter das Becken. Die Erhöhung sorgt für noch mehr Leichtigkeit und Entspannung.

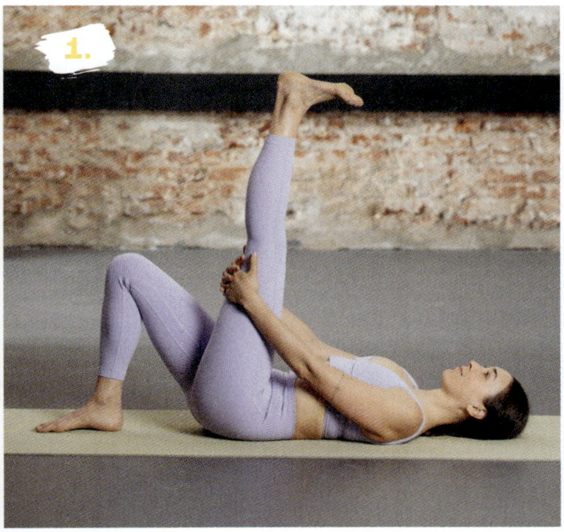

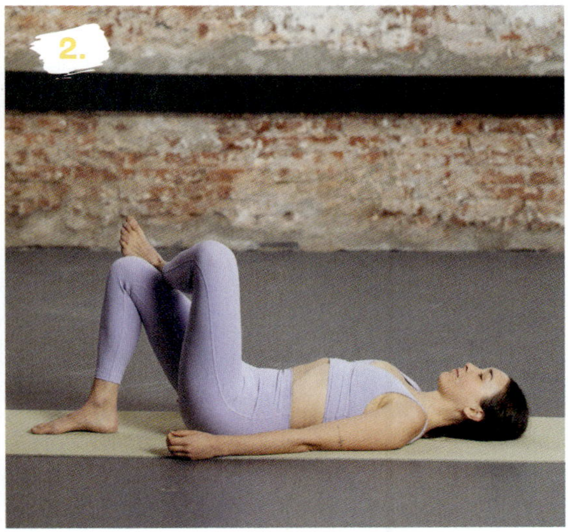

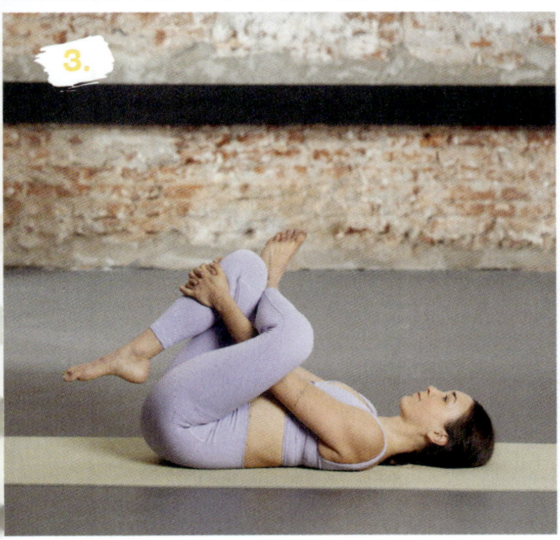

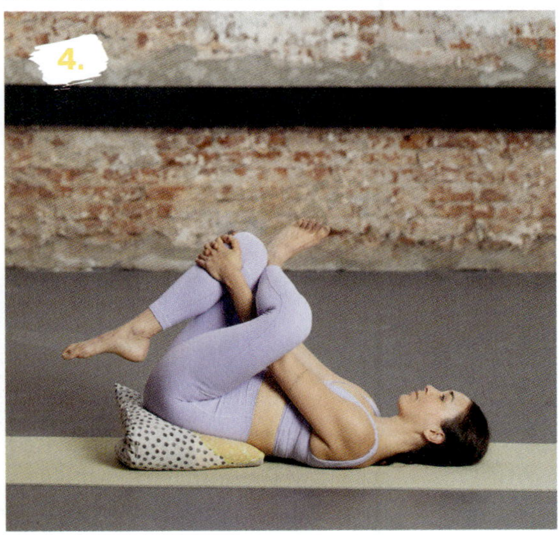

Sphinx

1. Komme in Bauchlage und lege deine Unterarme so ab, dass deine Ellenbogen unter deinen Schultern positioniert sind. Richte deinen Oberkörper sanft auf.
2. In der Yin-Haltung darf der Kopf auch hängen. Dafür kannst du einen Yogablock zu Hilfe nehmen.

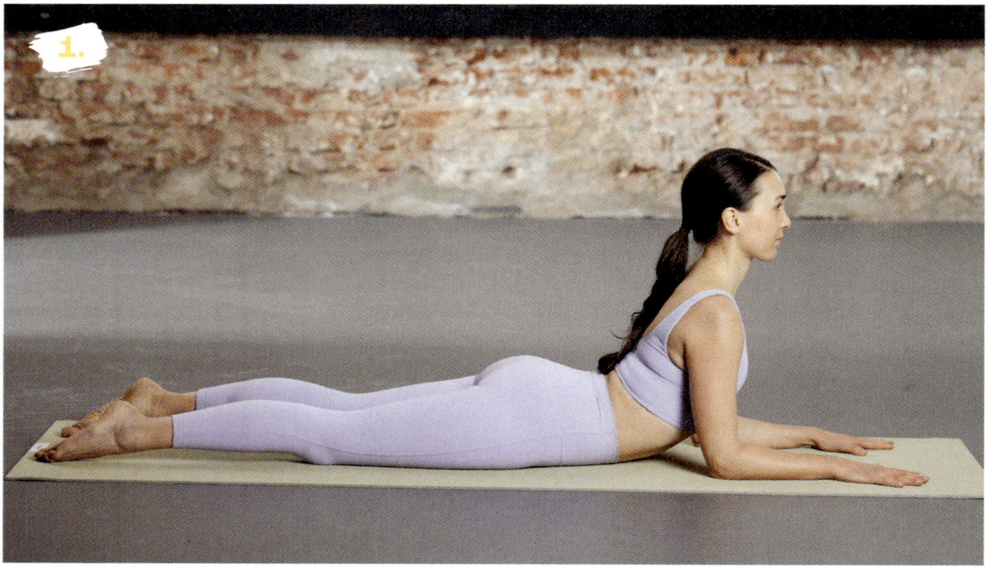

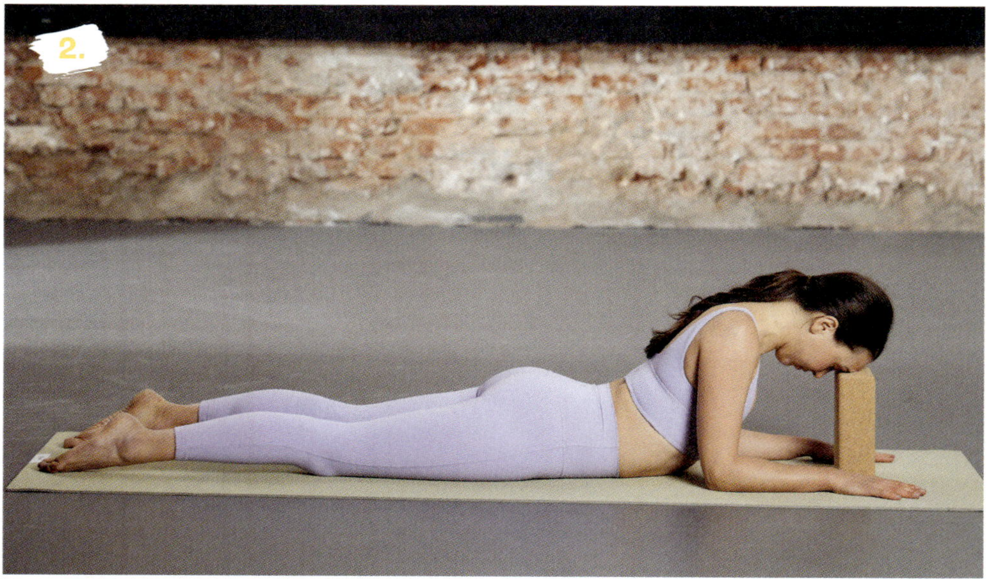

Korkenzieher

Komme zum Sitzen, winkele die Beine nach rechts an und lege sie ab. Es kann ein 90-Grad-Winkel entstehen, muss aber nicht. Richte deinen Oberkörper auf, rotiere so weit in die Richtung deiner Beine, dass du deinen Oberkörper ablegen und deinen Kopf nach links drehen kannst. Alternativ kannst du das untere Bein ausstrecken. Wechsle anschließend die Seite.

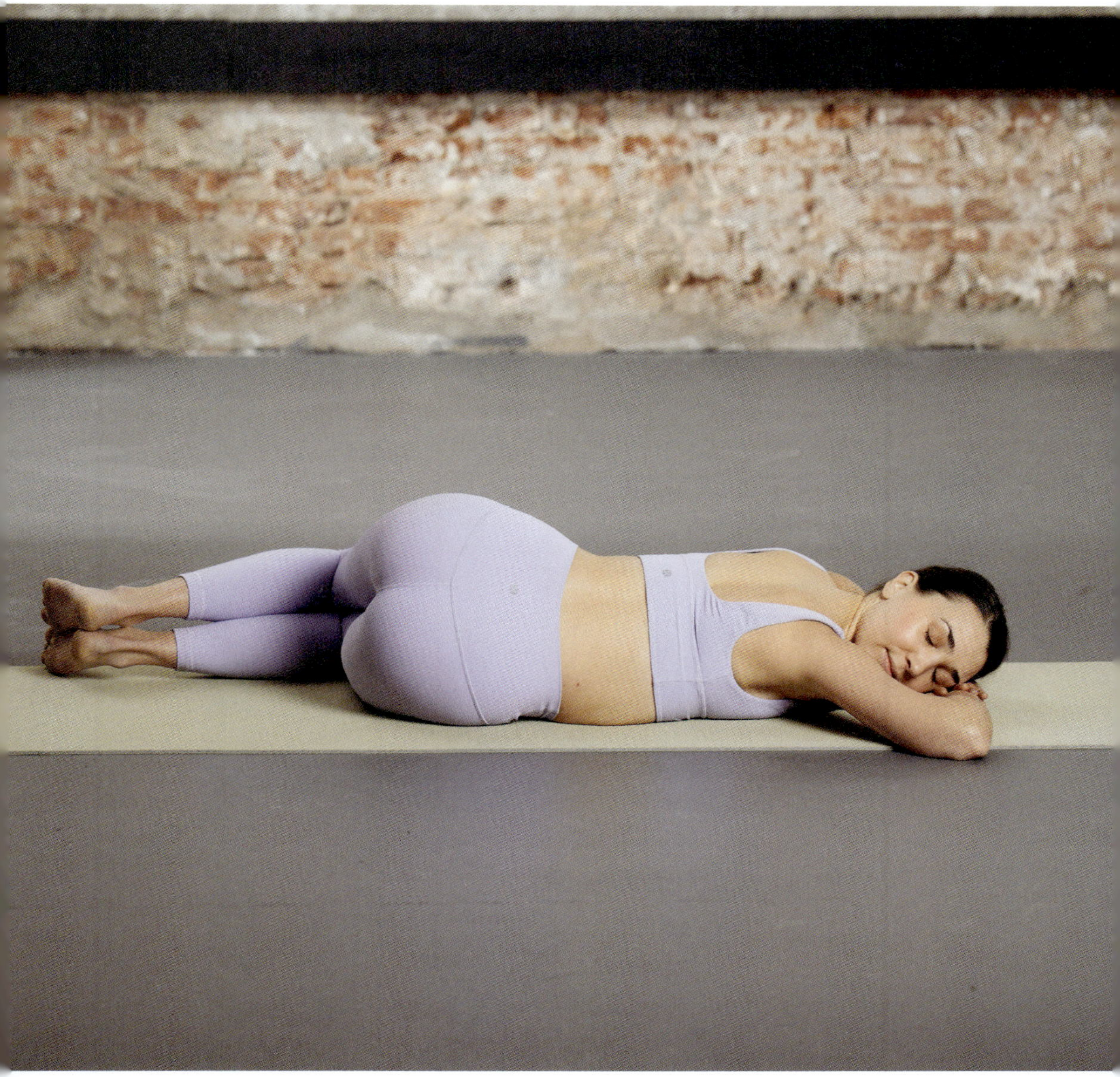

Halber Frosch

1. Komme in Bauchlage auf deine Unterarme, sodass deine Ellenbogen unter deinen Schultern aufgestellt sind. Hole das rechte Bein nach vorn, sodass du dein Knie auf Höhe deines Beckens ablegst. Winkle dein Knie an, damit ein 90-Grad-Winkel zwischen Ober- und Unterschenkel entsteht. Flexe den Fuß und drehe ihn nach außen.
2. Lege eine Decke unter dein Knie, wenn dir das angenehmer ist.
3. Option: Lehne dich nach vorn.

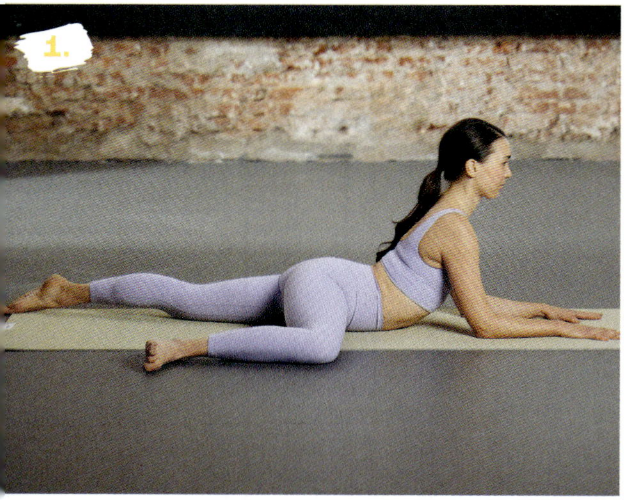

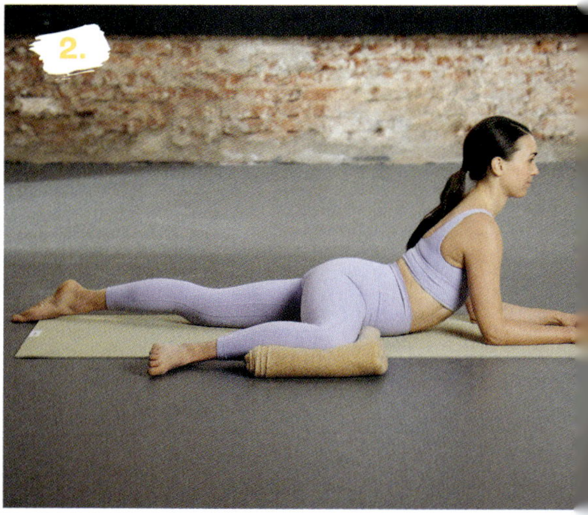

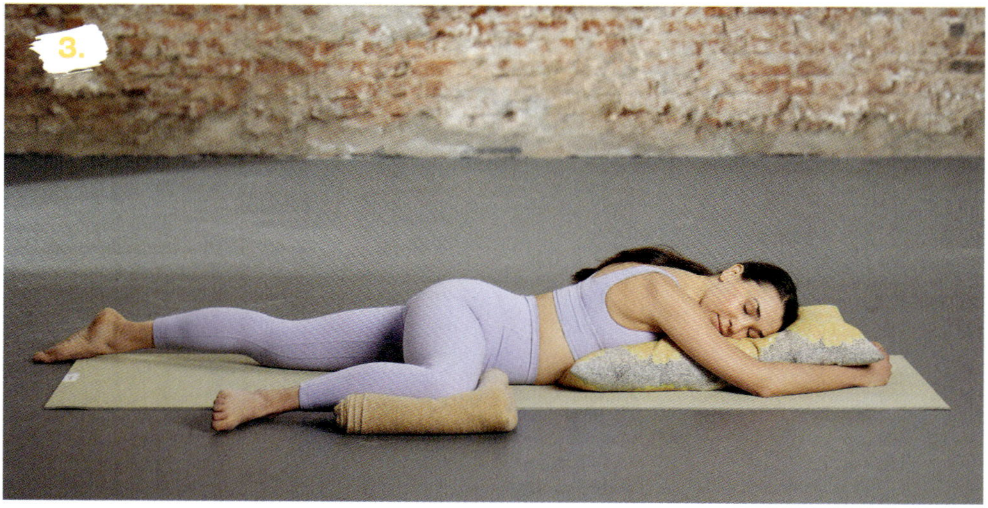

Schulterbrücke

1. Komme in Rückenlage und setze die Füße hüftbreit auf den Boden.
2. Schiebe anschließend dein Becken nach oben.
3. Als Yin-Position sollst du sie nicht aktiv halten. Nimm dir deshalb Bolster, Block oder Kissen zu Hilfe, um deine Wirbelsäule abzulegen.

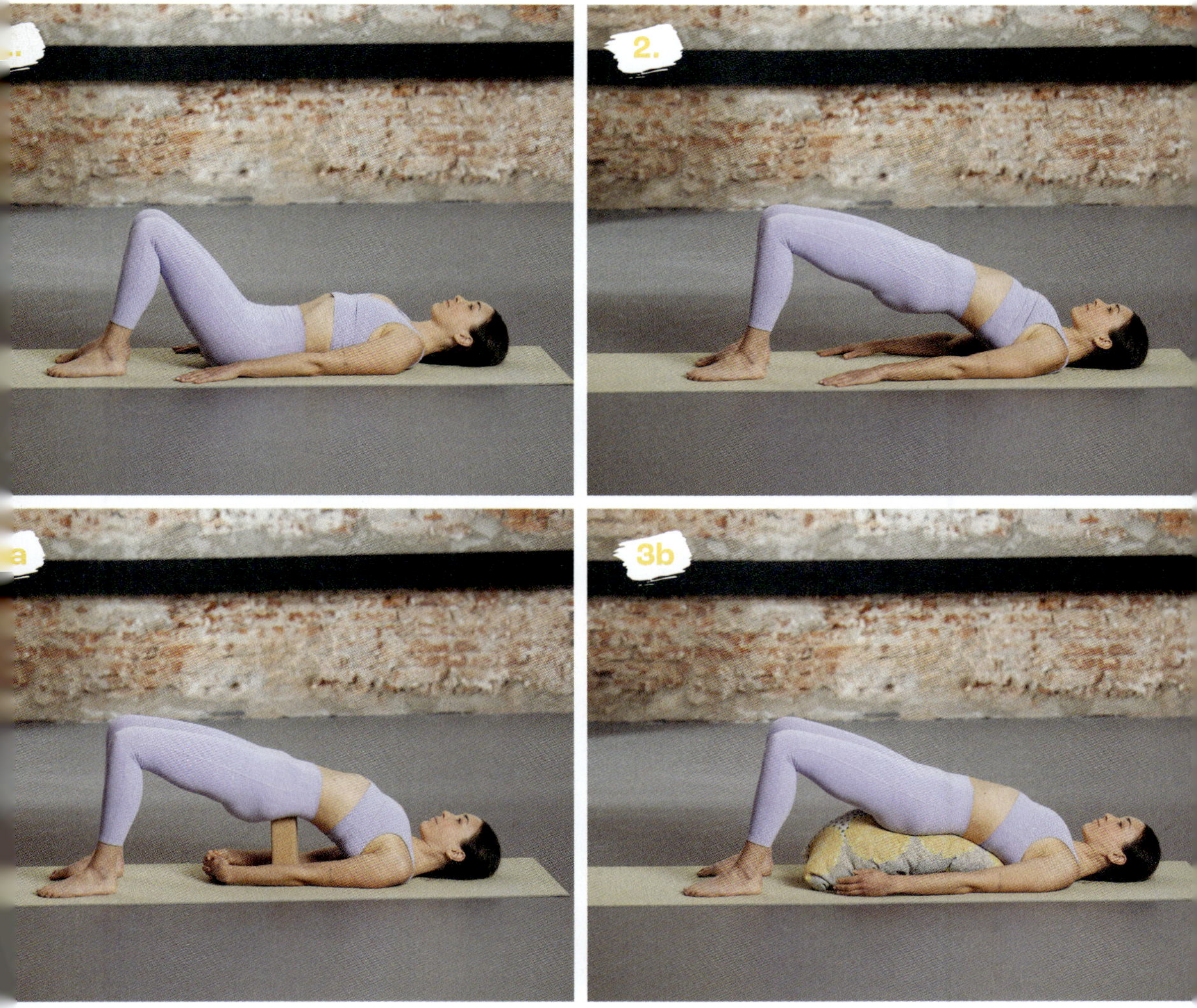

Liegende Rotation

1. Komme in Rückenlage, setze deine Füße hüftbreit auf, lege deine Knie auf der rechten Seite ab. Versetze dein Becken etwas nach links, sodass die Wirbelsäule nicht gekrümmt wird. Strecke deine Arme seitlich aus. Hebe deinen Kopf an, drehe ihn nach links und lege ihn dann zurück auf die Matte.
2. Lege alternativ ein Kissen unter deinen Rücken.

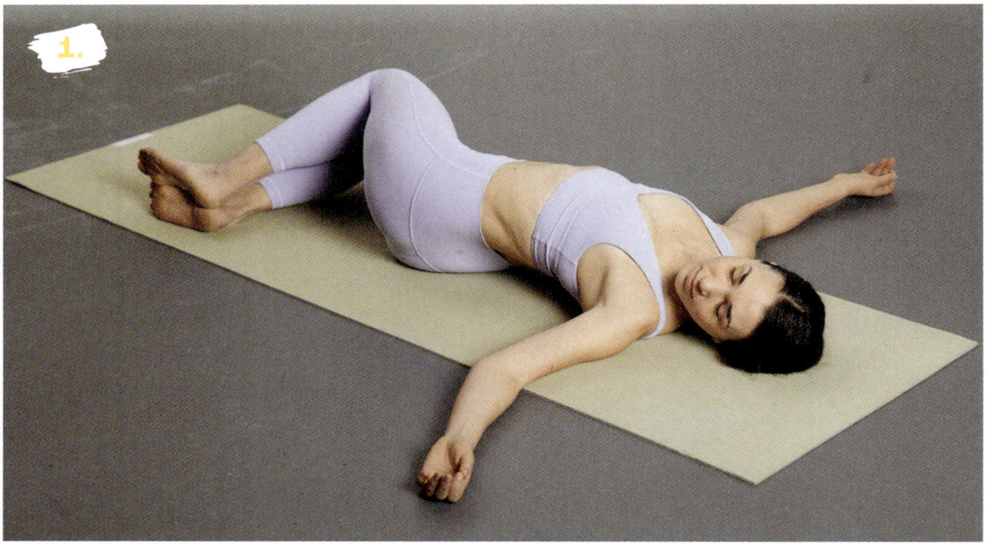

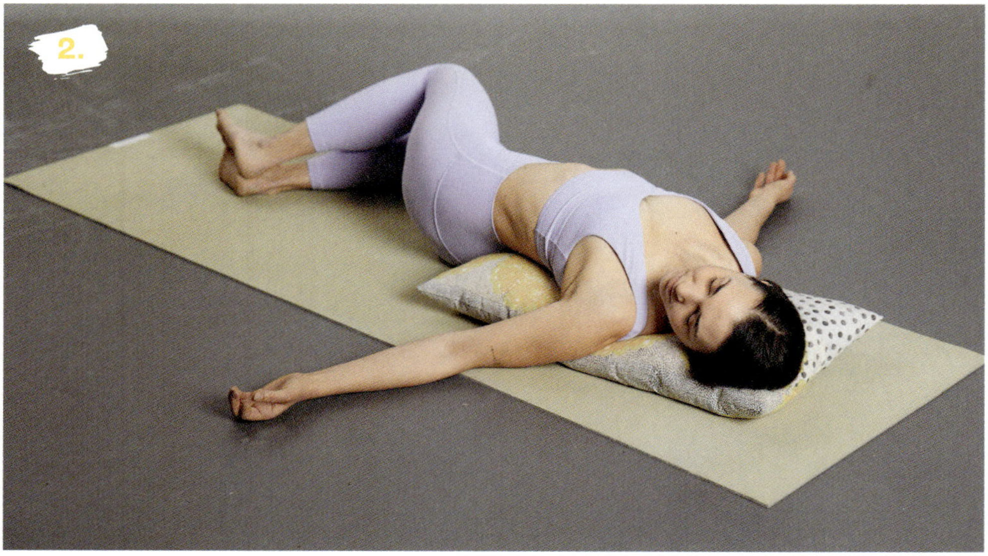

Position des Kindes

1. Bringe im Kniestand deine Füße zusammen, öffne deine Knie etwas. Lege deinen Oberkörper zwischen deinen Beinen ab. Strecke die Arme nach vorn.
2. Lege optional ein Kissen unter deinen Kopf.

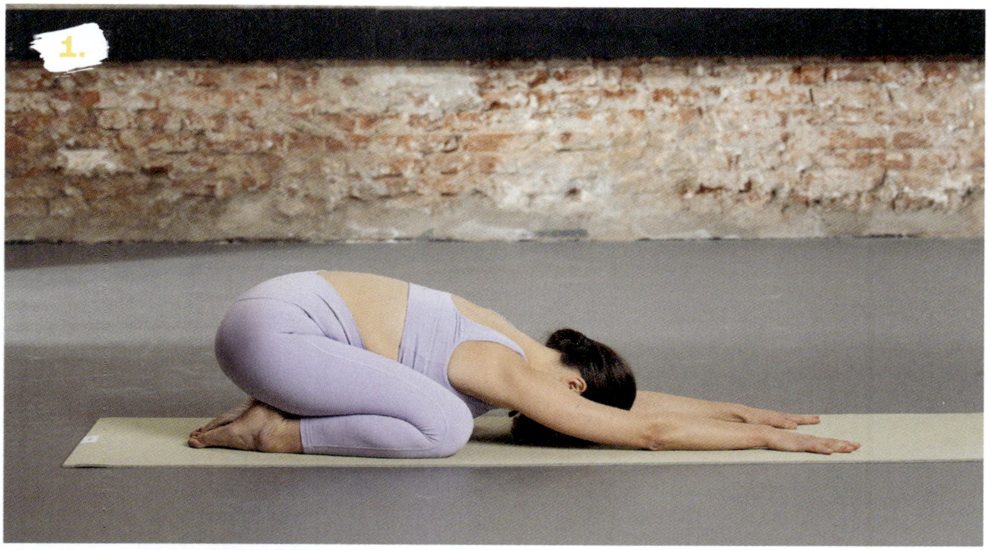

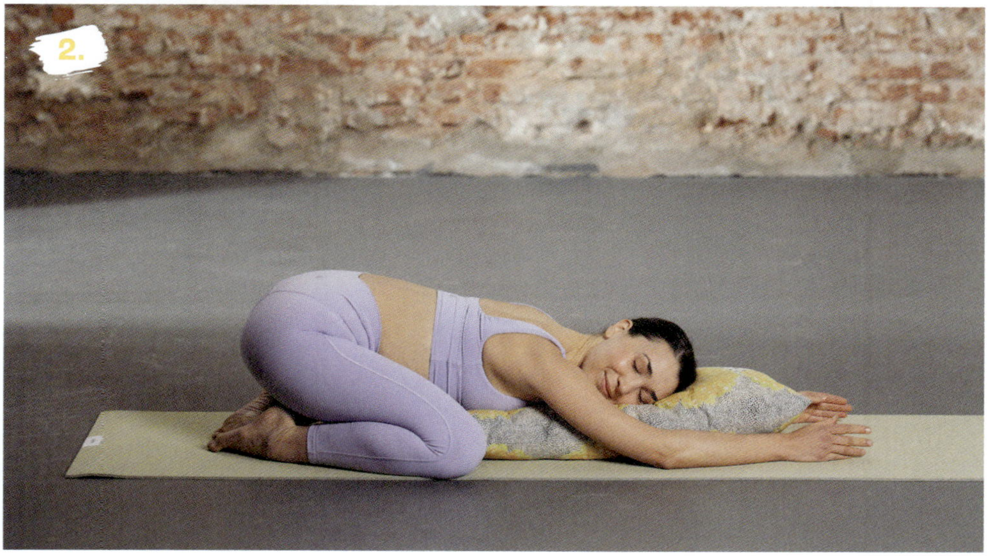

Savasana

Komme in Rückenlage, strecke deine Beine ungefähr mattenbreit aus, lasse die Füße nach außen fallen. Lege die Arme neben deinem Körper ab, halte etwas Abstand zum Oberkörper, lasse die Handflächen nach oben zeigen. Schließe die Augen und entspanne dich. Wenn es dir schwerfällt, still zu halten, beobachte deine Atmung.

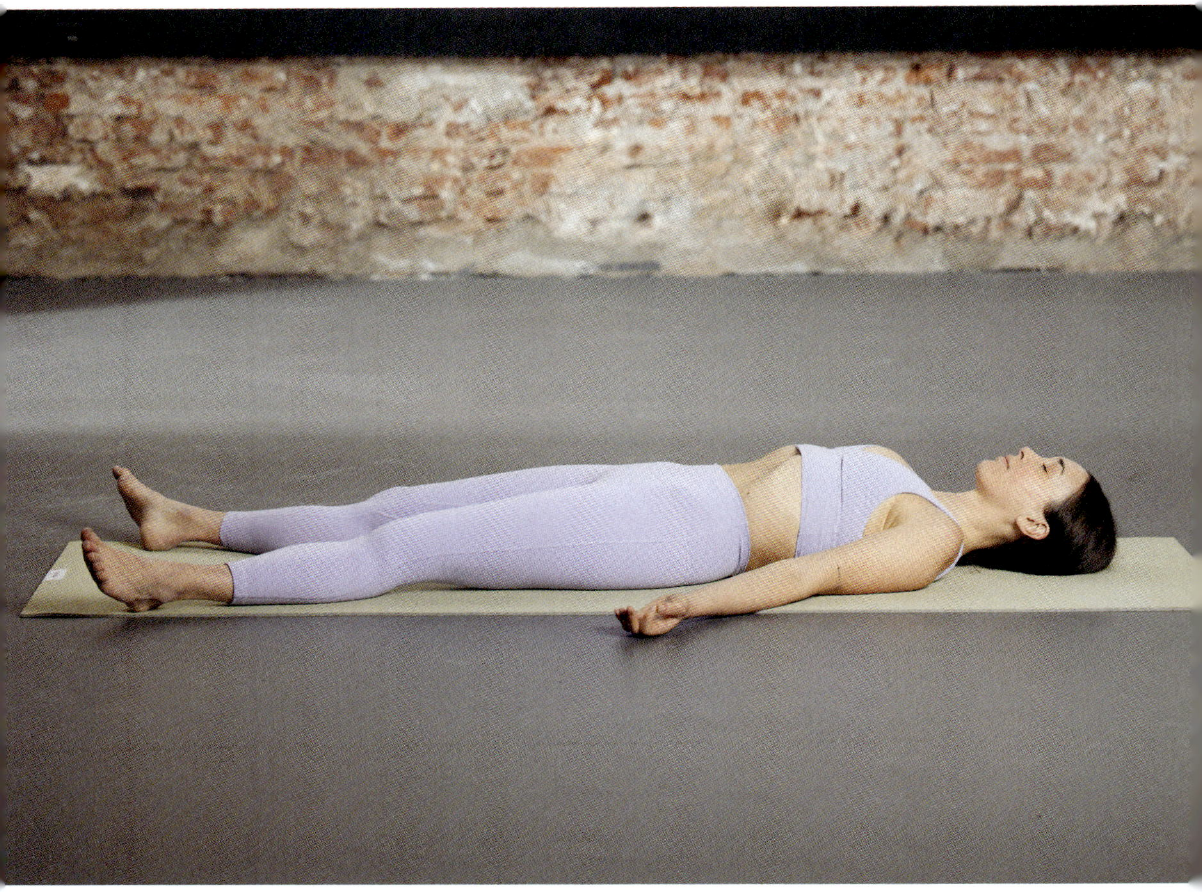

Viparita Karani

Wenn du diese Haltung an der Wand übst, ist es noch entspannender.

Komme in Rückenlage, schiebe dir ein Kissen oder Bolster unter dein Gesäß. Wenn du an der Wand praktizierst, achte darauf, dass dein Gesäß von vornherein eng an der Wand liegt. Strecke deine Beine nach oben. Wenn du an der Wand übst, lehne sie dort an.

Diese Haltung ist unglaublich beruhigend für das Nervensystem. Nur während der Menstruation wird von Umkehrhaltungen abgeraten, da sie den Prozess des Abgebens und Ausscheidens behindern können.

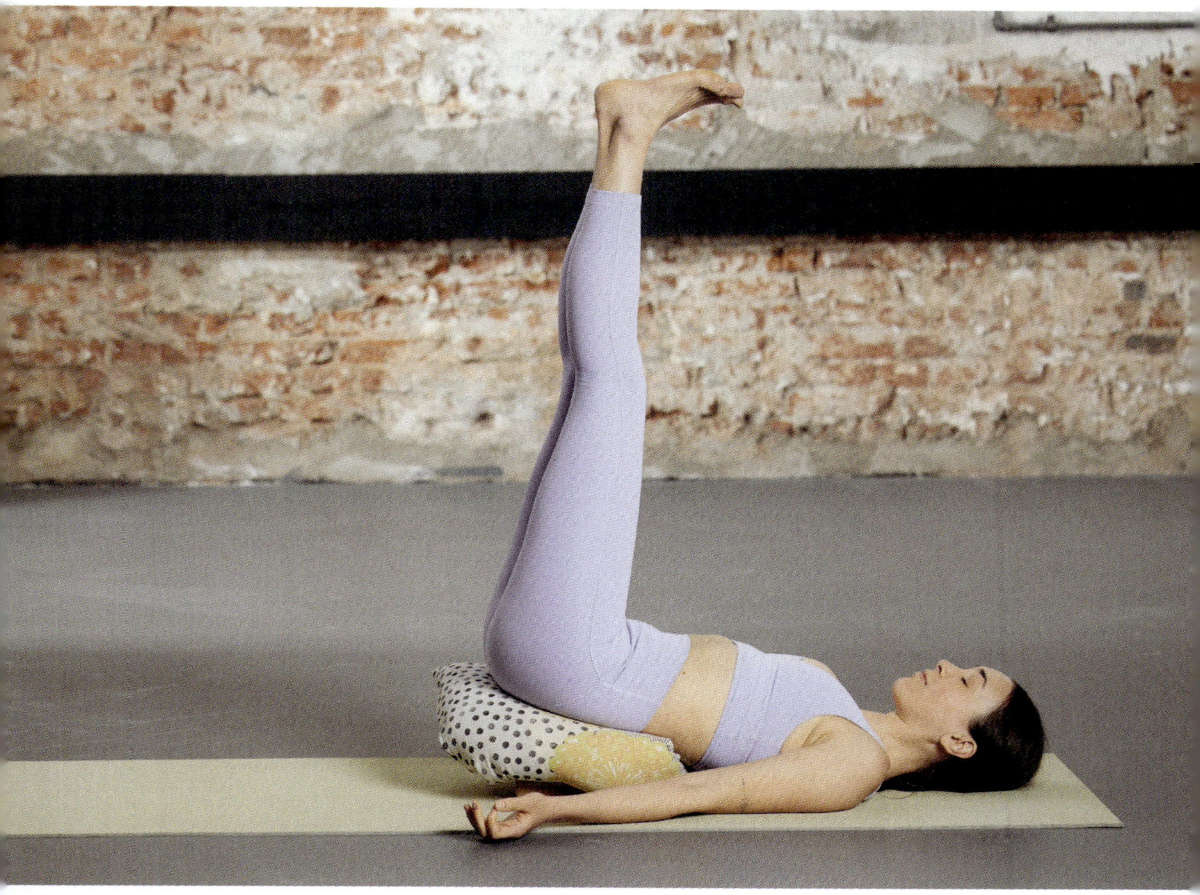

Schlusswort

Es liegt mir so sehr am Herzen, Frauen verständlich zu machen, welche Priorität ihre Gesundheit hat und welches Potenzial sie entfalten können, wenn sie das Frausein mit Stolz (er-)leben. Der weibliche Zyklus ist ein riesiges Thema, das sich schwer in all seiner Komplexität auf ein paar Seiten darstellen lässt. Als ich anfing, mich damit zu beschäftigen, hat es mich teilweise eingeschüchtert. Andererseits wurde mir schnell klar, dass wir den Zyklus zu unserer Superpower machen können, wenn wir nur anfangen, ihn zu verstehen, oder uns zumindest darum bemühen.

Heute gibt es immer noch Wissen über Hormone, Zyklus und Weiblichkeit, das mich überrascht, Fakten, die mir neu sind, und Vorgänge, zu denen ich (noch) keinen Rat habe. Was ich aber jeden Tag lerne und vor allem durch Yoga gelernt habe: Es geht nicht unbedingt darum, alles zu wissen oder zu verstehen, sondern vielmehr darum, achtsam hinzuhören, hinzuschauen und hinzufühlen. Das wichtigste Wissen ist nicht das, was wir uns extern aneignen, sondern das, was wir durch unseren Körper und unsere Erfahrung sammeln. Deshalb möchte ich dich darin bestärken, genauso – neugierig, praktisch und ausprobierend – mit all dem Wissen, das ich mit dir geteilt habe, umzugehen. Ich wünsche dir, dass du dich auf diese wunderschöne Reise begibst, deinen Zyklus in all seinen Facetten zu erleben. Sei nicht so hart mir dir, wenn es Tage gibt, an denen es nicht so klappt, falls du doch wieder einmal mit PMS zu kämpfen hast, deine Launen verrücktspielen, deine Periode auf sich warten lässt, deine Routinen durcheinanderkommen, deine Pläne durchkreuzt werden oder oder oder. Denk immer daran: Damit bist du nicht allein.

Mach deinen Zyklus zu deiner Superpower, lebe deine Weiblichkeit und vertraue deiner Intuition.

Ich wünsche dir nur das Beste,
deine Franzi

ANHANG

Dank

Dieses Buch ist Teil meiner Geschichte, die – gerade was meinen Zyklus und meine Weiblichkeit angeht – viele Auf und Abs hatte. Trotzdem bin ich für jeden Schritt dankbar, egal wie schwer er sich in diesem Moment angefühlt hat.

Ich weiß jedoch auch, dass es mir leichter gefallen ist, weil ich wundervolle Menschen in meinem Leben habe, dich mich ermutigen, unterstützen, aufbauen, mich auffangen und mich vor allem lieben.

Danke, Mama und Papa, dass ihr mich immer darin bestärkt habt, an meine Träume zu glauben, und immer für mich da seid. Gleiches gilt für meinen allerliebsten Bruder. Ich glaube an dich, so wie du an mich.

Danke, Uwe, ich liebe dich und ich weiß es so sehr zu schätzen, wie du mich, meine Stimmungsaufs und -abs und meine immer wiederkommenden Zweifel an mir selbst erträgst, mich liebst, wie ich bin, und mich bei allem unterstützt. Und natürlich danke für das tolle Coverbild und die Rezeptbilder.

Danke, Juli, nicht nur als Geschäftspartnerin, sondern vor allem als Freundin. Danke für dein immer offenes Ohr, dein Verständnis, deine Kreativität und einfach alles, was wir teilen. Aus unserem Zyklusstruggle ist eine Freundschaft geworden, auf die ich nicht mehr verzichten möchte.

Danke, Kristina und Sven, für unseren deep talk und eure Freundschaft.

Danke, Kathleen. Ohne dich hätte ich wahrscheinlich nie mit dem Schreiben weitergemacht. Bis heute bist du eine wundervolle Mentorin.

Und natürlich bin ich unglaublich dankbar, dass ich dieses Buchprojekt mit einem wundervollen Verlag an meiner Seite verwirklichen konnte.

Die Flows auf einen Blick

Sachregister

Rezepte

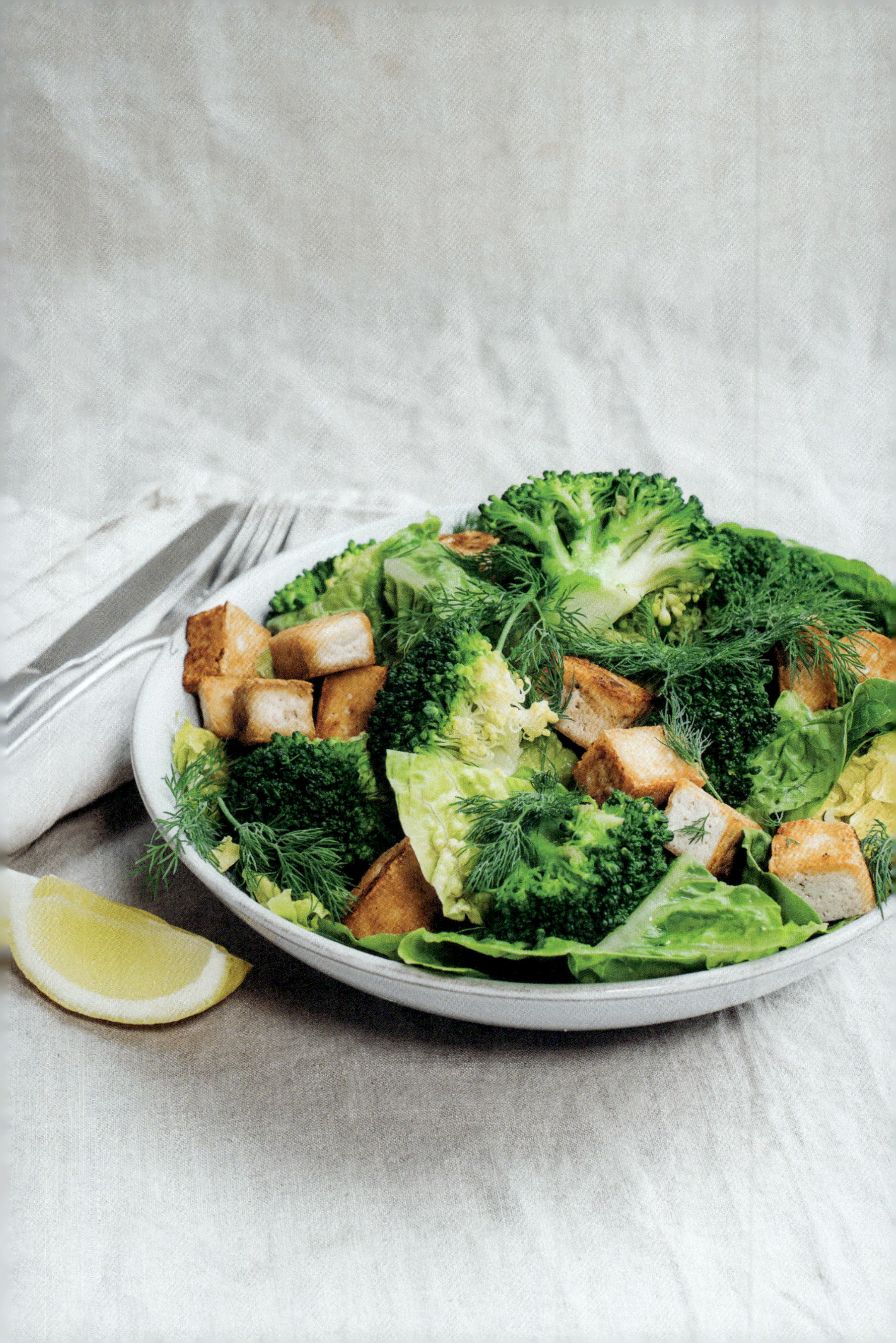

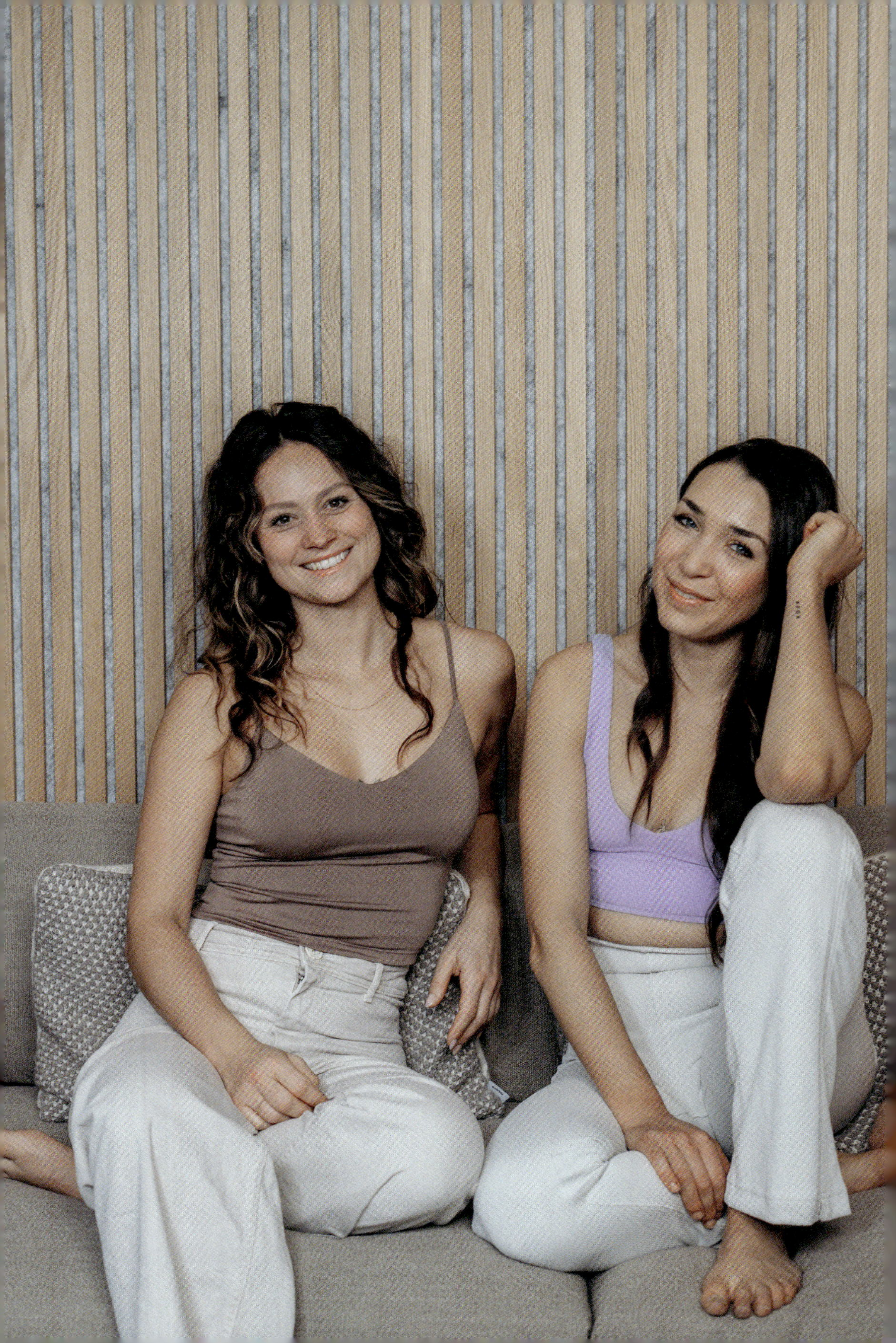

Über die Autorin

Franziska Orthey ist studierte Gesundheitswissenschaftlerin, Yogalehrerin und Fitnesstrainerin. Ihre größte Leidenschaft ist, Menschen zu motivieren, sich zu bewegen, und ihnen zu zeigen, dass Gesundheit und Glück ein Lifestyle sind, für den man sich jeden Tag entscheiden kann. Das vermittelt sie auf ihrem Blog, als lululemon-Markenbotschafterin sowie in ihren Yogastunden und Zykluscoachings. Mit Julia gründete sie HOLY HORMONALLY, ein Unternehmen, das sich für die Stärkung von Frauengesundheit einsetzt.

Julia Enderle ist selbstständig und arbeitet als Private Chef für eine Vielzahl an Kunden. Mit ihrer Expertise als Ernährungsberaterin, spezialisiert auf Hormongesundheit entwickelt sie kreative und leckere Rezepte mit gesunden Zutaten. Für Julia ist Kochen nicht nur ein Beruf, sondern eine Leidenschaft. Mit Franzi hat sie HOLY HORMONALLY gegründet.

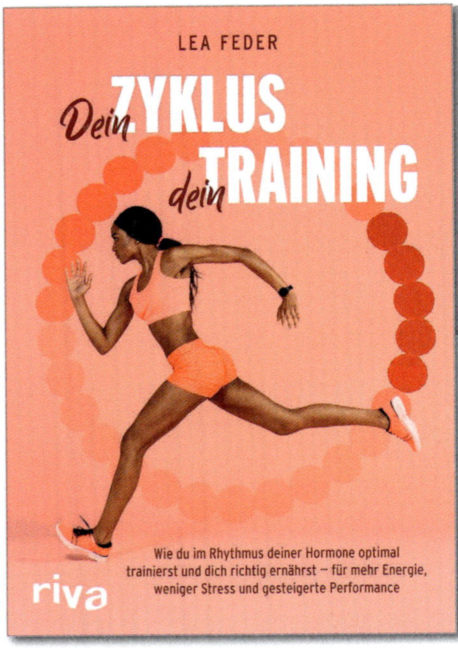

Auch als **E-Book** erhältlich

224 Seiten
20,00 € (D) | 20,60 € (A)
ISBN 978-3-7423-2586-0

Lea Feder

Dein Zyklus, dein Training

Wie du im Rhythmus deiner Hormone optimal trainierst und dich richtig ernährst – für mehr Energie, weniger Stress und gesteigerte Performance

Sportlerinnen haben es nicht leicht. Während ihres Zyklus unterliegen ihre Belastbarkeit sowie die Hormon-, Energie- und Stresslevel starken Schwankungen. Dadurch wird nicht nur die sportliche Leistung und Energielevel gemindert, sondern erhöht zudem das Verletzungsrisiko, verschlimmert Regelschmerzen und kann im schlimmsten Fall zum Verlust der Periode führen. Lea Feder, angehende Ärztin, kennt diese Probleme als ehemalige Leistungssportlerin nur zu gut. Ausführlich und anschaulich hilft sie, den eigenen Körper besser zu verstehen. Sie zeigt, in welchen Phasen welche Hormone eine ganz besondere Rolle spielen, wie sich Zyklusstörungen oder hormonelle Verhütungsmittel auswirken können und wie die Workouts zu planen sind, um den Körper bestmöglich zu unterstützen. Die zusätzlichen Rezepte und Trainingspläne helfen zudem eine ausgeglichene Performance zu erreichen und garantierten somit langfristigen sportlichen Erfolg.

riva